UROLOGIC CLINICS OF NORTH AMERICA

ELSEVIER

肾癌
新技术和经典术式

Renal Cancer:
Old and New Paradigms

主　编 ◎ [美]史蒂文·L. 张（Steven L. Chang）

[美]迈克尔·L. 布鲁特 （Michael L. Blute Sr.）

顾问编辑 ◎ [美]凯文·R. 劳克林 (Kevin R. Loughlin)

主　译 ◎ 许　宁　何卫阳

科学技术文献出版社
SCIENTIFIC AND TECHNICAL DOCUMENTATION PRESS
·北京·

图书在版编目（CIP）数据

肾癌：新技术和经典术式 / (美) 史蒂文·L. 张 (Steven L. Chang), (美) 迈克尔·L. 布鲁特 (Michael L. Blute Sr.) 主编；许宁, 何卫阳主译. -- 北京：科学技术文献出版社, 2025. 5. -- ISBN 978-7-5235-2474-9

Ⅰ. R737.11

中国国家版本馆 CIP 数据核字第 2025JZ2595 号

著作权合同登记号 图字：01-2025-1432

中文简体字版权专有权归科学技术文献出版社所有

Elsevier (Singapore) Pte Ltd.
3 Killiney Road,
#08-01 Winsland House I,
Singapore 239519
Tel: (65) 6349-0200; Fax: (65) 6733-1817

肾癌：新技术和经典术式

策划编辑：张 蓉　　　　责任编辑：张 蓉 史钰颖　　　　　　责任校对：彭 玉　　　　　　责任出版：张志平

出 版 者	科学技术文献出版社
地 址	北京市复兴路15号 邮编 100038
编 务 部	（010）58882938，58882087（传真）
发 行 部	（010）58882868，58882870（传真）
邮 购 部	（010）58882873
官 方 网 址	www.stdp.com.cn
发 行 者	科学技术文献出版社发行 全国各地新华书店经销
印 刷 者	北京地大彩印有限公司
版 次	2025 年 5 月第 1 版 2025 年 5 月第 1 次印刷
开 本	889×1194 1/16
字 数	245千
印 张	9.25
书 号	ISBN 978-7-5235-2474-9
定 价	128.00元

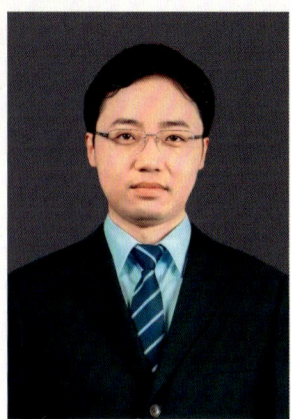

许宁

福建医科大学附属第一医院泌尿外科副主任，主任医师，教授，博士研究生导师；福建医科大学泌尿外科研究所副所长，福建医科大学泌尿外科学科带头人

【社会任职】

现任福建省抗癌协会泌尿男生殖系肿瘤专业委员会常务委员兼秘书、青年委员会主任委员，福建省医师协会泌尿外科医师分会委员兼转化医学学组组长，福建省医学会泌尿外科学分会常务委员，海峡两岸医药卫生交流协会泌尿外科专业委员会委员，中国抗癌协会前列腺癌整合防筛专业委员会常务委员，中国抗癌协会泌尿生殖肿瘤整合康复专业委员会常务委员，中国医师协会泌尿外科医师分会青年委员，中国中西医结合学会泌尿外科专业委员会青年委员。

【社会荣誉】

入选国家优秀青年医师，福建省"雏鹰计划"青年拔尖人才，福建省高层次人才，被评选为"2023年研究型医院评价遴选"研究型人才和"2023全国泌尿外科领域学者学术影响力"百强。荣获第18届"福建青年五四奖章"，第二十八届运盛青年科技奖，第二届福建省抗癌协会杰出青年人才奖。作为学科带头人，以第一作者及通讯作者共发表SCI收录论文及CSCD源期刊论著140余篇，参编专著2本、指南共识9部，先后承担并主持国家自然科学基金项目及省部级课题在内的10余项研究。

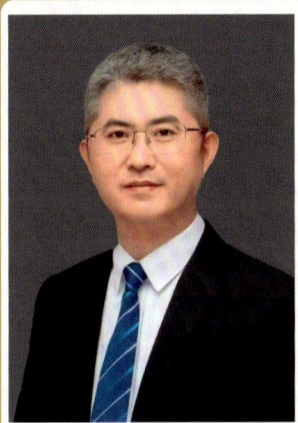

何卫阳

重庆医科大学附属第一医院泌尿外科主任，党支部书记，教授，博士研究生导师

【社会任职】

现任重庆市医学会泌尿外科学分会主任委员，重庆抗癌协会理事及泌尿男生殖系肿瘤专业委员会主任委员，第九批中国援助巴布亚新几内亚医疗队队长，中华医学会泌尿外科学分会机器人学组组员，中国医师协会器官移植医师分会器官移植围手术期管理专业委员会委员，中国抗癌协会泌尿男生殖系肿瘤专业委员会委员及肾癌学组组员，中国临床肿瘤学会（CSCO）肾癌专家委员会委员。

【社会荣誉】

重庆英才·创新领军人才（医学领域），重庆好医生，全国援外医疗工作先进个人。

·译者名单·

主审

苟　欣　薛学义　姜昊文

主译

许　宁　何卫阳

副主译

魏　勇　王　飞

译者（按姓氏笔画排序）

马　明　南昌大学第一附属医院

王　飞　海南省人民医院

王雪刚　厦门大学附属第一医院

印胡滨　重庆医科大学附属第一医院

许　宁　福建医科大学附属第一医院

孙雄林　福建医科大学附属第一医院

李　涛　福州大学附属省立医院

李励献　莆田学院附属医院

李晓东　福建医科大学附属第一医院

杨铁军　河南省肿瘤医院

吴　准　厦门大学附属第一医院

吴开杰　西安交通大学第一附属医院

邱雪峰　南京鼓楼医院

何卫阳　重庆医科大学附属第一医院

陈　旭　中山大学附属第一医院

陈　誉　福建省肿瘤医院

陈少豪　福建医科大学附属第一医院

陈俊毅　福建医科大学附属第二医院

林　菲　福建医科大学附属第一医院

林博涵　福建医科大学附属第一医院

周　峰　浙江大学医学院附属第一医院

郑　捷　复旦大学附属华山医院

郑　霁　陆军军医大学第二附属医院（新桥医院）

郑清水　福建医科大学附属第一医院

柯志滨　福建医科大学附属第一医院

黄志扬　福建医科大学附属泉州第一医院

黄金杯　福建医科大学附属第一医院

董　文　中山大学孙逸仙纪念医院

童　行　重庆医科大学附属第一医院

魏　勇　福建医科大学附属第一医院

瞿根义　中南大学湘雅医学院附属株洲医院

　　近年来，肾癌的研究发展迅速，特别是在诊断和治疗方面取得诸多重大进展，但肾癌的诊治仍面临诸多困境和挑战。在肾癌的诊断过程中，影像学检查和病理分析依然是不可或缺的关键手段，但准确区分良性和恶性肾肿瘤仍然具有挑战性。此外，肾肿瘤的病理分类和分子特征复杂多样，增加了诊断的难度和不确定性，并且个性化治疗策略的选择也是肾癌治疗中的一大难题。《肾癌：新技术和经典术式》是一本全面探讨肾癌诊断和治疗的专业书籍，旨在为临床医师、研究人员及其他相关专业人士提供一手的、权威的参考资料。

　　本书内容丰富翔实，共13章，每一章均由相关领域的专家学者撰写，内容涵盖广泛而深入的学术研究和临床实践，且图文并茂。无论是影像学检查、病理分类、生物标志物检测，还是辅助治疗、新辅助治疗及免疫治疗，每一章都提供了详尽的信息和最新的研究成果。书中还特别关注遗传性肾细胞癌、肾肿瘤活检、囊性肾肿瘤及肾癌术后的远期肾功能等方面的最新进展，力求为读者提供全方位的知识体系。

　　在翻译过程中，我们力求准确传达原文的精髓，确保医学术语的严谨性和专业性。特别是对于一些最新的研究成果和专业术语，我们经过仔细的考证和核对，以保证译文的准确性和权威性。但由于水平有限，翻译过程中难免会有疏漏和不足之处，恳请读者批评指正，并提出宝贵的意见和建议，以便我们不断改进和完善。希望本书的出版能够为肾癌的诊断和治疗提供有力的参考和指导，助力医学界在肾癌研究和临床实践中取得更大的进步。

当听见蹄声时，
有时也该想想斑马

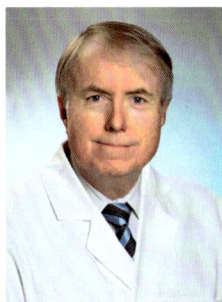

Kevin R. Loughlin MD，MBA
顾问编辑

马里兰大学的教授西奥多·伍德沃德（Theodore Woodward）博士在 20 世纪 40 年代曾对他的医学实习生说过："当你听到背后有蹄声时，不要期待看到一只斑马[1]。"直到 1960 年，这句话已在医学界广泛流传。其含义是："常见的事情通常最先发生"，并且几十年来一直是医学界的共识[2]。

然而，肾癌一直被认为是这一规律的例外。肾癌常被称为"伟大的伪装者"或"内科医生的肿瘤"，并且其诊断常常具有难度。与此同时，尽管我们认识到诊断肾癌的挑战，Blute 博士和 Chang 博士为我们提供了一份宝贵的资源，介绍了权威专家关于肾细胞癌的最新诊断、治疗和预后建议。

本书涵盖的内容包括影像学检查、病理分类、生物标志物、肾肿块活检的作用、外科手术、辅助治疗和新辅助治疗，以及作为肾脏恶性肿瘤治疗手段的部分免疫治疗。

肾癌仍然是临床医生面临的一大挑战。好消息是，当我们发现"斑马"时，可以依靠本书的精彩内容来指导治疗。

Kevin R.Loughlin,MD,MBA
Vascular Biology Research Program at
Boston Children's Hospital
300 Longwood Avenue
Boston, MA 02115,USA
E-mail address:
KLOUGHLIN@PARTNERS.ORG

参考文献
1. Available at: en.wikipedia.org/wiki/Zebra_(medicine). Accessed December 13, 2022.
2. Harvey AM. Differential diagnosis. 3rd edition. Philadelphia: W.B. Saunders; 1979. p. 15.

肾癌诊断与治疗选择的进展概况

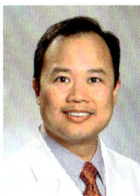

Steven L. Chang, MD, MS   Michael L. Blute Sr., MD
主编

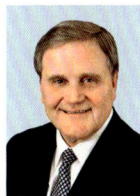

    在过去的 20 年里，肾癌的治疗策略经历显著变革。尽管近年来用于晚期肾癌的系统性治疗方案备受关注，但事实上，这只是众多肾癌治疗领域重要突破中的一项，它们共同推动了患者预后的改善。

    可以说，肾癌治疗领域最重要的进展是向综合多模式治疗方法的转变。本书带领读者全面了解肾癌治疗各相关学科取得的众多进展。在肾脏肿块和肾囊肿的评估方面，随着影像技术的不断进步，以及肾脏肿块活检的广泛应用，评估方法得到显著改进——未来的生物标志物有望进一步提升诊断的精准度。肾癌病理分类的细化及对遗传综合征理解的深入，揭示了肾癌的分子和遗传变化，这为革命性药物治疗的出现奠定了基础。酪氨酸激酶抑制剂和近年来兴起的免疫肿瘤学治疗等系统性疗法的出现，加之在就诊时病期普遍趋于早期，改变了手术治疗的角色。历史上，即刻手术曾是唯一的治疗选择。而现在，对于低分期疾病（如小型肾脏肿块和肾囊肿），治疗选择在手术和非手术治疗（如主动监测和热消融）之间进行权衡，同时充分考虑患者的合并症（如慢性肾病）和治疗后果。对于高期疾病，则需要通过多学科管理，重点关注生活质量，处理副肿瘤综合征及其他临床症状，同时兼顾肿瘤学治疗结果，这要求泌尿外科、医学肿瘤学及其他专科之间精密协作。即使是放射治疗，之前由于肾癌被认为对放射线耐药而未将其视为治疗选项，现如今也显示出在低分期疾病中作为治愈性治疗的潜力，并在高分期疾病中作为缓解和巩固治疗的有效手段。未来的进展无疑将进一步推动肾癌多模式治疗的发展。

    本书所描述的进展，是一个令人惊叹的国际临床医师和研究人员网络共同努力的成果，他们在临床、学术和产业领域开展了跨界合作。肾癌患者、家属及患者权益倡导者的不懈努力正是推动这一进步的核心动力。尽管仍有许多工作要做，但近年来快速的进展让我们对未来 20 年肾癌治疗模式的进一步转变抱有乐观的期待。

Steven L. Chang, MD, MS
Harvard Medical School
Dana-Farber Cancer Institute
Brigham and Women's Hospital
Division of Urology
45 Francis Street
Boston, MA 02115, USA
slchang@bwh.harvard.edu (S.L.Chang)

Michael L. Blute Sr., MD
Harvard Medical School
Department of Urology
Massachusetts General Hospital
55 Fruit Street
Boston, MA 02114, USA
mblute@mgh.harvard.edu (M.L.Blute)

顾问编辑

KEVIN R. LOUGHLIN, MD, MBA
Emeritus Professor of Surgery (Urology),
Harvard Medical School, Visiting Scientist,
Vascular Biology Research Program at Boston
Children's Hospital, Boston, Massachusetts

主编

STEVEN L. CHANG, MD, MS
Associate Professor of Surgery, Harvard
Medical School Co-Director of the Kidney
Cancer Center, Dana-Farber Cancer Institute
Section Chief of Urologic Oncology, Division of
Urology, Brigham and Women's Hospital
Boston, Massachusetts, USA

MICHAEL L. BLUTE Sr., MD
Walter S. Kerr Jr Professor of Surgery, Harvard
Medical School, Chief, Department of Urology,
Massachusetts General Hospital, Boston,
Massachusetts, USA

编辑

ROBERT ABOUASSALY, MD
Staff Urologist, Glickman Urological and
Kidney Institute, Cleveland Clinic Foundation,
Cleveland, Ohio, USA

REZA ALAGHEHBANDAN, MD
Department of Pathology, Robert J. Tomsich
Pathology and Laboratory Medicine Institute,
Cleveland Clinic, Cleveland, Ohio, USA

SOHRAB NAUSHAD ALI, MD, MSc, FRCSC
Assistant Clinical Professor, Department of
Urology, University of California, Irvine, Irvine,
California, USA

MAJED ALRUMAYYAN, MD
Division of Urology, Department of Surgery,
Princess Margaret Cancer Centre, University
Health Network, Toronto, Ontario, Canada

TARIK BENIDIR, MD, MSc
Urologic Oncology Fellow, Glickman
Urological and Kidney Institute, Cleveland
Clinic Foundation, Cleveland, Ohio, USA

MICHAEL L. BLUTE Sr., MD
Walter S. Kerr Jr Professor of Surgery, Harvard
Medical School, Chief, Department of Urology,
Massachusetts General Hospital, Boston,
Massachusetts, USA

DAVID A. BRAUN, MD, PhD
Center of Molecular and Cellular Oncology,
Yale Cancer Center, Yale School of Medicine,
New Haven, Connecticut, USA

REBECCA A. CAMPBELL, MD
Chief Resident - Urology, Glickman
Urological and Kidney Institute, Cleveland
Clinic Foundation, Cleveland, Ohio,
USA

STEVEN C. CAMPBELL, MD, PhD
Professor of Surgery, Residency Program
Director, Vice Chair, Department of Urology,
Glickman Urological and Kidney Institute,
Cleveland Clinic Foundation, Cleveland, Ohio,
USA

ALEX CHUNG, MD
Assistant Professor, Department of Radiology, David Geffen School of Medicine at UCLA, Los Angeles, California, USA

STEVEN L. CHANG, MD, MS, FACS
Division of Urology, Brigham and Women's Hospital, Boston, Massachusetts, USA

BENJAMIN I. CHUNG, MD, MS
Department of Urology, Stanford University School of Medicine, Stanford, California, USA

SHAWN DASON, MD
Division of Urologic Oncology, The Ohio State University Comprehensive Cancer Center, Columbus, Ohio, USA

ANTONIO FINELLI, MD, MSc
Division of Urology, Department of Surgery, Princess Margaret Cancer Centre, University Health Network, Toronto, Ontario, Canada

OTHON ILIOPOULOS, MD
VHL Comprehensive Clinical Care Center and Hemangioblastoma Center, Division of Hematology-Oncology, Department of Medicine, Massachusetts General Hospital, Center for Cancer Research, Massachusetts General Hospital Cancer Center, Charlestown, Massachusetts, USA; Associate Professor of Medicine, Harvard Medical School, Boston, Massachusetts, USA

SOKI KASHIMA, MD, PhD
Center of Molecular and Cellular Oncology, Yale Cancer Center, Yale School of Medicine, New Haven, Connecticut, USA; Department of Urology, Akita University, Graduate School of Medicine, Akita, Japan

JAIME LANDMAN, MD
Professor and Chair, Department of Urology, University of California, Irvine, Irvine, California, USA

KEITH A. LAWSON, MD, PhD
Division of Urology, Department of Surgery, Princess Margaret Cancer Centre, University Health Network, Toronto, Ontario, Canada

JONATHAN E. LEEMAN, MD
Department of Radiation Oncology, Dana-Farber Cancer Institute, Brigham and Women's Hospital, Boston, Massachusetts, USA

JEFFREY J. LEOW, MBBS, MPH, MRCS, FAMS(Urology)
Department of Urology, Tan Tock Seng Hospital, Singapore, Singapore

KEVIN R. LOUGHLIN, MD, MBA
Emeritus Professor of Surgery (Urology), Harvard Medical School, Visiting Scientist, Vascular Biology Research Program, Boston Children's Hospital, Karp Family Research Laboratories, Boston, Massachusetts, USA

JESSE K. McKENNEY, MD
Department of Pathology, Robert J. Tomsich Pathology and Laboratory Medicine Institute, Cleveland Clinic, Cleveland, Ohio, USA

JAHAN MOHEBALI, MD, MPH
Division of Vascular and Endovascular Surgery, Massachusetts General Hospital, Harvard Medical School, Boston, Massachusetts, USA

JOSÉ IGNACIO NOLAZCO, MD
Division of Urological Surgery, Brigham and Women's Hospital, Harvard Medical School, Boston, Massachusetts, USA; Servicio de Urología, Hospital Universitario Austral, Universidad Austral, Pilar, Argentina

STEVEN S. RAMAN, MD, FSAR, FSIR
Professor of Radiology, Urology and Surgery, David Geffen School of Medicine at UCLA, Los Angeles, California, USA

NITYAM RATHI, BS
Medical Student, Glickman Urological and Kidney Institute, Cleveland Clinic Foundation, Cleveland, Ohio, USA

LUCSHMAN RAVEENDRAN, MD, MSc
Division of Urology, Department of Surgery, Princess Margaret Cancer Centre, University Health Network, Toronto, Ontario, Canada

SHAGNIK RAY, MD
Division of Urologic Oncology, The Ohio State University Comprehensive Cancer Center, Columbus, Ohio, USA

KEYAN SALARI, MD, PhD
Department of Urology, Massachusetts General Hospital, Harvard Medical School, Boston, Massachusetts, USA; Broad Institute of MIT and Harvard, Cambridge, Massachusetts, USA

ERIC A. SINGER, MD, MA, MS, FACS, FASCO
Division of Urologic Oncology, The Ohio State University Comprehensive Cancer Center, Columbus, Ohio, USA

SIMON JOHN CHRISTOPH SOERENSEN, MD
Department of Urology, Stanford, California, USA; Department of Epidemiology and Population Health, Stanford University School of Medicine, Stanford, USA

ZACHARY TANO, MD
Department of Urology, University of California, Irvine, Irvine, California, USA

CHRISTOPHER J. WEIGHT, MD
Center Director Urologic Oncology, Fellowship Director, Society of Urologic Oncology Fellowship, Glickman Urological and Kidney Institute, Cleveland Clinic Foundation, Cleveland, Ohio, USA

ANDREW M. WOOD, MD, MS
Urologic Oncology Fellow, Glickman Urological and Kidney Institute, Cleveland Clinic Foundation, Cleveland, Ohio, USA

KENDRICK YIM, MD
Division of Urology, Brigham and Women's Hospital, Boston, Massachusetts, USA

目录

第一章

放射科医师的疾病：肾癌的影像学检查

Alex Chung 和 Steven S. Raman

通过影像学检查来鉴别肾脏小肿物的性质，如透明细胞肾细胞癌、肾嫌色细胞癌、乳头状肾细胞癌、乏脂性肾血管平滑肌脂肪瘤和肾嗜酸细胞瘤病等，有助于指导患者治疗方案的选择。能够呈现出许多可靠的影像学特征，这些特征可提示特定的组织亚型。基于 Likert 评分的风险分层系统可以协助治疗方案的制订，而灌注成像、放射基因组学、单光子发射断层扫描及人工智能等新技术则可进一步提高对肾脏小肿物性质的判断。

关键词

◆ 计算机断层扫描（CT）；磁共振成像（MRI）；超声（US）；多相对比成像

要点

◆ US、CT 和 MRI 成像可用于检测和描述多数偶然检测到的肾脏肿块。

◆ 肾脏肿块特征描述方案包括平扫期和静脉注射造影剂后的皮质髓质期（40 ~ 70 秒）、肾显影期（90 ~ 180 秒）和排泄期（300 ~ 480 秒）的造影剂多相增强阶段。

◆ MRI 可利用附加序列（包括 T_2、同相和异相梯度 T_1 和 T_1 脂肪饱和图像）进行特征描述。

◆ US 可用于检测和获取肾肿瘤特征，且无肾毒性或肾纤维化的风险。

※ 引言

偶发的非脂肪性囊实性肾肿瘤的检出数量不断增加，部分是因为腹部成像的应用不断增加，这些肿瘤大部分是低级别肾癌，但也有一些是良性病变，如乏脂性肾血管平滑肌脂肪瘤（renal angiomyolipoma, RAML）或肾嗜酸细胞瘤[1]。对于性质不明的肾肿瘤，肿瘤大小是鉴别诊断的首要考量因素。在 1 cm 以下的

病变中，约 40% 为良性，而在 3 ~ 4 cm 以上的病变中，良性病变的比例不足 20%[2]。传统上，实性非脂肪性肾脏病变通常通过手术切除，高达 20% ~ 30% 的病变最终病理结果诊断为良性病变[3]。处理偶然发现的 3 cm 以下肾脏肿瘤的方法随着新诊断方法的出现而不断发展，这些新方法包括灰阶超声（ultrasound, US）、超声造影（contrast-enhanced ultrasound, CEUS）、计算机断层扫描（computed tomograph, CT）或多参数成像的磁共振成像（magnetic resonance imaging, MRI）。识别侵袭性病变的影像学特征可作为病变的生物标志物，提高经皮肾脏肿瘤穿刺活检的可适用性和准确性。由于大多数实性肾肿瘤生长缓慢，且组织学分级较低[4]，目前更倾向于积极监测或采用经皮热消融术，而非以往的假定恶性并行肾部分切除术（partial nephrectomy, PN）[5]。对于不确定的肾脏小肿瘤进行准确的影像检查定性非常重要，因为这样可以根据这些病变的风险程度对其采取最佳的选择方案，使其只接受积极的监测、活检或消融 / 手术治疗。本书重点介绍基于多种影像学方法下病变的影像学特征的最新进展，并总结对不确定肾肿瘤的影像学特征在放射学中各个领域即将取得的进展（表 1.1）。

表 1.1 肾肿瘤 CT 及 MRI 影像学特征

计算机断层扫描（CT）				
成像协议				
CT（6）				
对比剂：低渗透压或等渗压，35 ~ 52.5 gI（100 ~ 150 mL 350 mgI/mL），速度：2 ~ 5 mL/s				
阶段	解剖学覆盖范围	获得	重建	其他改版
造影前对比	只有肾脏	轴位	3 mm 切片，有或没有 50% 重叠	
皮质髓质	只有肾脏	轴位，40 ~ 70 秒延迟	3 mm 切片，有或没有 50% 重叠	冠状位 / 矢状位，3 mm 切片，无重叠
肾显影期	有肾脏	轴位，100 ~ 120 秒延迟	3 mm 切片，有或没有 50% 重叠	冠状位 / 矢状位，3 mm 切片，无重叠
排泄期	横膈至髂嵴	轴位，7 ~ 10 分钟延迟	3 mm 切片，有或没有 50% 重叠	冠状位 / 矢状位，3 mm 切片，无重叠
MRI（9）				
对比剂：细胞外钆基造影剂，0.1 mL/kg，速度：1 ~ 2 mL/s，随后加入 10 ~ 20 mL 生理盐水				
序列	平面 / 厚度 / 间隙		详情 / 替代方案	
2D T_2 SSFSE	轴位 /4 ~ 5 mm/ 无间隙；冠状位 /5 ~ 6 mm/ 无间隙		2D T_2 FSE/4 ~ 5 mm 切片厚度 / 无间隙	
2D T_1 GRE 同相 / 异相	轴位 /5 ~ 6 mm/0.5 ~ 1 mm		3D Dixon/3 ~ 4 mm 切片厚度 / 无间隙	
3D T_1 SPGR 脂肪饱和度（对比前）	轴位 /3 ~ 4 mm/ 无间隙；冠状位 /3 ~ 4 mm/ 无间隙			

续表

3D T$_1$ 动态 SPGR 脂肪饱和度（对比后）	轴位 /3 ~ 4 mm/ 无间隙；冠状位 /3 ~ 4 mm/ 无间隙	对比后时间：30 秒、90 ~ 100 秒、180 ~ 210 秒及 5 ~ 7 分钟，同样获取减影图像
弥散加权成像	轴位 /5 ~ 6 mm/ 无间隙	B 值：0 ~ 50 s/mm^2、400 ~ 500 s/mm^2 和 800 ~ 1000 s/mm^2

※ 正常解剖和常规成像技术

腹部放射学会（Society of Abdominal Radiology，SAR）肾脏肿瘤成像指南建议至少采用两阶段 CT 方案，包括 CT 平扫和静脉注射碘化对比剂后（120 秒）肾造影阶段成像，以评估增强情况并确认实性肾肿瘤的检出（表 1.1、图 1.1）[7]。未增强图像可作为进一步确定增强模式特征的基线，并可确定钙化、瘤内可见脂肪和病变均匀性的特征[8]。肾造影阶段对于大多数乏血管性和富血管性病变的检测非常重要，但对于依赖多种影像确定病变特征的当前模式来说是不够的[8]。

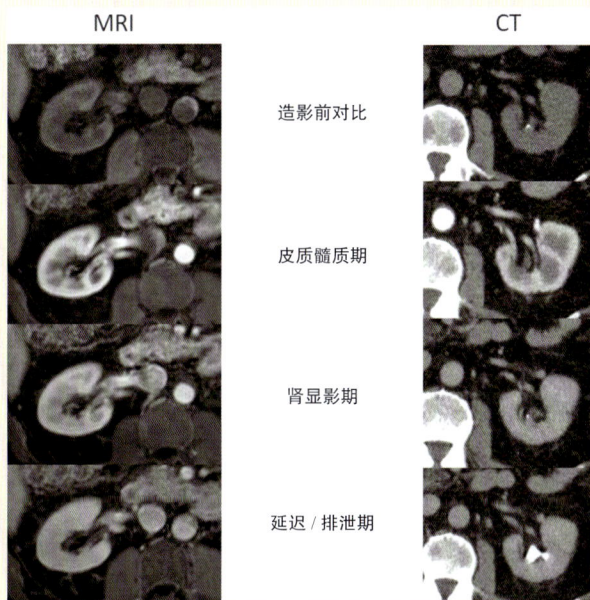

图 1.1　CT 和 MRI 上造影对比、皮质髓质期、肾显影期和延迟 / 排泄期的代表性图像[6]

［引自：Allgood E, Raman SS. Image Interpretation: Practical Triage of Benign from Malignant Renal Masses. Radiol Clin North Am. Sep 2020; 58(5):875-884.］

为了确定肾脏实体病变的特征，并对富血供病变进行最佳病变检测，SAR 指南还建议增加皮质髓质期和排泄期，这有助于在可能的干预措施之前确定肾脏血管、皮质增强、相对于皮质的病变增强和去增强及肾集合系统解剖学评估。透明细胞评分等成像方案提供了一种基于术前成像的定性和定量肾肿瘤特征描述方案，用于区分透明细胞肾细胞癌与其他肾癌亚型及其他良性病变（如肾嗜酸细胞瘤病和乏脂性肾血管平滑肌脂肪瘤）[7]。

主动监测可依靠 US、CEUS、CT 或 MRI 进行连续随访，仅采用基于 CT 的影像监测会增加患者的辐射暴露，虽然对所有患者都会注意控制剂量。注意减少辐射量对年轻患者尤为重要，因为理论上接受 8 次 CT 扫描可能会使他们患癌的风险从 1/1000 增加到 1/82，尽管目前还没有常规剂量的 CT 扫描辐射导致继发性癌症病例的记录[9]。

动态对比增强核磁共振成像（dynamic contrast enhanced MRI，DCE-MRI）通过静脉注射钆，与 CT 相比具有多种优势，可以获得包括平扫影像特征，如 T$_2$ 加权信号、脂肪和水特异性 T$_1$ 加权 Dixon 序列及弥散加权成像（diffusion weighted imaging，DWI，表 1.1、图 1.1）[10]。尽管与 CT 相比，MRI 具有无电离辐射的优点，但也有其自身的局限性，如成像时间较长、病变钙化检测不全、因患者个人因素（如身体习惯、幽闭恐惧症、移动、心脏起搏器或其他金属植入装置或异物）等导致的信号丢失，以及因图像采集时间较长而导致的成像质量参差不齐。

与 CT 或 MRI 相比，CEUS 具有自身独特的优势，如与造影剂相关的发病风险极低、无肾毒性和电离辐射暴露、实时扫描、可在图像采集过程中多次使用造影剂等[10]。CEUS 的局限性在于操作者依赖性高（可用性有限）、操作者之间的变异性较高、复现困难及对体型较大的患者成像有限[11]。

一般来说，多相 CT 可广泛应用于肾脏肿瘤成像，并有明确的操作规程，而 DCE-MRI 最好在具有高性能梯度 3T 系统上进行，CEUS 则需要特殊的软件和使用微气泡造影剂方面的培训。所有这些模式的组合可用于诊断不确定的肾脏肿瘤，并可用于连续的主动监测，尤其是针对老年患者或有多种合并症而无法进行手术或消融的患者。

※ 影像学结果/病理学

发现任何肾脏偶发病变后，首先要确定是实性还是囊性。囊性病变非常常见，可根据最初于1986年发表、最近于2019年更新的Bosniak分类法进行分类[12]。囊性病变多为外生性，超过70%为液体填充，囊壁相对较薄。虽然大多数肾良性和恶性肿瘤都是实性的，但实性增殖病变比囊性病变少见。Bosniak Ⅰ型囊肿在CT平扫上呈均匀低密度（＜15 Hu），在MRI上呈均匀高T$_2$信号，在US上呈无回声，囊壁薄无增厚。更复杂的囊性病变可根据囊肿内容物的高密度、MRI中T$_2$信号降低和T$_1$信号升高及US回声反应蛋白性或血性内容物来分类。更复杂的囊肿是根据隔膜的数量、大小和强化情况及囊壁或隔膜中是否存在增强结节来分类的，以增加低度囊性恶性肿瘤的敏感性。

如果实性病变伴有肉眼可见脂肪（CT值＜-25 Hu，MRI表现为T$_1$低信号，伴有脂肪饱和，US显示高回声）且无钙化，尤其是分叶状和外生的病变，其轮廓与周围肾组织清晰，则可被确诊为良性血管平滑肌脂肪瘤[1]。在其他实体病变中，更具有侵袭性的特征，如病变边缘不清、轮廓不规则、病变异质性、局部浸润和浸润性扩散模式等，可将肉瘤样肾细胞癌和集合管癌与更常见的惰性肾细胞癌亚型或良性病变区分开来[13]。如果肾脏病变不符合这些标准，就会被认为是不确定的肾脏肿瘤，最有可能的鉴别诊断是透明细胞肾细胞癌、乳头状肾细胞癌（papillary renal cell carcinoma，pRCC）、肾嫌色细胞癌（chromophobe renal cell carcinoma，chrRCC），或常见的良性实体瘤，如肾嗜酸细胞瘤病或乏脂性肾血管平滑肌脂肪瘤。

大部分偶然发现的实性肾脏病变可以通过多相对比增强CT或MRI（包括平扫、皮质期、肾显影期和排泄期成像）进行分类，其余病变可以通过活检进行定性。将实性病变确定为5种最常见的肾脏良性和恶性病变之一，可将这些病变治疗方案分为积极监测、活检、消融、手术治疗或不再进一步随访等。在病变特征描述方面，测量皮质髓质期的峰值增强和肾显影期及排泄期的去强化已被证明是有价值的，因为这些病变中的大多数在CT和MRI（绝对强化）上的四个阶段中，峰值增强曲线的形状和时间都不同[14-15]。在Lee-Felker等及Young等对CT和MRI进行的后续研究中，大多数透明细胞肾细胞癌在皮质髓质期（相对增强），肾皮质迅速强化，然后迅速消退。其他病变在这些对比后阶段的增强模式各有特点，见图1.2[15-16]。CEUS也显示出类似的观察结果和强化模式[11]。对上述方法的进一步改善和更大样本量的研究，均显示出通过成像技术来分辨不确定肾肿瘤，具有更高的可靠性和准确性，详情概述如下。

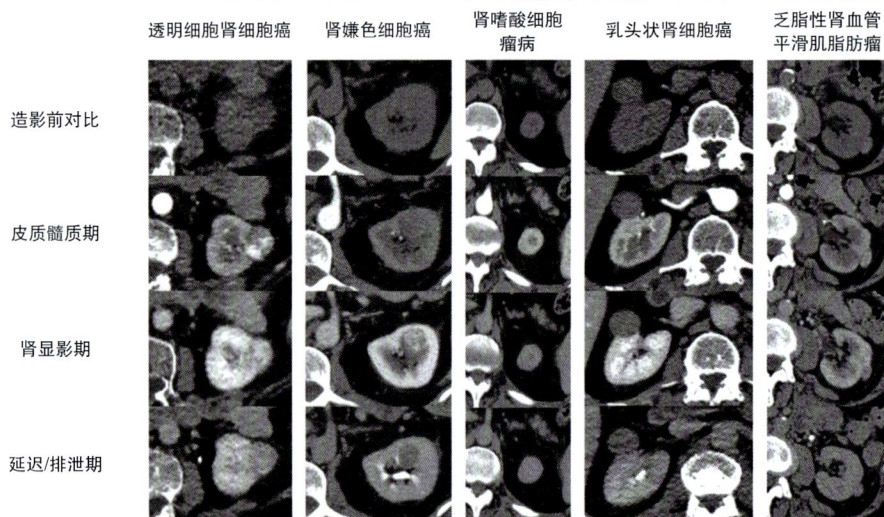

这些病变之间存在一些可进行鉴别的特征，但肾嗜酸细胞瘤病、乏脂性肾血管平滑肌脂肪瘤、透明细胞肾细胞癌、乳头状肾细胞癌和肾嫌色细胞癌的影像学表现存在明显重叠[6]。

图1.2 造影前对比、皮质髓质期、肾显影期和延迟/排泄期显示肾肿瘤的CT图像

[引自：Allgood E, Raman SS. Image Interpretation: Practical Triage of Benign from Malignant Renal Masses. Radiol Clin North Am. Sep 2020;58(5):875-884.]

透明细胞肾细胞癌多呈圆形、椭圆形或分叶状，与肾皮质呈钝角，呈爪状异质增强，平扫时 CT 值为 25～40 Hu，皮质髓质期峰值超过 160 Hu，肾显影期为 120 Hu，排泄期为 100 Hu。

乳头状肾细胞癌是仅次于透明细胞肾细胞癌的第二常见恶性组织学类型，其 CT 值在平扫时往往稍高（35～45 Hu），皮质髓质期的强化相对较差且呈进行性增强，CT 值为 60～80 Hu，肾显影期的增强达到峰值，且 CT 值往往小于 100 Hu，排泄期则无强化。

肾嫌色细胞癌是第三常见的肾恶性组织学类型，其体积往往较大，具有异质性，在肾显影期和排泄期的 CT 值峰值为 60～80 Hu，与上述两种病变形成鲜明对比。虽然大多数病变的增强模式是不同的，但 5 种不同的肾肿瘤存在多达 20% 的特征重叠现象，这会为准确鉴别增添挑战（图 1.2）。

肾嗜酸细胞瘤病是肾脏最常见的良性肿瘤，其形状与透明细胞肾细胞癌相似，但其 CT 增强提示强化更均匀，平扫期 CT 值介于 25 Hu 和 40 Hu 之间，皮质髓质期 CT 值峰值低于 120 Hu，衰减较慢，肾显影期和排泄期 CT 值低于 100 Hu。肾嗜酸细胞瘤病和透明细胞肾细胞癌中都有一部分延迟强化的中央区域。

另一种与透明细胞肾细胞癌相似的病变是乏脂性肾血管平滑肌脂肪瘤，这种病变往往呈叶状、蘑菇状或卵圆形，通常与肾皮质呈锐角。往往发生在年轻人群中，其增强特征略有不同，呈均匀强化，平扫 CT 值为 45～55 Hu，皮质髓质期峰值为 140 Hu，肾显影期为 100～120 Hu，排泄期值为 80～100 Hu。

DCE-MRI 重复了这些病变增强模式，并增加了 T_2 加权成像、T_1 梯度回波反相成像和 DWI 的信息。乏脂性肾血管平滑肌脂肪瘤和乳头状肾细胞癌在 T_2 期呈低信号（图 1.3），而透明细胞肾细胞癌、肾嫌色细胞癌和肾嗜酸细胞瘤病在 T_2 期呈轻度高信号（图 1.4）。T_1 同相位和反相成像上的信号缺失提示微小脂肪，多数见于透明细胞肾细胞癌，有时也见于乏脂性肾血管平滑肌脂肪瘤。相反，从同相到反相的信号增强表明乳头状肾细胞癌中存在含铁血黄素，有时在透明细胞肾细胞癌中也是如此。在乳头状肾细胞癌中，肾脏病变的弥散受限表现为高 b 值弥散权重成像信号增加，而表观弥散系数（apparent diffusion coefficient，ADC）信号减少[17]（图 1.5）。

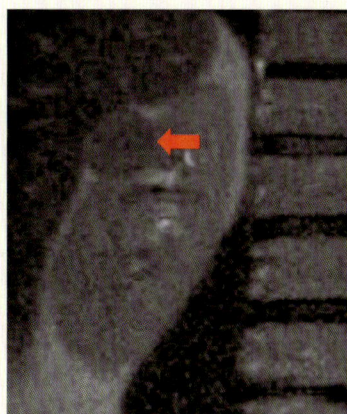

图 1.3　T_2 加权像显示乳头状肾细胞癌的特征性低信号（红色箭头）[6]

［引自：Allgood E, Raman SS. Image Interpretation: Practical Triage of Benign from Malignant Renal Masses. Radiol Clin North Am. Sep 2020;58(5):875-884.］

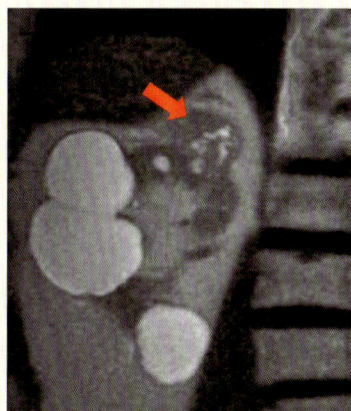

图 1.4　T_2 加权像显示肾透明细胞癌内轻度高信号（红色箭头）。右肾内还可见额外的均质 T_2 高信号，病变为单纯性肾囊肿[6]

［引自：Allgood E, Raman SS. Image Interpretation: Practical Triage of Benign from Malignant Renal Masses. Radiol Clin North Am. Sep 2020;58(5):875-884.］

※ 强化均值

强化均值测量包括低强化瘢痕和坏死区域在内的整个病变的增强，趋向高强化区域和低强化区域的均值，并且在肾嗜酸细胞瘤病和所有其他类型的肾细胞癌之间显示出显著的统计学差异[18]。然而，肾嗜酸细胞瘤病和透明细胞肾细胞癌之间存在大量的重叠，因此，仅在肾显影阶段使用强化均值。此外，肾细胞癌内存在高度异质性，因为肾细胞癌比肾嗜酸细胞瘤病具有更高的坏死倾向，其会低估病变的强化峰值，且区分肾细胞癌亚型的能力有限。

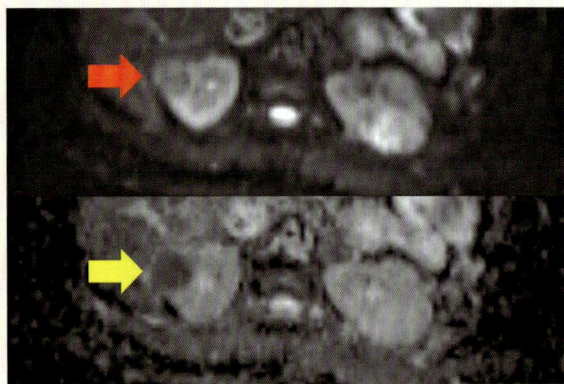

图1.5　与DWI（红色箭头）[6]相比，ADC（黄色箭头）信号减弱，显示乳头状肾细胞癌扩散受限

［引自：Allgood E, Raman SS. Image Interpretation: Practical Triage of Benign from Malignant Renal Masses. Radiol Clin North Am. Sep 2020;58(5):875-884.］

※ 绝对增强

绝对增强测量的是病变最增强部分的感兴趣区域（region of interest，ROI）的峰值，这在皮质髓质期完成，并在其他期的相同位置测量。在皮质髓质期，透明细胞肾细胞癌的绝对增强程度显著高于其他肾细胞癌和良性病变[16-17]，具有统计学意义（图1.6）。

在肾显影阶段，峰值不适合用于鉴别，因为除乳头状肾细胞癌之外的几乎所有病变都在70～90 Hu的小范围内观察到类似的强化。乳头状肾细胞癌在肾显影期峰值增强70～80 Hu，这与透明细胞肾细胞癌相比是不同的峰值增强期。肾嫌色细胞癌在皮质髓质期或肾显影期均显示峰值增强[17]（图1.7）。

透明细胞肾细胞癌肾显影阶段绝对增强的另一个价值是其较高的Fuhrman分级与较低强化之间的相关性[19]，肾显影阶段增强值小于52.1 Hu，可作为透明细胞肾细胞癌较高Fuhrman分级的预测因子[20]。与乳头状肾细胞癌、肾嫌色细胞癌或肾嗜酸细胞瘤病相比，透明细胞肾细胞癌的排泄期绝对增强显示出更

高的强化，且置信区间不重叠[17]。与肾显影相类似，透明细胞肾细胞癌的排泄期绝对增强与Fuhrman分级较高、强化较低相关[19]。

MRI也显示出类似的动态对比度增强，与肾嗜酸细胞瘤病、乏脂性肾血管平滑肌脂肪瘤、肾嫌色细胞癌相比，透明细胞肾细胞癌显示出最大的峰值增强和峰值减弱，而乳头状肾细胞癌中的绝对增强最小[15, 21]。

放射性细胞遗传学还与绝对增强的差异相关，与12号染色体缺失的透明细胞肾细胞癌相比，12号染色体增益的透明细胞肾细胞癌与更高的肾显影期和排泄期增强相关，其中12号染色体增益与更高的肿瘤分级和更差的预后相关[22]。

※ 相对增强

相对增强是通过峰值绝对增强减去背景未受累皮质的峰值增强来计算的，这可以控制肾内原因（如肾脏疾病）或肾外原因（如心排血量或肾动脉狭窄）引起的基线肾灌注的变异性。相对增强的公式是在同一阶段测量的：[（肿瘤ROI－未受累皮质ROI）/未受累皮质ROI]×100%[16]。

皮质髓质期相对增强＞0对于透明细胞肾细胞癌[16]的阳性预测值为90%（图1.8）。皮质髓质期相对增强＜10%且平扫值＞45 Hu对于透明细胞肾细胞癌的阴性预测值为97%[16]。与肾皮质相比，大多数其他肾脏病变有＜10%的相对增强。与1型乳头状肾细胞癌相比，2型乳头状肾细胞癌的排泄期相对增强也更明显[23]。

在不确定肿瘤的不同亚型之间的比较中，与嫌色和乳头状肾细胞癌相比，在CT上观察到透明细胞肾细胞癌的相对增强最大[21]，在MRI[15]和CEUS[11]上，尽管乏脂性肾血管平滑肌脂肪瘤和肾嗜酸细胞瘤病显示出相似的较高相对增强，但置信区间变窄[15]。

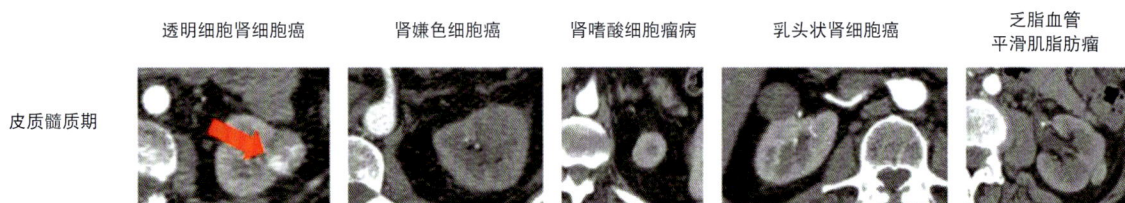

图1.6　肾嗜酸细胞瘤病、乏脂血管平滑肌脂肪瘤、透明细胞肾细胞癌、乳头状肾细胞癌和肾嫌色细胞癌的皮质髓质期影像，其中透明细胞肾细胞癌显示出最高的绝对增强（红色箭头）[6]

［引自：Allgood E, Raman SS. Image Interpretation: Practical Triage of Benign from Malignant Renal Masses. Radiol Clin North Am. Sep 2020;58(5):875-884.］

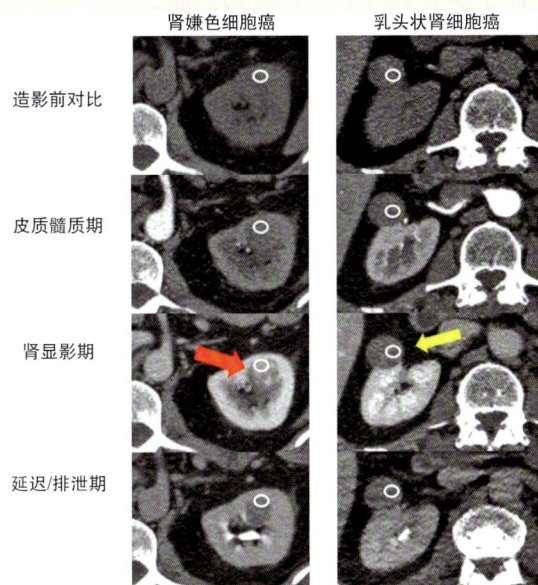

放置在这些病变上的 ROI 显示，对于嫌色性病变，造影前期、皮质髓质期、肾显影期和延迟/排泄期分别为 13 Hu、39 Hu、144 Hu 和 50 Hu，对于乳头状肾癌，分别为 29 Hu、35 Hu、42 Hu 和 25 Hu[6]。

图 1.7 造影前和造影后阶段的肾嫌色细胞癌和乳头状肾细胞癌在肾造影阶段显示细微的绝对峰值增强（分别为红色箭头和黄色箭头）

［引自：Allgood E, Raman SS. Image Interpre-tation: Practical Triage of Benign from Malignant Renal Masses. Radiol Clin North Am. Sep 2020; 58(5): 875-884.］

此外，皮质髓质期相对增强已显示与具有某些基因或染色体的透明细胞肾细胞癌的侵袭性相关。例如，透明细胞肾细胞癌在缺乏磷酸酶 – 张力蛋白（PTEN）基因表达的亚型中，显示出较高的强化，而 PTEN 基因表达正常的透明细胞肾细胞癌中显示出较低的强化[24]。PTEN 基因是一种肿瘤抑制基因，其表达缺失与生存率降低、抗 VEGF/EGF 药物反应较差、Fuhrman 分级较高及淋巴结转移机会较高有关[24]。与 Y 染色体正常的病变相比，Y 染色体缺失的透明细胞肾细胞癌肾显影期相对强化更低，Y 染色体缺失与较高的 T 分期、Fuhrman 分级和转移性疾病风险相关[25]。与 20 号染色体缺失的病变相比，20 号染色体正常的透明细胞肾细胞癌的肾显影期和排泄期强化相对较低，其中 20 号染色体表达与肿瘤复发率增加相关[26]。

※ 绝对去强化

绝对去强化被定义为皮质髓质期峰值增强减去肾显影期峰值增强，与肾嗜酸细胞瘤病相比，透明细胞肾细

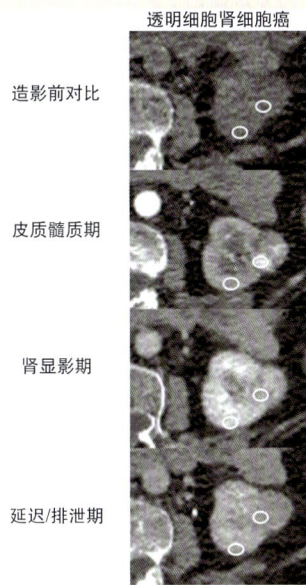

根据文中描述的公式计算，相对增强在皮质髓质期为 77%，在肾显影期为 24%，在延迟/排泄期为 29%[6]。

图 1.8 增强前和增强后 CT 显示透明细胞肾细胞癌的相对增强，ROI 处于所有阶段的皮质髓质期增强峰值区域和未受累皮质区域上

［引自：Allgood E, Raman SS. Image Interpretation: Practical Triage of Benign from Malignant RenalMasses. Radiol Clin North Am. Sep 2020; 58(5): 875-884.］

胞癌中的绝对去强化值升高，当绝对去强化 < 50 Hu 时，对透明细胞肾细胞癌的阳性预测值为 90%[16]。

※ 相对清除

先前定义的相对清除是将肾脏病变与邻近皮质的峰值增强进行比较，透明细胞肾细胞癌最有可能具有 > 10% 的正相对增强。透明细胞肾细胞癌中低水平的碳酸酐酶 - IX（carbonic anhydrase IX，CA- IX）预后差，高水平的 CA- IX 对白细胞介素 -2（IL-2）的免疫治疗有良好的反应。当透明细胞肾细胞癌中 CA- IX 水平较高时，与 CA- IX 水平低的透明细胞肾细胞癌相比，肾造影相对清除率更高，并有向高排泄性相对清除发展的趋势[27]。

※ 可能性评分有助于风险分层

为总结这些放射学发现以帮助临床决策，放射学界最近已经努力创建了几种特定模式的算法，推出 Likert 5 级评分系统，对这些不确定的肾脏肿瘤进行风险分层。

Pedrosa 等创建的 MRI 透明细胞肾细胞癌可能性评分（ccLS）[28] 重点关注 MRI 的定性数据，这些数

据遵循以下顺序的算法：增强显影的存在、肉眼可见脂肪的存在、增强成分的量、T_2W 信号强度、皮质髓质期轻度、中度或强烈增强、微观脂肪、动脉延迟增强比（ADER），以及节段性增强反转和限制扩散的辅助决策特征[28-29]（图 1.9）。该组的其他相关研究包括评估 < 4 cm 的小实体瘤中不确定肾肿瘤亚组的性能[30-32]。图 1.11 ～图 1.14 为几个与病理学相关的 ccLS 的示例。

最近提出并验证的评分算法，UCLA MR 评分（UCLA MRS）按以下顺序进行定性和定量：肉眼可见脂肪的存在、显微镜下脂肪的存在、T_2W 信号强度（低、中、高）、绝对动脉增强指数、相对动脉增强指数、绝对延迟增强指数和动脉延迟增强比率[33]（图 1.10）。辅助 MRI 检查结果包括角界面征、节段性增强倒置、肿瘤血栓、远处转移、轮廓不规则、

不均匀增强、新生血管、钙化、明显弥散受限和早期峰值增强。图 1.11 ～图 1.14 为几个具有病理学相关性的 UCLA MRS 的示例。

还存在其他 MR 算法，其遵循 T_2W 信号强度（高、中、低）、微观脂肪、DWI/ADC（高、中、低）、动态对比度增强（快速和强烈、中等和延迟、缓慢）和动态对比度冲洗（是、中等、否）的算法顺序[34]。

最近的一项进展是 Tubtawee 等提出的定性和定量 CT 评分系统（UCLA CTS）[34]，该系统对定量和定性特征进行评分。定量特征包括绝对未增强衰减、皮质髓质阶段的峰值增强、绝对去增强和相对皮质髓质衰减。定性特征包括增强或病变的异质性、轮廓、新生血管、营养不良性钙化和角界面。这些参数被分配到不同点，并总结在透明细胞肾细胞癌可能性评分中（图 1.15）。图 1.16 ～图 1.18 为几个具有病理学相

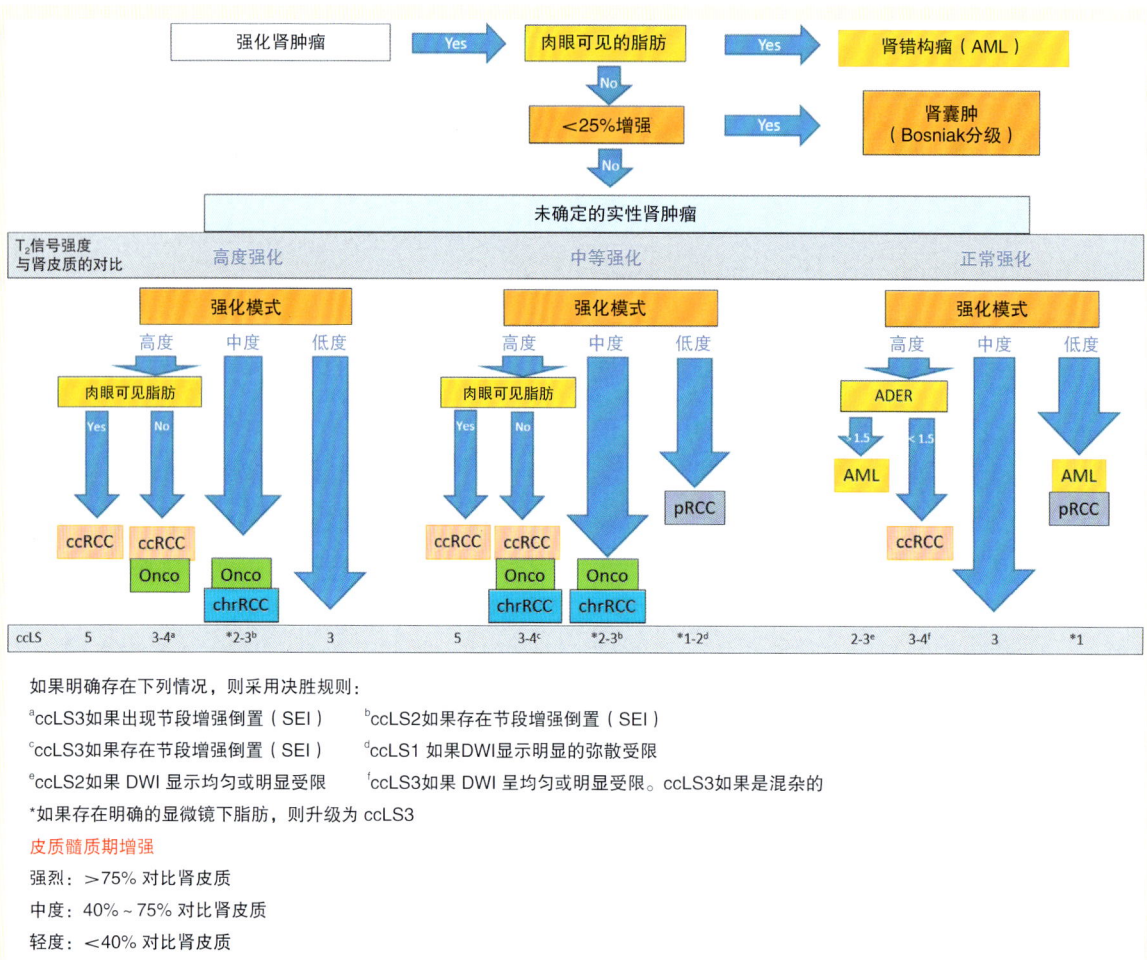

如果明确存在下列情况，则采用决胜规则：

[a]ccLS3如果出现节段增强倒置（SEI）　　[b]ccLS2如果存在节段增强倒置（SEI）

[c]ccLS3如果存在节段增强倒置（SEI）　　[d]ccLS1 如果DWI显示明显的弥散受限

[e]ccLS2如果 DWI 显示均匀或明显受限　　[f]ccLS3如果 DWI 呈均匀或明显受限。ccLS3如果是混杂的

*如果存在明确的显微镜下脂肪，则升级为 ccLS3

皮质髓质期增强

强烈：>75% 对比肾皮质

中度：40% ～ 75% 对比肾皮质

轻度：<40% 对比肾皮质

无肉眼可见脂肪和至少 25% 的肿瘤存在增强是合格的标准。T_2 信号强度、皮质髓质期增强和显微镜下脂肪的存在是主要标准。算法中的其他参数，如 DWI、节段性增强反转（SEI）、动脉延迟增强比（ADER）等，在进行评估时被指出。AML，血管平滑肌脂肪瘤；ccRCC，透明细胞肾细胞癌；chrRCC，肾嫌色细胞癌；Onco，肾嗜酸细胞瘤病；pRCC，乳头状肾细胞癌。

图 1.9　透明细胞肾细胞癌可能性评分（ccLS）算法[28]

关性的 UCLA CTS 示例。

※ 新颖的成像参数和人工智能

除了传统的视觉成像特征，还有新的定量成像参数正在研究中，以进一步帮助识别不确定的肾脏肿瘤。这些包括灌注和单光子发射计算机断层显像（single photon emission computed tomography，SPECT）。其他诊断方法包括依赖于灰度图像异质性的放射学特征，以及依赖机器学习和深度学习来检测和表征肾脏病变的人工智能方法。

※ 99m锝 – 甲氧基异丁基异腈（99mTc-sestamibi）单光子发射断层扫描

99m锝 – 甲氧基异丁基异腈（99mTc-sestamibi）SPECT 成像依赖于观察结果，即与更具侵袭性的透明细胞肾细胞癌或乳头状肾细胞癌（组织病理学上线粒体浓度较低）相比，良性肾脏病变（如肾嗜酸细胞瘤病和侵袭性较低的肾嫌色细胞癌）具有较高的线粒体浓度[36]。综合最近 5 项研究的结果，94% 的肾嗜酸细胞瘤病、67% 的血管平滑肌脂肪瘤和 100% 的混合型嗜酸 / 嫌色肿瘤在 SPECT 上呈阳性，而只有 2% 的非肾嫌色细胞癌呈阳性[37]。

最近的 5 项研究表明，94% 的肾嗜酸细胞瘤病、67% 的血管平滑肌脂肪瘤和 100% 的混合瘤 / 嫌色细胞瘤在 SPECT 上呈阳性，而非肾嫌色细胞癌仅 2% 呈阳性[37]。另一项回顾性研究显示，对于 30% 的不确定肾占位性病变的诊断，该方式较单纯的常规影像学检查有所提高[38]。SPECT 显像可以通过区分良性（肾嗜酸细胞瘤病）和侵袭性较低的肾细胞癌（嫌色细胞）与相对恶性的肾细胞癌细胞类型为不确定的肾脏肿瘤的诊疗提供帮助。

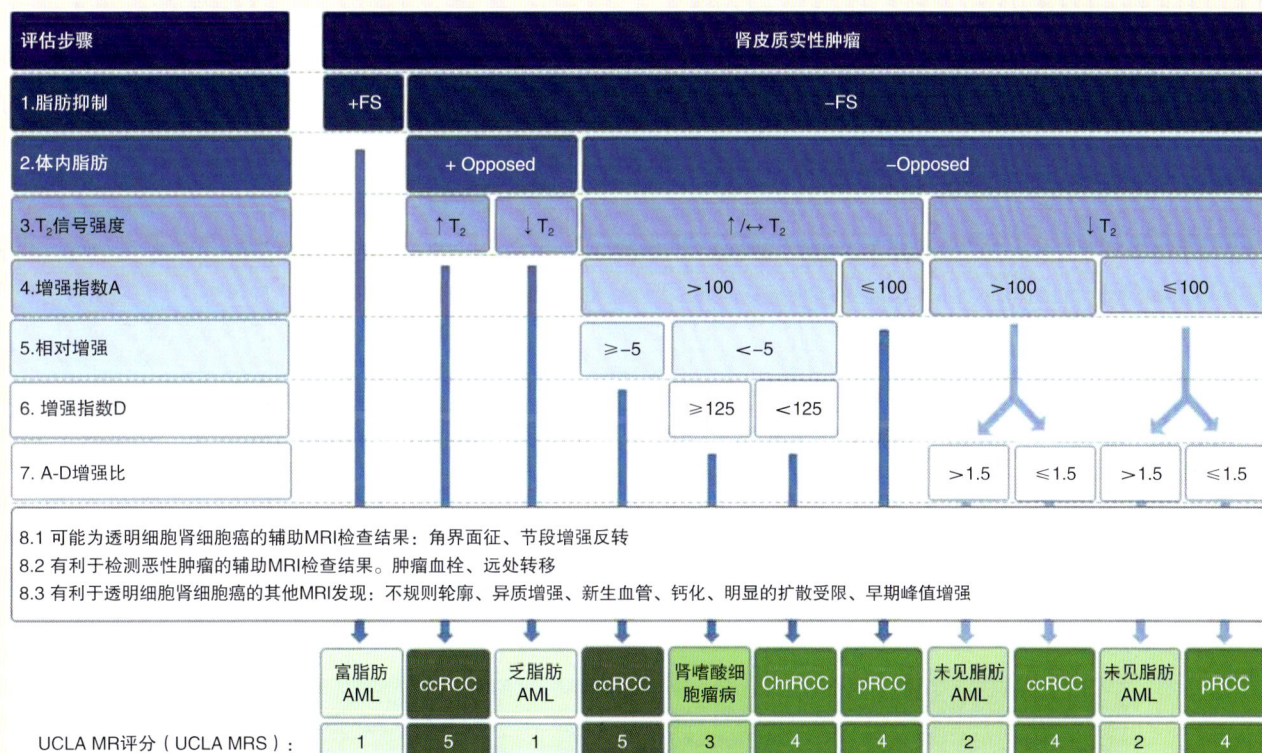

注：1=绝对良性，2=可能良性，3=不确定，4=可能恶性，5=绝对透明细胞肾细胞癌

每个步骤表示应在质量的任何部分进行研究的特征。最可能的诊断和可能性分数在每列的底部给出。A，动脉；AML，血管平滑肌脂肪瘤；ccRCC，透明细胞肾细胞癌；ChrRCC，肾嫌色细胞癌；CM，皮质髓质期；D，延迟；E，排泄期；+FS，存在肉眼可见的脂肪；-FS，未见肉眼可见的脂肪；+Opposed，存在体内脂肪；-Opposed，不存在体内脂肪；pRCC，乳头状肾细胞癌；U，未增强期[33]。

图 1.10　UCLA MR 评分（UCLA MRS）算法用于评估任何大小和分期的实体肾脏肿瘤

[引自：Surawech C, Miao Q, Suvannarerg V. Differentiation Clear Cell Renal Cell Carcinoma from Other Common Renal Masses on Multiphasic MR.]

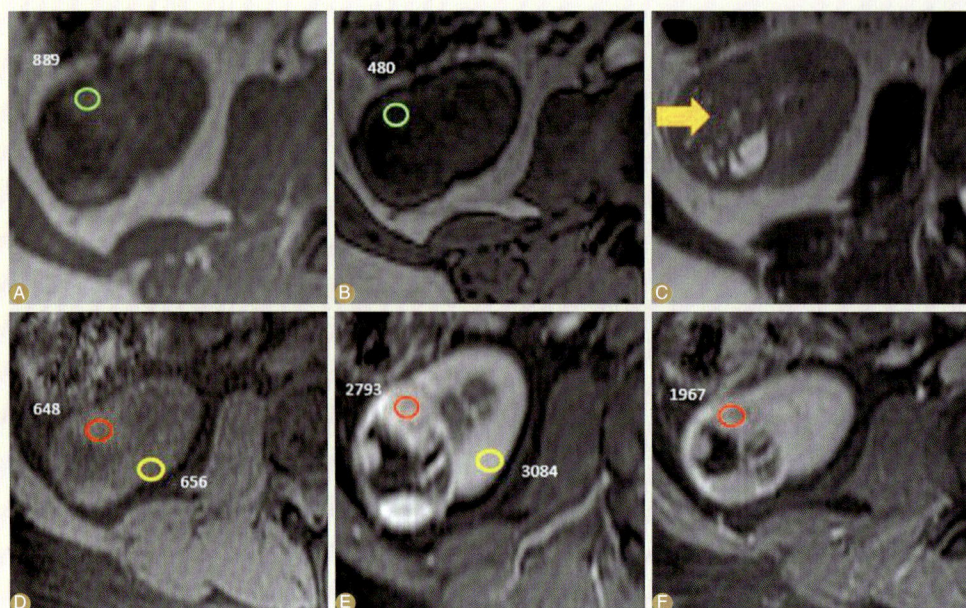

图 A、图 B 在轴向同相和反相图像上，右上极肾肿瘤 2 cm 内存在体素内脂肪（绿色圆圈）；图 C 在 T_2W HASTE 上，病变相对于肾皮质呈轻度高信号（黄色箭头）；图 D 为未增强期（U），图 E 为皮质髓质期（CM），图 F 为排泄（E）期，在皮质髓质期将小 ROI 放置在肿瘤明显增强的部分，然后在相同位置对未增强期和排泄期影像（红色圆圈）及未增强期和皮质髓质期的皮质区（黄色圆圈）进行标记。各评分系统的相关参数如表 1.2 所示。

图 1.11　1 例 47 岁透明细胞肾细胞癌男性患者的 UCLA MRS 评分为 5 分，透明细胞肾细胞癌可能性评分（ccLS）为 5 分

表 1.2　透明细胞肾细胞癌患者各评分系统的相关参数

47 岁透明细胞肾细胞癌男性患者的 UCLA MRS 评分		47 岁透明细胞肾细胞癌男性患者的 ccLS 评分	
肉眼可见的脂肪	无	肉眼可见的脂肪	无
体内脂肪	有	体内脂肪	有
T_2 SI	中高	T_2 SI	高
动脉增强指数	331	皮质髓质期增强指数	89% = 高
动脉相对增强	-9.4	分段增强倒置	无
延迟增强	203	是否弥散受限	是
ADER	1.6	ADER	1.6
辅助发现	无	ccLS	5
UCLA MRS	5		

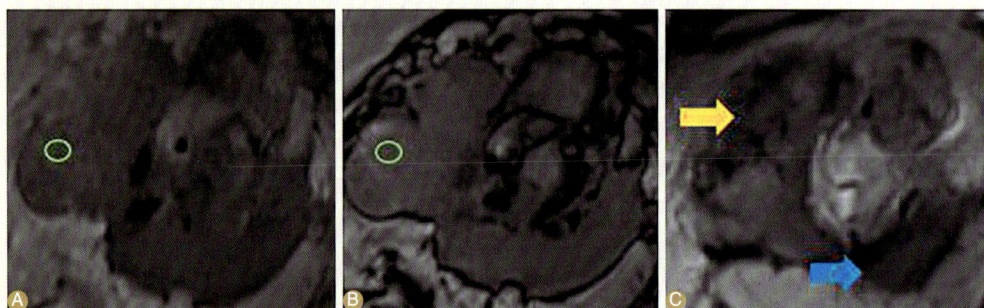

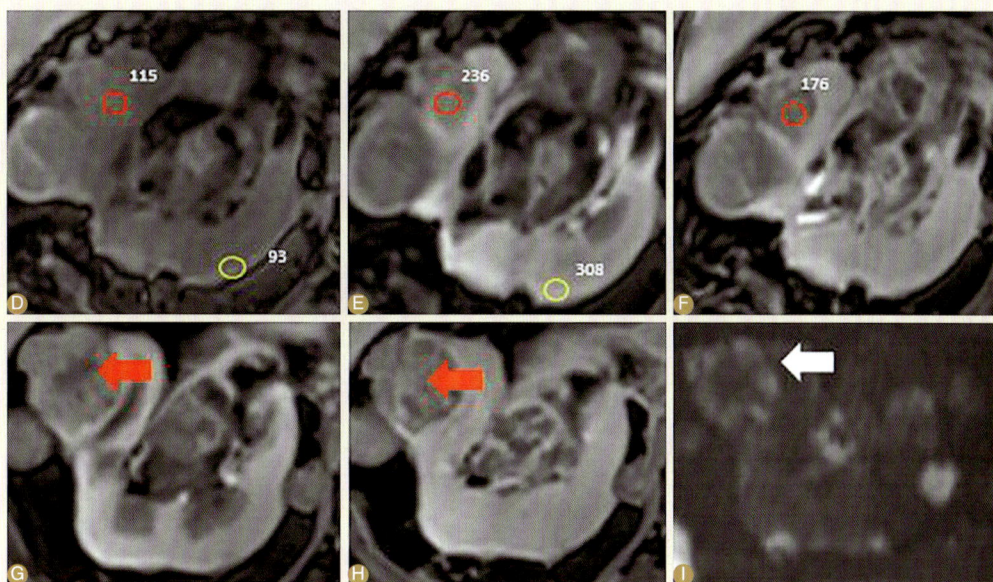

图 A、图 B 在轴位同相和反相图像上，右肾中极（绿色圆圈）内无体素内脂肪。图 C 在 T₂W HASTE 上，病变（黄色箭头）与肾皮质（蓝色箭头）呈等信号。病变的不同部位（图 G）和延迟期（图 H，红色箭头）存在皮质髓质期向延迟期的阶段性增强反转，以及对扩散加权成像的限制（图 I，白色箭头）。各评分系统的相关参数如表 1.3 所示。

图 1.12　1 例 54 岁肾嫌色细胞癌男性患者的 UCLA MRS 评分为 4 分，肾嫌色细胞癌可能性评分（ccLS）为 3 分

表 1.3　肾嫌色细胞癌患者各评分系统的相关参数

54 岁肾嫌色细胞癌男性患者的 UCLA MRS 评分		54 岁肾嫌色细胞癌男性患者的 ccLS 评分	
肉眼可见的脂肪	无	肉眼可见的脂肪	无
体内脂肪	无	体内脂肪	无
T₂ SI	ISO	T₂ SI	ISO
动脉增强指数	105	皮质髓质期增强指数	43% = 中等
动脉相对增强	-24	分段增强倒置	存在
延迟增强	53	是否弥散受限	是
ADER	2.0	ADER	2.0
辅助发现	异质增强	ccLS	3
UCLA MRS	4		

译者注：ISO，参考图像和检查床的位置是相对独立的。检查床的位置由层组的中心位置决定。ISO 模式时，系统自动使用畸形矫正后的图像作为参考图像进行矫正。

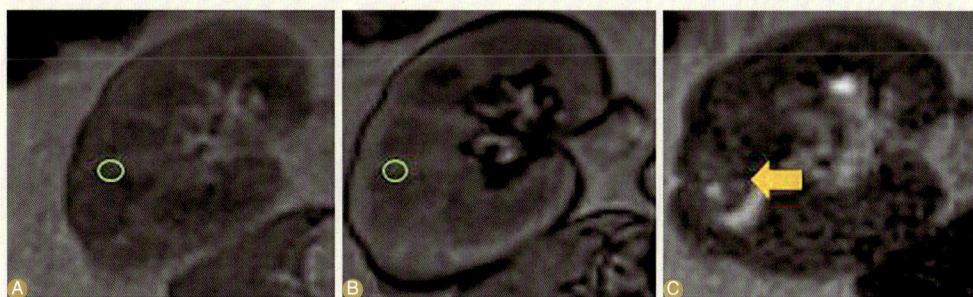

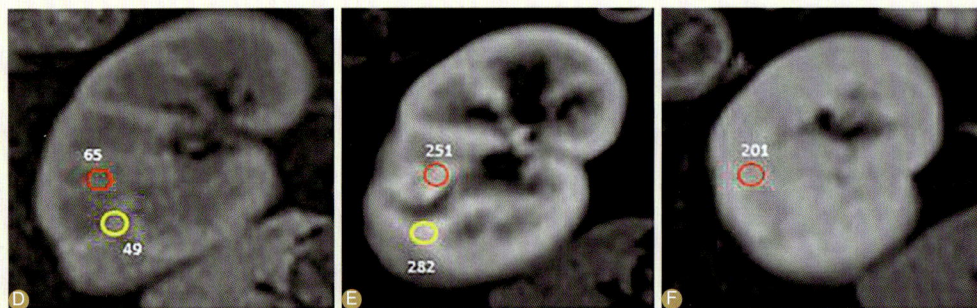

图 A、图 B 在轴位同相和反相图像上，右肾中极（绿色圆圈）内无体素内脂肪。图 C 在 T_2W HASTE 上，病变（黄色箭头）相对于肾皮质呈稍高信号。图 D 为未增强期（U）。图 E 为皮质髓质期（CM）。图 F 为排泄期（E），在 CM 期将小 ROI 放置在肿瘤的可感知的明显增强部分上，然后在 U 期和 E 期（红色圆圈）相同的位置上，以及在 U 期和 CM 期（黄色圆圈）相同皮层对照。各评分系统的相关参数如表 1.4 所示。

图 1.13　1 例 79 岁肾嗜酸细胞瘤病男性患者的 UCLA MRS 评分为 3 分，肾嗜酸细胞瘤病可能性评分（ccLS）为 2 分

表 1.4　肾嗜酸细胞瘤患者各评分系统的相关参数

79 岁肾嗜酸细胞瘤病男性患者的 UCLA MRS 评分		79 岁肾嗜酸细胞瘤病男性患者的 ccLs 评分	
肉眼可见的脂肪	无	肉眼可见的脂肪	无
体内脂肪	无	体内脂肪	无
T_2 SI	中高	T_2 SI	高
动脉增强指数	286	皮质髓质期增强指数	60% = 中等
动脉相对增强	-11	分段增强倒置	无
延迟增强	209	是否弥散受限	否
ADER	1.4	ADER	1.37
辅助发现	无	ccLs	2
UCLA MRS	3		

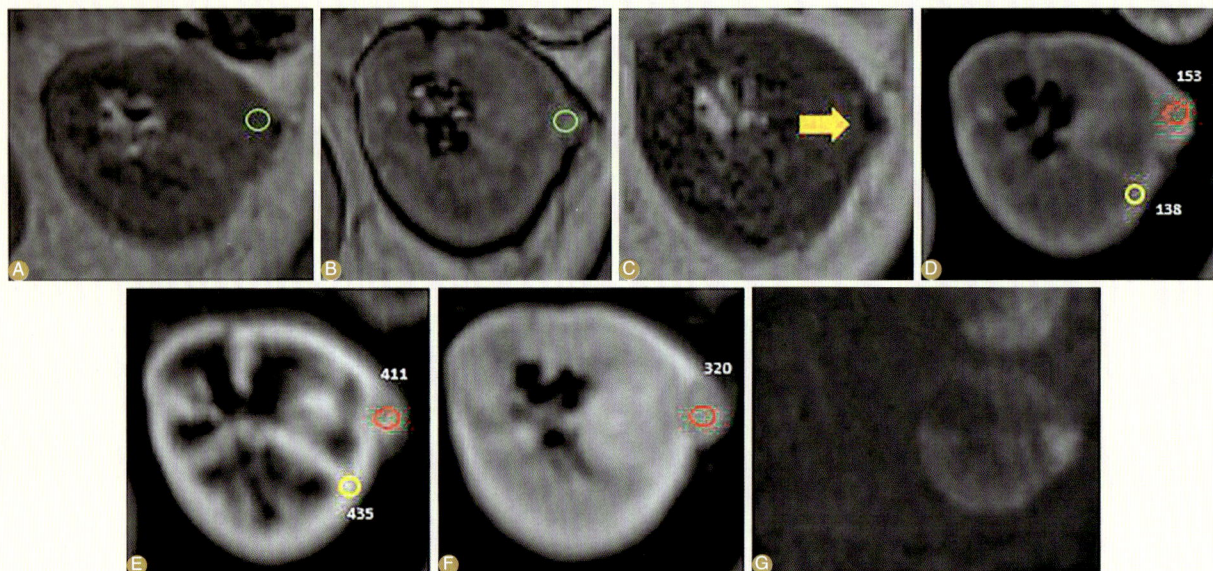

图 A、图 B 在轴位同相和反相图像上，左肾中极（绿色圆圈）内无体素内脂肪。图 C 在 T_2WI HASTE 上，病变（黄色箭头）相对于肾皮质呈稍低信号。图 D 为未增强期（U）。图 E 为皮质髓质期（CM）。图 F 为排泄期（E），在 CM 期将小 ROI 放置在肿瘤的可感知的明显增强部分上，然后在 U 期和 E 期（红色圆圈）相同的位置上，以及在 U 期和 CM 期（黄色圆圈）相同皮层对照。对扩散权重图像（G）有限制。各评分系统的相关参数如表 1.5 所示。

图 1.14　1 例 75 岁乏脂性肾血管平滑肌脂肪瘤男性患者的 UCLA MRS 评分为 2 分，乏脂性肾血管平滑肌脂肪瘤可能性评分（ccLS）为 3 分

表 1.5　乏脂性肾血管平滑肌脂肪瘤患者各评分系统的相关参数

75 岁乏脂性肾血管平滑肌脂肪瘤男性患者的 UCLA MRS 评分		75 岁乏脂性肾血管平滑肌脂肪瘤男性患者的 ccLS 评分	
肉眼可见的脂肪	无	肉眼可见的脂肪	无
体内脂肪	无	体内脂肪	无
T_2 SI	中高	T_2 SI	高
动脉增强指数	169	皮质髓质期增强指数	78% = 高
动脉相对增强	-5.5	分段增强倒置	无
延迟增强	109	是否弥散受限	是
ADER	1.54	ADER	1.54
辅助发现	无	ccLS	3
UCLA MRS	2		

定量特征	UCLA CTS 评分
1. 绝对未增强衰减 < 45 Hu	是 =1，否 =0
2. 皮质髓质期峰值增强	
3. 绝对去增强（皮质髓质期病灶 ROI- 肾图期病灶 ROI）	> 50 = 2
	25 ～ 50 = 1
	< 25 = 0
4. 相对皮质髓质衰减 {=[（病灶 ROI- 同侧皮层 ROI）/ 同侧皮层 ROI] × 100}	< 0=0
	1 ～ 10 = 1
	10 ～ 20 = 2
	> 20 = 3
定性特征	
1. 异质增强：实性强化区与囊性 / 坏死无强化区的混合	
2. 不规则轮廓	
3. 新生血管：Gerota 筋膜邻近受累肾脏处存在增多的、不规则的、未命名的血管	是 =1，否 =0
4. 营养不良性钙化	
5. 角形界面标志	是 =-1，否 =0

图 1.15　UCLA CT 评分（UCLA CTS）[35]

[引自：Tubtawee T. Multireader Diagnostic Accuracy of the Renal Mass CT Score (with Clear Cell RCC Likelihood Score) to Characterize Solid Renal Masses on Multiphasic MDCT.]

※ 灌注

静脉注射对比剂后 CT 上组织密度随时间的变化可测量到 CT 值（Hu），并且可以通过描绘 CT 值随时间变化的增强曲线来生成函数参数[39]（图 1.19）。如前四期扫描所表述，与正常肾皮质相比，透明细胞肾细胞癌具有快速的摄取和整体较高的皮髓质强化峰值（图 1.20）。与正常皮质相比，乳头状肾细胞癌具有缓慢摄取和延迟增强的特点（图 1.21），而嗜酸性细胞瘤表现出一定的快速摄取，但增强程度低于正常肾皮质（图 1.22）。有研究通过选取增强曲线中的相关参数，如血容量（blood volume，BV）、血流量（blood flow，BF）、流量提取（flow extraction，FE）、平均通过时间（mean transit time，MTT）、峰值 Hounsfield 单位（peak Hounsfield units，pHu）和达峰时间（time to peak，TTP），来表征透明细胞肾细胞癌、乳头状肾细胞癌、肾嫌色细胞癌或嗜酸性细胞瘤等不确定的肾脏肿瘤，在病变与病变之间及病变与皮质之间的特定参数比较中取得了不错的效果[41]。

一项正在进行的针对 48 名患者的研究队列的前瞻性研究证实了其中一些发现，结果显示透明细胞肾细胞癌和乳头状肾细胞癌在 BF、BV、TTP 等各种参数上存在显著差异。例如，在透明细胞肾细胞癌和肾嗜酸细胞瘤病之间，BV（$P < 0.01$）和 TTP（$P < 0.05$）

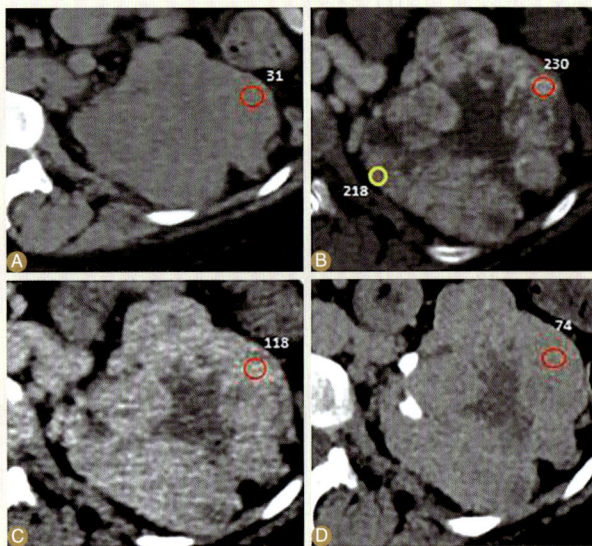

图 A 为未增强期（U），图 B 为皮质髓质期（CM），图 C 为肾显影期（NG），图 D 为排泄期（E）。在 CM 期将小 ROI 放置在肿瘤的可感知的明显增强部分上，然后在 U 期、NG 期和 E 期（红色圆圈）相同的位置上及在 CM 期（黄色圆圈）相同皮层对照。UCLA CT 评分系统的相关参数如表 1.6 所示。

图 1.16　1 例 66 岁透明细胞肾细胞癌男性患者的 UCLA CT 评分为 7 分

表 1.6　透明细胞肾细胞癌男性患者 UCLA CT 评分系统的相关参数

66 岁透明细胞肾细胞癌患者的 UCLA CT 评分	
绝对平扫 CT 值 < 45 Hu	是 =1
增强峰值出现在皮质髓质期	是 =1
绝对去增强	112=2
相对皮质髓质衰减	6=1
异质增强	是 =1
不规则轮廓	是 =1
新生血管	否 =0
营养不良性钙化	否 =0
角界面标志	否 =0
UCLA CTS	7

存在显著差异，在乳头状肾细胞癌和肾嗜酸细胞瘤病之间，BF、BV、FE 和 pHu（均 $P < 0.03$）存在显著差异，所有组之间的 MTT 相似[37]。与同侧皮质相比，透明细胞肾细胞癌的 TTP 较低，乳头状肾细胞癌的 BF、BV、FE、pHu 较低，TTP 较高，肾嗜酸细胞瘤病的 BV 较低[40]。

※ 放射基因组学

放射基因组学在新领域探索了这样的观点：成像是潜在基因组发生改变的生物标志物，进而在生理和分子环境中产生表型变化。在一项研究中扩展了

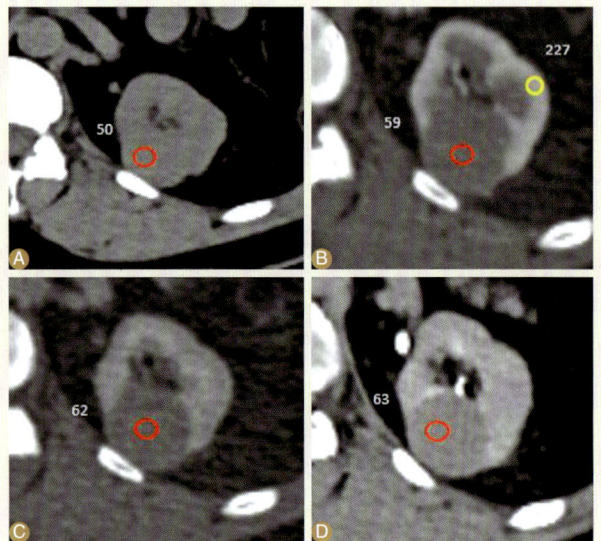

图 A 为未增强期（U），图 B 为皮质髓质期（CM），图 C 为肾显影期（NG），图 D 为排泄期（E）。在 CM 期将小 ROI 放置在肿瘤的可感知的明显增强部分上，然后在 U、NG 和 E 期（红色圆圈）相同的位置上，以及在 CM 期（黄色圆圈）相同皮层对照。各评分系统的相关参数如表 1.7 所示。

图 1.17　1 例 73 岁乳头状肾细胞癌男性患者的 UCLA CT 评分为 7 分

表 1.7　乳头状肾细胞癌男性患者 UCLA CT 评分系统的相关参数

66 岁乳头状肾细胞癌男性患者的 UCLA CT 评分	
绝对平扫 CT 值 < 45 Hu	否 =0
增强峰值出现在皮质髓质期	否 =0
绝对去增强	-3=0
相对皮质髓质衰减	-74=0
异质增强	否 =0
不规则轮廓	否 =0
新生血管	否 =0
营养不良性钙化	否 =0
角界面标志	否 =0
UCLA CTS	0

这一观点，在可行性研究中的实际结果之前，结合成像特征预测对生物制剂的反应，并验证该领域正在进行的研究中的分子测定模型[42]的替代品。几种基因和基因组也被标记以使用放射组学来评估表达，包括存活相关基因[43]和特定基因 [如多溴蛋白 1 基因（PBRM1）][44]。

※ 人工智能

可以利用人工智能来帮助提高现有参数的利用率，并发现新型的非常规参数和分析方法。

选择 CT 放射学参数，如一阶、形状和纹理特

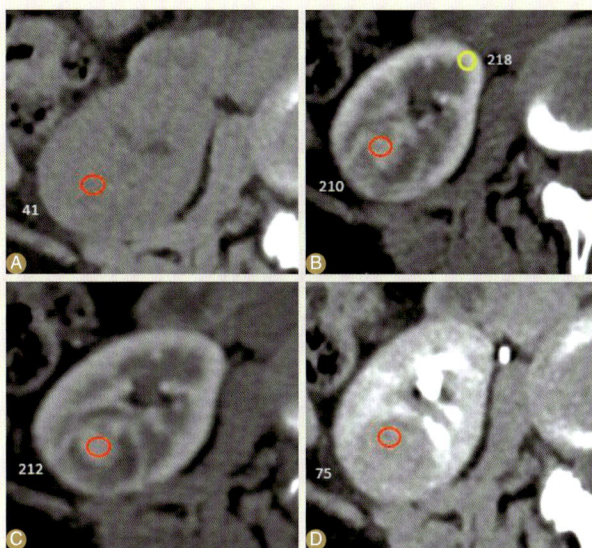

图 A 为未增强期（U），图 B 为皮质髓质期（CM），图 C 为肾显影期（NG），图 D 为排泄期（E）。在 CM 期将小 ROI 放置在肿瘤上可感知明显增强的部分，然后在 U、NG 和 E 期（红色圆圈）相同的位置上，以及在 CM 期（黄色圆圈）相同皮层对照。各评分系统的相关参数如表 1.8 所示。

图 1.18　1 例 68 岁肾嗜酸细胞瘤病女性患者的 UCLA CT 评分为 3 分

表 1.8　肾嗜酸细胞瘤病女性患者 UCLA CT 评分系统的相关参数

68 岁肾嗜酸细胞瘤病女性患者的 UCLA CT 评分	
绝对平扫 CT 值 < 45 Hu	是 =1
增强峰值出现在皮质髓质期	是 =1
绝对去增强	-2=0
相对皮髓质衰减	-5=0
异质增强	是 =1
不规则轮廓	否 =0
新生血管	否 =0
营养不良性钙化	否 =0
角界面标志	否 =0
UCLA CTS	3

征，已被研究用于区分良性病变（如血管平滑肌脂肪瘤）与各类肾细胞癌、鉴别肾细胞癌的类型，以及区分其他非肾细胞癌肿瘤（如肾嗜酸细胞瘤病），以及用于肾细胞癌的分级 [采用 Fuhrman 分级和（或）国际泌尿病理学会（International Society of Urological Pathology，ISUP）标准]、分期和治疗反应评估[45]。为区分血管平滑肌脂肪瘤和肾细胞癌，Yan 等[46] 和 Feng 等[47] 报道，纹理分析在区分血管平滑肌脂肪瘤和其他肾细胞癌（如透明细胞肾细胞癌和乳头状肾细胞癌）方面具有较高的准确性，Cui 等[48] 报道，血

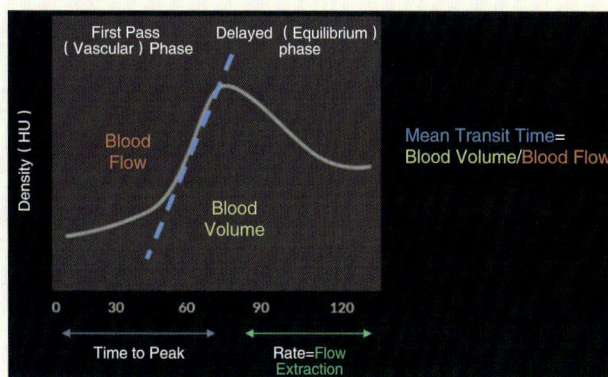

First Pass（Vascular）Phase，首次通过（血管）阶段；Delayed（Equilibrium）phase，延迟（平缓）阶段；Density（Hu），密度（Hu）；Mean Transit Time=Blood Volume/Blood Flow，平均通过时间 = 血容量 / 血流量；Time to peak，到达峰值时间；Rate=flow extraction，比例 = 流量提取。

图 1.19　灌注参数的关系图由灌注时间 – 强度曲线得出[40]
[引自：Chung A. Quantitative flow parameters differentiating oncocytoma and papillary renal cancer from clear cell renal cancer on perfusion MD CT.]

管平滑肌脂肪瘤可以通过自动计算机辅助识别系统与肾细胞癌区分开来。为区分肾细胞癌亚型，Yu 等[49] 报道，使用纹理分析区分透明细胞肾细胞癌与肾嗜酸细胞瘤病，其曲线下面积（area under curve，AUC）为 0.93，并鉴别乳头状肾细胞癌与肾嗜酸细胞瘤病，其 AUC 为 0.99。Meng 等[50] 报道，放射组学分析可以区分肉瘤样肾细胞癌与透明细胞肾细胞癌。Coy 等[51] 在使用多相 CT 成像确定的透明细胞肾细胞癌、乳头状肾细胞癌、肾嗜酸细胞瘤病、肾嫌色细胞癌和乏脂性肾血管平滑肌脂肪瘤的可用队列中探索了定量计算机辅助诊断（computer aided diagnosis，CAD）方法，结果显示 CAD 和手动测量之间峰值测量的性能相似。此外，Coy 等[52] 使用基于深度学习的肾脏描述特征来测试是否可以在不同的层区分肾嗜酸细胞瘤病与透明细胞肾细胞癌，最终层区阳性预测值为 82.5%。

由于透明细胞肾细胞癌的核分级预测在预后中的重要性，许多研究[53-59] 已经表明分析 CT 纹理特征的算法可以显示预测的准确性。其他研究已经显示出放射组学在透明细胞肾细胞癌分期中的潜力，在低 TNM 分期与高 TNM 分期中，其 AUC 为 0.98[60]。

总体而言，使用放射组学来区分肿瘤的类型似乎是有前景的，但需要进一步评估以确认其相对于真人评估及在治疗反应环境中的价值[61]。

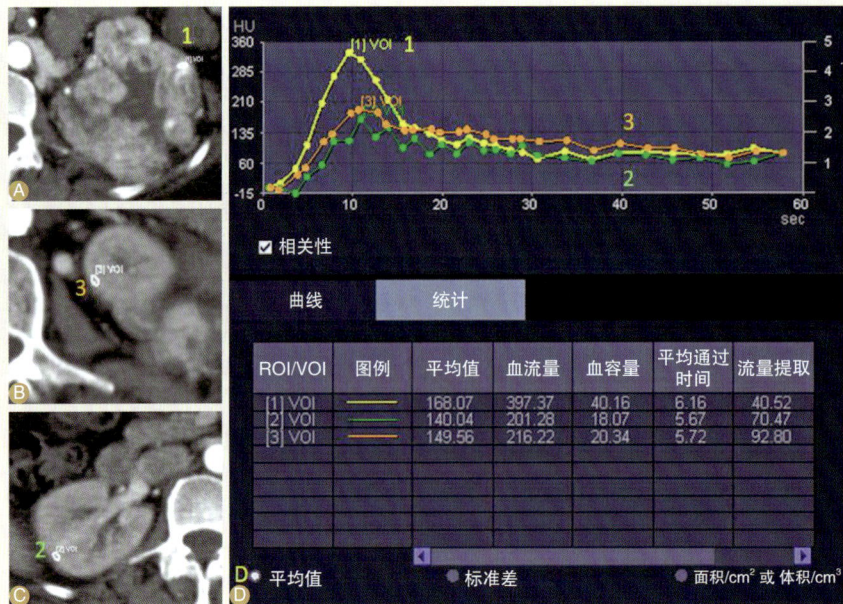

ROI/VOI	图例	平均值	血流量	血容量	平均通过时间	流量提取
[1] VOI		168.07	397.37	40.16	6.16	40.52
[2] VOI		140.04	201.28	18.07	5.67	70.47
[3] VOI		149.56	216.22	20.34	5.72	92.80

将 ROI 分别置于病灶（图 A，1）、同侧皮层（图 B，3）、对侧皮层（图 C，2），获得随时间变化的灌注曲线及参数（图 D）[40]。

图 1.20　1 例 68 岁女性透明细胞肾细胞癌患者的 CT 灌注成像

[引自：Chung A. Quantitative flow Parameters Differentiating Oncocytoma and Papillary Renal Cancer from Clear Cell Renal Cancer on Perfusion MD CT.]

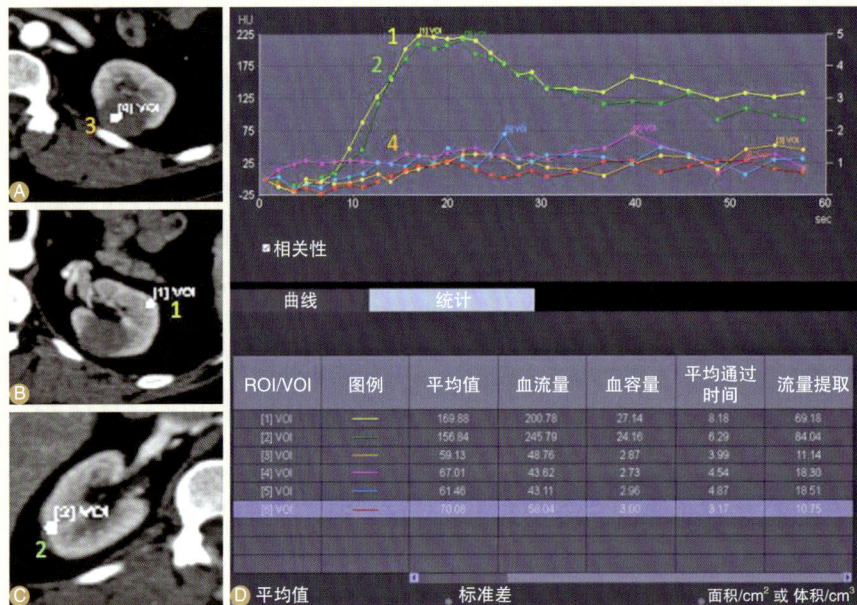

ROI/VOI	图例	平均值	血流量	血容量	平均通过时间	流量提取
[1] VOI		169.88	200.78	27.14	8.18	69.18
[2] VOI		156.84	245.79	24.16	6.29	84.04
[3] VOI		59.13	48.76	2.87	3.99	11.14
[4] VOI		67.01	43.62	2.73	4.87	18.30
[5] VOI		61.46	43.11	2.96	4.87	18.51
[8] VOI		70.08	58.04	3.00	3.17	10.75

将 ROI 分别放置于病灶（图 A，3）、同侧皮质（图 B，1）、对侧皮质（图 C，2），获得灌注曲线及参数（图 D）[40]。

图 1.21　1 例 59 岁男性乳头状肾细胞癌患者

[引自：Chung A. Quantitative flow Parameters Differentiating Oncocytoma and Papillary Renal Cancer from Clear Cell Renal Cancer on Perfusion MD CT.]

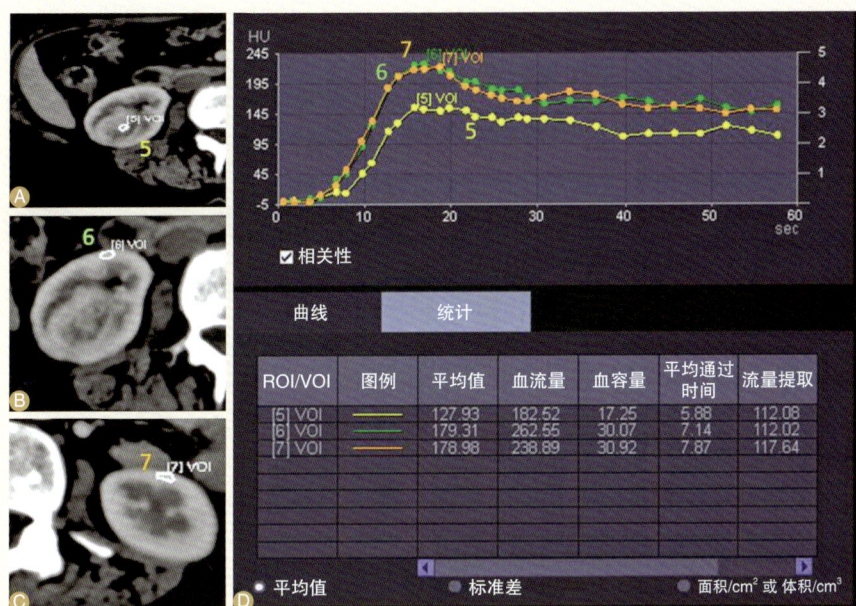

将 ROI 放置在病变（图 A，5）、同侧皮质（图 B，6）和对侧皮质（图 C，7）上，获得随时间和参数变化的灌注曲线（图 D）[40]。

图 1.22　1 名 60 岁女性肾嗜酸性细胞瘤患者的 CT 灌注检查

[引自：Chung A. Quantitative flow Parameters Differentiating Oncocytoma and Papillary Renal Cancer from Clear Cell Renal Cancer on Perfusion MD CT.]

※ 肾肿瘤活检

高质量的多相肾肿瘤成像在 20% ~ 30% 的病例中是不确定的，并且这些病例可能需要经皮 CT 和 US 组织活检，当下，这是一种可靠的用于提供术前诊断的成熟技术，特别是在非透明细胞病变或类似癌症的病变中，如感染或 IgG4 浸润[62]。

※ 总结

基于成像将不确定的小肿瘤区分为透明细胞肾细胞癌、肾嫌色细胞癌、乳头状肾细胞癌、乏脂性肾血管平滑肌脂肪瘤和肾嗜酸细胞瘤病亚型具有明显的益处，因为它有助于确定患者的下一步治疗选择。迄今为止，放射学的工作已经探索出 CT、MRI 和 CEUS 中的不同参数，发现许多可靠的表明某些组织亚型的成像特征。基于 Likert 评分的风险分层系统可以帮助确定管理，灌注、放射基因组学、SPECT 和人工智能等新技术可以增加对不确定肾脏肿瘤的成像评估。随着在成像上准确区分不确定肾脏肿瘤的能力进一步提高，能更好地将患者的治疗决策进行分流，选择主动监测、活检、消融或切除等，并最终改善患者的护理。

※ 临床关注要点

• 多种成像模式的组合可以帮助诊断并用于主动监测，特别是在老年患者或患有多种合并症而排除了手术或消融的患者中。

• 产生 Likert 5 级评分系统的几种成像模式特定算法有助于对不确定的肾脏肿瘤进行风险分层。

• 在 20% ~ 30% 的病例中，肾肿瘤成像是不确定的，可能需要组织活检，这提供了可靠的诊断。

• 常规成像之外的其他成像方式，如灌注，SPECT 和其他，如放射组学和人工智能等诊断方法显示出早期有希望的结果。

※ 利益声明

作者声明没有利益冲突。

※ 诊断标准

透明细胞肾细胞癌

• 异质性，即使是小体积

• 皮质髓质期峰值增强

• 皮质髓质期相对增强 > 0

- 轻度 T_2 高信号
- 由于显微脂肪，异相成像可能会出现信号丢失

乳头状肾细胞癌

- 比透明细胞肾细胞癌更可能是同质的
- 肾造影期峰值增强
- 所有相位的相对增强度均 < 0
- 限制扩散
- T_2 低信号

肾嫌色细胞癌

- 皮质髓质期或肾造影期峰值增强
- 所有时相的相对增强均 < 0

肾嗜酸细胞瘤病

- 与透明细胞肾细胞癌相似
- 皮质髓质期峰值增强
- 所有阶段的相对增强均 < 0
- 乏脂性肾血管平滑肌脂肪瘤

- 皮质髓质期峰值增强
- 所有相位的相对增强度均 < 0
- 平扫 CT 上 CT 值往往 > 45 Hu
- T_2 低信号

参考文献

扫码观看

（译者：马明、王雪刚、陈少豪）

第二章

肾肿瘤病理分类的演变

Reza Alaghehbandan，Steven C. Campbell 和 Jesse K. McKenney

肾肿瘤的病理分类是一个动态而复杂的过程，已演变为"组织形态结合分子诊断"系统。尽管在分子表征方面取得了进展，但大多数肾肿瘤可以通过病理形态学诊断，部分可结合免疫组织化学染色。如果获得的分子特征信息和免疫组织化学标志物有限，病理学家遵循当前的分类标准对肾肿瘤进行分类时可能会遇到困难。在本书中，我们详细介绍了肾肿瘤分类的历史演变，包括当前 2022 年第 5 版世界卫生组织肾脏上皮性肿瘤分类的主要变化。

关键词

◆ 肾细胞癌；病理；世界卫生组织；分类

要点

◆ 肾肿瘤的病理分型在不断演变。

◆ 分类术语一般基于组织学特征、解剖位置、潜在疾病、家族综合征和（或）特定的基因改变。

◆ 尽管在分子特征描述方面取得了进展，但大多数肾肿瘤仍可通过形态学诊断（无论是否使用限定的免疫组化染色辅助诊断）。

◆ 在分子资源和特异性免疫组化标志物有限的地方，病理学家可能难以采用最佳算法对肾肿瘤进行分类。

◆ 世界卫生组织 2022 年（第 5 版）代表了最新的肾肿瘤分类法。

※ 历史观点

肾肿瘤分类的历史是医学演变的一个独特例子。人们逐渐认识到肾癌是一种异质性疾病，这也增加了分类的复杂性。肿瘤分类是一个动态而复杂的过程。我们认为，历史背景知识对于充分理解当前的分类和未来的发展方向至关重要，最终可为患者提供更好的治疗。在本章中，我们将重点讨论成人肾上皮肿瘤病理分型的演变。

※ 1600—1900 年

历史上，第一次提到肾肿瘤是在 1613 年，当时德国医师 Daniel Sennert 在 *Practicate Medicinae*[1] 中描述了肾脏中出现的肿瘤。他描述道："此外，坏肾的严重肿胀会使人陷入恶病质和水肿，这在很大程度上是无法治愈的。"[1]

1810 年，Miriel 报道了第一例有详细记录的肾癌病例 [2]。15 年后，Koenig[2] 根据大体（宏观）检查结果首次提出肾肿瘤分类法，包括真菌型、髓质型、硬化型和脂肪瘤型。10 年后，Rayer 根据形态学和临床特征将肾肿瘤分为三类：潜伏癌（无肾脏肿大或血尿）、肾盂癌（肾脏痛和血尿）和坏死癌（血尿）[2]。Rayer 的发现使其他人开始关注组织学研究，希望能确定肾肿瘤的来源。

几十年来，人们一直在争论肾肿瘤的发病机制。第一个主要的"组织发生"假说由 Paul Grawitz 于 1883 年提出，当时他发表了肾上腺休息理论（关于肾肿瘤起源的一个流行错误理论）[2-3]。Grawitz 得出结论，"肺泡瘤"属于"肾内肾上腺瘤"，而"乳头状瘤"则源自肾组织。Grawitz 最初称黄色皮质小肿瘤为"脂肪瘤"，后来将其重新归类为"腺瘤"，该肿瘤源于肾上腺休息区 [2-3]。后来，有学者提出所谓的腺瘤可能会恶变成癌。人们试图根据组织学特征来区分这两种腺瘤，但没有成功。

※ 1900—1980 年

20 世纪上半叶，在肾肿瘤方面的科学进展十分有限（图 2.1）。在这一时期，提出的分类主要包括良性腺瘤和恶性癌，尽管两者之间缺乏特定的定义特征。一般来说，小肿瘤（< 3 cm）无论其结构特征如何，都被视为腺瘤 [2-3]。同样地，无论组织学特征如何，恶性肿瘤都被归为一类（在某些分类中不区分透明细胞瘤和乳头状瘤）。

1976 年，Mancilla-Jimenez 等 [4] 描述了透明细胞肾细胞癌和乳头状肾细胞癌的临床和组织学特征。由此，人们开始逐步描述其他肾肿瘤实体，并最终于 1981 年制定出世界卫生组织（WHO）第一份相当局限的肾肿瘤分类法（方框 2.1）[5]。1986 年，由 Thoenes 等 [6] 领导的美因茨分类法根据细胞学和结构特征提出 4 种腺瘤和 6 种癌，这对 1981 年世界卫生组织分类法进行了必要的扩展。

方框 2.1
世界卫生组织肾上皮肿瘤分类（1981 年和 1998 年）
1981 年世界卫生组织分类（肾肿瘤的组织学分型）
腺瘤
癌
1. 肾细胞癌
2. 其他癌
1998 年世界卫生组织分类（肾肿瘤的组织学分型）
肾实质上皮肿瘤
1.1 良性 – 腺瘤
1.1.1 乳头状腺瘤 / 管状乳头状腺瘤
1.1.2 肿瘤细胞腺瘤（肿瘤细胞瘤）
1.1.3 肾上腺瘤
1.2 恶性 – 癌
1.2.1 肾细胞癌
1.2.1.1 透明细胞癌
1.2.1.2 颗粒细胞癌
1.2.1.3 嫌色细胞癌
1.2.1.4 纺锤形细胞癌
1.2.1.5 囊肿相关性肾细胞癌
1.2.1.5.1 囊肿中出现的肾细胞癌
1.2.1.5.2 囊性肾细胞癌
1.2.1.5.3 乳头状肾细胞癌
1.2.2 集合管癌

※ 1980—2000 年

20 世纪 80 年代，对肾细胞癌的遗传学认识非常重要，因为研究人员利用经典的细胞遗传学技术进一步确定了分类（图 2.1）。这包括 1987 年在透明细胞肾细胞癌中发现 3p 染色体突变[7]，1989 年，在乳头状肾细胞癌中发现 7 号和 17 号染色体三体及 Y 染色体缺失[8]，1992 年，在典型的嫌色性肾细胞癌中频繁发现多条染色体缺失[9]。

1997 年，海德堡 – 罗彻斯特分类法（方框 2.2）作为现代肾肿瘤分类法的里程碑，其重要性不言而喻[10-11]。重要的是，它认识到"颗粒状肾细胞癌"包括良性和恶性肿瘤的异质混合物，并去除这一模糊不清的类别。这一举措使随后的 20 年中迅速确定多种新的肿瘤类型。世界卫生组织分类法第 2 版于 1998 年发布（方框 2.1）[12]，虽然没有采纳海德堡 – 罗彻斯特分类法的所有建议，但它为 2004 年世界卫生组织分类法的提出奠定了重要基础（方框 2.3）[13]。

方框 2.2
1997 年海德堡 – 罗彻斯特肾细胞肿瘤分类法
良性
1. 乳头状腺瘤
2. 肾肿瘤细胞瘤
3. 肾上腺瘤 / 腺纤维瘤

恶性
1. 传统（透明细胞）癌
2. 乳头状肾细胞癌
3. 肾嫌色细胞癌
4. 集合管癌
a. 髓样癌
5. 未分类肾细胞癌

方框 2.3
2004 年世界卫生组织上皮性肾肿瘤分类
1. 透明细胞肾细胞癌
2. 多叶透明细胞肾细胞癌
3. 乳头状肾细胞癌
4. 肾嫌色细胞癌
5. Bellini 集合管癌
6. 肾髓质癌
7. Xp11 易位癌
8. 与神经母细胞瘤相关的癌症
9. 黏液腺癌、管状癌和纺锤形细胞癌
10. 未分类肾细胞癌
11. 乳头状腺瘤
12. 肿瘤细胞瘤

※ 2000—2022 年

我们对肾脏肿瘤的认识主要归功于 20 世纪上半叶使用传统光镜技术进行形态学观察的先驱们，随后是 20 世纪 80 年代到 90 年代的超微结构研究和基础遗传学技术（如经典细胞遗传学，图 2.1）。2004 年，

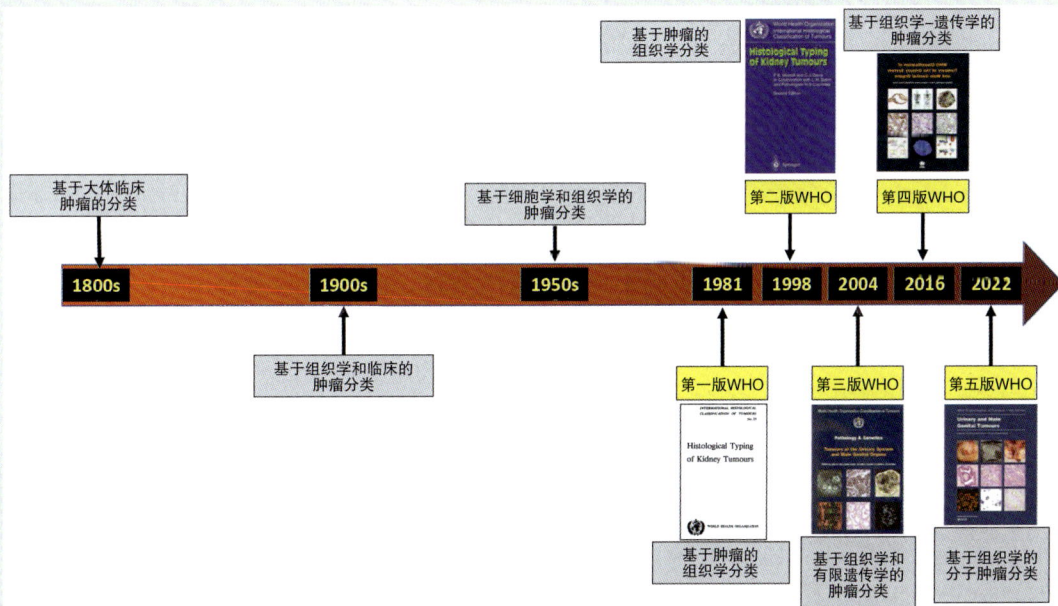

图 2.1　肾肿瘤分类演变时间轴

世界卫生组织的肾肿瘤分类将分类范式的重大转变编纂成典，将组织学和遗传学数据［如荧光原位杂交（FISH），这是分子细胞遗传学的标志性技术］结合起来使用。首次将特定分子改变的 Xp11 易位癌（现为 *TFE3* 重排型肾细胞癌）纳入其中，突显这一点改变。

2016 年，世界卫生组织肾肿瘤分类进一步转向"组织分子"驱动的分类（方框 2.4）[14]。其中包括 14 种肿瘤亚型和 4 种新兴/暂定实体肿瘤，包括新发现的实体，如遗传性平滑肌瘤病和肾细胞癌综合征相关肾细胞癌［遗传性平滑肌瘤病和肾细胞癌(hereditary leiomyomatosis and renal cell carcinoma，HLRCC）］、琥珀酸脱氢酶（succinate dehydrogenase，SDH）缺乏型肾细胞癌、管状囊性肾细胞癌、获得性囊性疾病相关肾细胞癌和透明细胞乳头状肾细胞癌。

近 10 年，比较基因组杂交、二代测序等先进且高效的分子技术发展，使肾肿瘤分类呈现复兴态势，对"老"实体和"新"实体展开识别与重新分类。

方框 2.4
2016 年世界卫生组织上皮性肾肿瘤分类
1. 透明细胞肾细胞癌
2. 恶性程度较低的多囊性肾肿瘤
3. 乳头状肾细胞癌
4. 遗传性平滑肌瘤病和肾细胞癌相关性肾细胞癌
5. 肾嫌色细胞癌
6. 集合管癌
7. 肾髓质癌
8. MiT 家族易位性肾细胞癌
9. 琥珀酸脱氢酶缺陷型肾细胞癌
10. 黏液管状癌和纺锤形细胞癌
11. 管状囊性肾细胞癌
12. 获得性囊性肾病相关性肾细胞癌
13. 透明细胞乳头状肾细胞癌
14. 未分类肾细胞癌
15. 乳头状腺瘤
16. 肿瘤细胞瘤

※ 2022 年世界卫生组织肾肿瘤分类有哪些新内容？

与以往的版本相比，最近出版的 2022 年世界卫生组织肾肿瘤分类纳入更多的分子数据，增加了根据基因改变定义的肿瘤[15]。当前版本对既定实体、新的独特实体、新的分子定义肿瘤类别及新出现的暂定实体进行变更和更新（方框 2.5）[15]，最近发表了一份详细的世界卫生组织肾肿瘤病理分型更新列表[16]。

※ 既定实体的更新

●乳头状肾细胞癌的谱系在不断演变，其中一些实体目前被视为具有特定临床和分子特征的独立肿瘤（不再被归类为乳头状肾细胞癌），包括延胡索酸水合酶（fumarate hydratase，FH）缺陷型肾细胞癌、囊管型肾细胞癌和 *TFE3/TFEB* 改变型肾细胞癌。因此，最新的分子和临床结果数据不再支持将乳头状肾细胞癌细分为 1 型和 2 型[17]。根据我们的经验，特定的"微囊"组织学模式与乳头状肾细胞癌的大多数不良结果相关，我们认为在未来的分类中可能会更多地认可这种模式[18]。

●由于透明细胞乳头状肾细胞癌具有良性肿瘤特征，将其更名为"透明细胞乳头状肾细胞瘤（CCPRCT）"。迄今为止，还没有关于此类肿瘤转移的明确报道。这些肿瘤为低分期、低分级，具有管状、乳头状和囊性结构，缺乏复发性细胞遗传学异常或 *VHL* 基因改变。

●肾嫌色细胞癌被认为具有非经典（变异）形态，如小梁状、肺泡状、乳头状、微囊状或囊状结构，这些形态均不影响预后，但对于病理学家的准确诊断非常重要。

●"神经母细胞瘤后继发的肿瘤细胞性肾细胞癌"已从 2022 年的世界卫生组织分类中删除。最近的研究表明，这不是一种独立的肿瘤类型，而是一种异质混合肿瘤，包括任何类型的散发性肿瘤、与治疗相关的 *TFE3* 重组肾细胞癌及嗜酸性实性和囊性肾细胞癌。嗜酸性实性和囊性肾细胞癌最初被称为"神经母细胞瘤后继发的肿瘤细胞性肾细胞癌"，它与儿童神经母细胞瘤之间是否存在潜在的遗传关系尚不清楚[19-21]。

●一直以来，侵袭性风险较低的肿瘤细胞性肾肿瘤被归类为肾肿瘤细胞瘤或者肾嫌色细胞癌嗜酸性变异型。现在人们认识到，这可能是一种连续的疾病谱，有一部分肿瘤可能并不完全符合这两种类型。因此，"具有低度恶性潜能的嗜酸性肾肿瘤"一词被批准用于组织学上的边缘病例[22]。这是一种临床管理类别诊断，应仅限于单发和散发性肿瘤。值得注意的是，有两种"新兴"实体可能属于这一范畴，包括低级别肿瘤细胞瘤和嗜酸性空泡瘤。目前，没有文献表明这两类肿瘤有恶性进展风险，最近，有相关文献重新审查了对它们的识别情况，并探究其于当前分类中的位置[23]。

方框 2.5

2022 年世界卫生组织肾脏肿瘤分类

1. 透明细胞肾肿瘤
   1.1　肾透明细胞癌
   1.2　低度恶性潜能多房性囊性肾肿瘤
2. 乳头状肾肿瘤
   2.1　肾乳头状腺瘤
   2.2　乳头状肾细胞癌
3. 嗜酸性和嫌色性肾肿瘤
   3.1　肾嗜酸细胞瘤
   3.2　肾嫌色细胞癌
   3.3　其他嗜酸性肾肿瘤
4. 集合管肿瘤
   4.1　集合管癌
5. 其他肾脏肿瘤
   5.1　透明细胞乳头状肾细胞肿瘤
   5.2　黏液小管和纺锤形细胞癌
   5.3　管状囊性肾细胞癌
   5.4　获得性囊性肾病相关性肾细胞癌
   5.5　嗜酸性实性和囊性肾细胞癌
   5.6　肾细胞癌具有低度恶性潜能的嗜酸性肾肿瘤
6. 分子定义的肾细胞癌
   6.1　*TFE3* 重排肾细胞癌
   6.2　*TFEB* 易位肾细胞癌
   6.3　*ELOC*（原 *TCEB1*）突变肾细胞癌
   6.4　延胡索酸水合酶缺陷型肾细胞癌
   6.5　琥珀酸脱氢酶缺陷型肾细胞癌
   6.6　*ALK* 重排肾细胞癌
   6.7　SMARCB1（INI1）缺陷型肾髓质癌
7. 肾细胞肿瘤新类型（不属于最终实体分类）
   7.1　双相型透明砂粒体肾细胞癌
   7.2　伴有极向反转的乳头状肾细胞癌
   7.3　甲状腺样滤泡性肾细胞癌
   7.4　嗜酸性空泡状肿瘤
   7.5　低级别嗜酸性肿瘤

※ 根据分子特征定义的肾肿瘤

部分具有显著异质性的肾肿瘤能通过病理检查明确，但其形态仍与其他肾肿瘤存在相似性。因此，仅通过形态学进行诊断十分困难，还需要分子检测进一步明确，如 FISH、二代测序等。根据分子特征定义的肾细胞癌包括以下几类。

● *TFE3* 重排肾细胞癌：该类肿瘤具有显著异质性且呈混合型组织学特征（包括乳头状和砂粒体结构等）。该类肾肿瘤可通过这些方法进行诊断：通过 *TFE3* 免疫组织化学染色显示胞核染色强阳性，或通过 FISH 探针检测出 *TFE3* 基因重排，或通过 RNA 测序检测 *TFE3* 基因融合。该类肿瘤具有恶性进展的可能，应通过 FISH 或测序进一步确诊。

● *ALK* 重排肾细胞癌（新分类）：这类肿瘤是一种罕见的肾细胞癌亚型，其形态特征具有显著异质性，胞浆呈嗜酸性、黏液性特征。*ALK* 免疫组化阳性和 FISH 阳性可诊断该类肾癌。*ALK* 抑制剂可应用于该类罕见肾癌患者的治疗，因此，*ALK* 重排肾细胞癌在临床上有重要的诊断价值[24]。尽管有少数病例出现恶性转变，但 *ALK* 重排肾细胞癌的恶性程度总体不高。

● *TFEB* 重排与扩增肾细胞癌：与 *TFE3* 重排肾细胞癌相比，该类肾细胞癌更为罕见。*TFEB* 易位肾细胞癌相对 *TFE3* 重排肾细胞癌的恶性程度更低，但 *TFEB* 扩增肾细胞癌的恶性程度高。需通过 FISH 检测进行确诊。

● *ELOC*（原 *TCEB1*）突变的肾细胞癌（新分类）：这类肿瘤大多具有"纤维肌瘤样或平滑肌瘤样基质"的特定形态。据报告，多数患者术后预后较好。既往研究表明，*TSC1*、*TSC2* 或 *MTOR* 变异的肾细胞癌在形态学上与之相似[25]。未来可能会将上述不同基因突变的肿瘤归为一类。另外，这些类型的肾细胞癌可通过形态学结合免疫组化进行鉴定，无须进行进一步的分子验证。

● SMARCB1（INI1）缺陷型肾髓质癌：这是一种具有高度侵袭性的肾细胞癌，病变通常位于肾髓质。该类肾细胞癌常发生在具有镰状细胞特征（或其他血红蛋白病）的年轻患者中。其可通过组织学、免疫表型和临床特征进行确诊。

● 延胡索酸水合酶缺陷型肾细胞癌（原为 HLRCC 综合征相关肾细胞癌）：延胡索酸水合酶缺陷型肾细胞癌通常表现为混合型的形态特征。其诊断要点：免疫组化显示延胡索酸水合酶缺失和 2SC 过表达，以及在肿瘤中存在致病性延胡索酸水合酶突变。超过 85% 的延胡索酸水合酶缺陷型肾细胞癌患者与生殖系延胡索酸水合酶突变有关，患者可能有皮肤相关疾病和子宫平滑肌瘤病史或家族史。对于此类患者，进行适当的遗传咨询和生殖检测十分关键。在家族性病例中，"HLRCC 综合征相关肾细胞癌"这一术语仍在使用。既往研究表明，使用厄洛替尼和贝伐珠单抗可以成功靶向治疗延胡索酸水合酶缺陷型肾细胞癌[26]。

※ 新型的特征性实体瘤

嗜酸性实性和囊性肾细胞癌最初在结节性硬化症患者中被发现，与 *TSC1* 或 *TSC2* 突变相关。嗜酸性实性和囊性肾细胞癌是一种典型的孤立性肿瘤，好发于各个年龄段，其中大多数是女性患者。尽管绝大多数嗜酸性实性和囊性肾细胞癌的恶性程度不高，但也有少数发生转移的病例。

※ 新型/暂定的实体瘤

这类肿瘤由于目前的临床数据有限而尚未正式纳入分类。它们包括类似甲状腺样滤泡性肾细胞癌（伴有 *EWSR1-PATZ1* 基因融合）、双相型透明砂粒体肾细胞癌（伴有 *NF2* 突变）和伴有极向反转的乳头状肾肿瘤（伴有 *KRAS* 突变，目前被认为属于乳头状肾细胞癌的范畴）。

※ 2022 年以后：未来的分类和分子评估的作用

分子检测和免疫组化技术应用于常规临床工作，这将是未来肾癌分类检测的发展趋势。我们主张制定分层指南，为基层学者、临床医师对肾肿瘤分型提供临床相关的诊断方法[27]。只有在疾病诊断可以指导其治疗方案时，肾细胞癌亚分类才有意义。幸运的是，大多数肾细胞癌（约75%）主要是透明细胞肾细胞癌，其次是乳头状肾细胞癌和肾嫌色细胞癌，大多数肾细胞癌亚型可能与治疗方案没有临床相关性。有些亚型对预测患者的生存预后和分级、分期具有一定意义，但对于指导治疗则没有帮助。有些亚型十分罕见，普通病理学家可能一生都不会遇见。另外，还有一些亚型必须通过特殊的分子检查才能诊断，在一些欠发达地区则无法对其检测和诊断。

与中枢神经系统和血液淋巴系统肿瘤分类相比，由于大多数肾肿瘤根据标准组织学检测就很容易诊断，似乎不太可能在短时间内建立一个肾肿瘤单纯的分子分型体系。形态学检查是一种敏感性较高的检测方法，可对部分肾肿瘤进行分类，大多数情况下，不需要免疫组化检测和昂贵的分子检测来确诊。最初，几乎所有的肿瘤亚型都是通过形态学来进行分类的，直到后来有了更复杂的检测技术，才被细分为不同的分子亚型。此外，不同的分子突变仍可能是相同的肿瘤类型，这使基于分子突变的分类变得更加复杂。并且在多数情况下，分子分类是否有其确切的临床价值还值得商榷，更为详细的分子测序通常用于帮助诊断那些罕见、未分类或难以分类的肾肿瘤。在这些肿瘤中，进行亚分类可能会指导其治疗方案的制订。目前，形态学检测用于识别可能从选择性分子检测中受益的

病例，如 *TFE3* 和 *TFEB* 的 FISH 检测。对于未来罕见、新兴的肿瘤亚型，常规的形态检测和病理学检测仍至关重要，但分子检测研究将继续深入了解肿瘤亚型间的细微差异，为遗传性肾肿瘤和罕见肿瘤类型提供更深入的见解。

※ 分期和分级系统

1958 年，Flocks 和 Kadesky 提出了一个关于肾肿瘤的分期方案，具体为：1 期——肿瘤仅局限于肾包膜，2 期——肿瘤侵犯肾蒂和（或）肾脂肪，3 期——区域性淋巴结受侵，4 期——出现远处转移[28]。尽管在过去的几十年中，肾癌分期系统不断发展，但其核心观点（基于肾周组织的侵犯、淋巴结转移和远处转移进行分层）仍是目前分期系统的基础。根治性肾切除术（radical nephrectomy，RN）最初在 1963 年被提出作为肾细胞癌的治疗方法，这导致分期改变[29]。新的分期系统规定：在 Gerota 筋膜内的肿瘤为 2 期，而侵入肾静脉或腔静脉的肿瘤为 3 期。基于 Dr. Stephen Bonsib 在 2000 年的详细解剖学研究，目前，明确了肾细胞癌的主要侵犯途径是通过肾窦血管[30-33]。因此，美国癌症联合委员会（American Joint Committee on Cancer，AJCC）指南规定，肿瘤侵犯肾窦血管是 pT3 分期的主要依据[34]。

分级最早应用于 1932 年，当时的研究表明，高级别肾肿瘤与患者较差的预后有关[35]。从那时起，基于组织结构、细胞结构和细胞核特征的其他组织学分级系统被引入[35-36]。然而，获得广泛认可的是 1985 年 Fuhrman 等[37] 提出的核分级系统。2012 年，国际泌尿外科病理学会（International Society of Urology Pathology，ISUP）共识会议提出简化/修改的 Fuhrman 分级系统，仅关注核仁突起，这种分级被称为 ISUP 分级。2016 年，世界卫生组织对其进行认证，并将其命名为 WHO/ISUP 分级[38]。WHO/ISUP 分级仅推荐用于透明细胞肾细胞癌和乳头状肾细胞癌。对于其他肾细胞癌亚型，目前还没有推荐的分级系统。多项研究表明，肾嫌色细胞癌的组织学分级与患者预后无关，其缺乏肉瘤样分化[39-43]。

※ 2022 年世界卫生组织分类在肾组织活检中的应用

小的肾肿瘤（直径不超过 4 cm）通常转移风险低。随着影像学技术的进步，患者会因为多种不相关的原因进行横断面成像（CT、MRI、超声等）检查，

这使得各类肿瘤的检出率上升[44-45]。对于那些需要严密随访、肿瘤消融或手术治疗的患者，经皮肾肿瘤活检仍然是肿瘤风险分层的有效工具[44, 46-48]。

通过活检对肾肿瘤进行分类还存在一些挑战。首先，活检样本可能数量不足、不具代表性或不能完整地反映病变情况。有研究表明，10%～15%的肾活检不能得到诊断结果[47]。其次，某些肾肿瘤只有在完整切除后才能被准确诊断（如低风险嗜酸细胞瘤和囊性透明细胞瘤）。并且，部分肾肿瘤（如透明细胞肾细胞癌）可能在整体上具有形态异质性，这可能导致因取样偏差而使诊断困难。尽管肾活检在肿瘤组织学的分类相对准确（＞95%），但仍有30%～40%的概率会出现肾活检与最终病理检测结果不一致的情况[47]。

尽管如此，许多典型的肾肿瘤可以在活检时得到明确的诊断，包括常见的类型，如肾盂癌、透明细胞肾细胞癌、肾嫌色细胞癌和乳头状肾细胞癌。根据2022年世界卫生组织的分类，因为需要对肿瘤进行整体评估，所以大多数情况下无法通过活检对低恶性潜能多房囊性肿瘤、透明细胞乳头状肾肿瘤和肾嗜酸细胞瘤病进行明确诊断。低恶性潜能多房囊性肿瘤与囊性透明细胞肾细胞癌及局灶性囊性/退行性成分的实质性透明细胞肾细胞癌存在显著重叠。此外，透明细胞乳头状肾肿瘤可以表现为几乎完全囊性和多房性低恶性潜能肾肿瘤或类似透明细胞肾细胞癌的形态。在怀疑透明细胞肾细胞癌的肿瘤中存在强/弥漫性CK7表达的情况下，我们倾向于谨慎诊断，避免仅依靠肾活检来做出诊断。同样，我们认为，肾嗜酸细胞瘤病不能通过肾活检来确诊，因为肾嫌色细胞癌有可能显示瘤内异质性，存在与肾嗜酸细胞瘤病有基本相同的区域。此外，在2022年世界卫生组织的分类中，"肾脏其他嗜酸性细胞瘤"是一个具有肾嗜酸细胞瘤病和肾嫌色细胞癌之间重叠或交界性特征的异质性群体。这些肿瘤通常很小，边界清楚且进展缓慢，因此，在活检时通常可以识别低风险嗜酸细胞瘤家族的肿瘤，并可简单排除更高风险的类型。对于这类恶性程度不高的肿瘤，在做出临床决策（严密随访或热消融等治疗）时不一定需要明确其具体的亚型。

※ 总结

结合最新的基因组结果，2022年，世界卫生组织对肾脏肿瘤实施最新分类。在全球范围内利用更先进的技术进行全面测序将有助于更好地理解肾脏肿瘤及其亚型分类。然而，形态学检测仍将在日常肾肿瘤诊断中起主要作用。总之，肿瘤分类作为一个动态和复杂的程序，将在优化患者的临床治疗过程中不断发展。

※ 利益声明

作者声明没有利益冲突。

参考文献

扫码观看

（译者：何卫阳、林博涵、童行）

第三章

检测和监测肾癌的生物标志物

José Ignacio Nolazco，Simon John Christoph Soerensen 和 Benjamin I. Chung

肾细胞癌（renal cell carcinoma，RCC）是一种异质性疾病，在遗传学、分子和临床特征等方面均具有广泛的异质性。我们迫切需要无创的工具来为患者进行准确的分层和治疗。本章中，我们分析了肾肿瘤患者中具有诊断潜力的血清、尿液和影像学标志物，并讨论了众多生物标志物的特点及其在临床实践中常规应用的潜力，生物标志物研究持续深入，其临床应用前景广阔。

关键词

◆ 肾细胞癌；生物标志物；诊断；筛查

要点

◆ 目前，临床指南中尚未推荐有效的生物标志物用于肾细胞癌患者的筛查和随访。

◆ 肾癌是一种异质性疾病，寻找一种高敏感性和特异性的生物标志物以检测肾癌仍具有挑战性。

◆ 通过肾细胞癌的生物标志物判断肾脏小肿瘤的性质可能有助于在手术和主动监测之间选择更有效的治疗方案。

◆ 这样的标志物还可以为新的癌症疗法提供有价值的研究方向，有助于开发针对个体患者基因特征的个性化治疗方法。

◆ 有必要进一步开展前瞻性临床试验以验证这些生物标志物，并评估其在临床实践中的效用。

※ 前言

肾细胞癌是美国最常见的癌症之一。仅在美国，肾癌就约占新发癌症的 4.0% 和癌症特异性死亡的 2.3%[1]。影像学技术的进步及 CT 和 MRI 的广泛使用提高了肾癌的检出率，早期肾癌占诊断病例的百分比增加[2-3]。早期肾癌的检出率增加使得主动监测的应用程度比以前更高，尤其是对老年患者或体弱患者[4]。然而，由于肾癌遗传、临床和病理的异质性，很难单纯通过影像学方法来判断可疑肿瘤是良性的还是恶性的[5]。通常，对肾脏大肿瘤的诊断和治疗适应证的临床决策并不难。对于大多情况下没有症状的肾脏小肿瘤（通常定义为 < 4 cm），临床医师可能不清楚最佳的诊断和治疗方法，比如，是该随访还是该治疗。此外，大约 20% 的肾脏小肿瘤是良性的[6]，而小的恶性肿物也可能生长缓慢，进展或转移的风险较低[7]。

根治性肾切除术或部分肾切除术是肾细胞癌治疗的"金标准"。术后的标准治疗是观察和随访，以最终确定肿瘤有无复发、进展或转移[8]。Leibovich 等[9] 对一组诊断为局限性肾细胞癌的患者术后随访发现 29% 的肿瘤出现复发。因此，尽管没有关于随访的一致意见[10]，手术后采用影像学方法监测患者是至关重要的。然而，影像学检查可能存在累积辐射暴露的相关风险[11]。

将生物标志物纳入临床实践可以解决与肾细胞癌患者诊断、预后和监测相关的问题。

（1）它们可以从血清或尿液中通过非侵入性方式收集。

（2）它们比活检或其他需要住院才能实施的更具侵入性的干预措施更便宜。

（3）生物标志物可以客观测量，而无须依赖专业知识。

（4）它们可能会极大地影响患者的治疗，因为肾细胞癌与许多实体癌一样，在早期发现时是可以治愈的。

（5）生物标志物可能有助于识别靶向治疗的候选患者，靶向治疗可能比传统化学疗法（简称"化疗"）具有更佳的疗效和更少的不良反应。

（6）它们可能有助于监测治疗反应和检测肾细胞癌的复发或进展。

然而，有必要进一步研究，以优化患者的选择和验证这些诊断工具的成本效益。因为肾细胞癌是一种高度异质性的肿瘤，所以，要确定某一个生物标志物来诊断所有或大多数不同类型的肿瘤还具有较大的挑战性。

目前，还没有发现肾细胞癌有效的生物标志物。在本章中，我们旨在让读者更好地了解一些用于肾癌检测和监测的潜在生物标志物。

血清生物标志物

最近，使用血清生物标志物作为检测和监测肾细胞癌的工具获得广泛重视。理想情况下，这种标志物检测是非侵入性的，容易开展，并且结果是客观的，这使它们成为影像学技术极具吸引力的替代方法或扩充方法。此外，它们有可能识别出可以从靶向治疗中受益的患者。与传统化疗相比，靶向治疗的疗效更好，而不良反应更少。许多血清生物标志物，如循环肿瘤 DNA（circulating tumor DNA，ctDNA）、热休克蛋白 27（heat shock protein 27，HSP27）、血清淀粉样蛋白 A（serum amyloid A，SAA）、基质金属蛋白酶 7（matrix metalloproteinase 7，MMP7）和骨桥蛋白（osteopontin，OPN）等，还有许多其他的标志物，已经在早期和转移性肾细胞癌患者中进行了研究，但至今还没有任何一种生物标志物被确定能可靠地用于临床实践。本章将探讨目前有证据表明在帮助诊断肾细胞癌和检测肾癌治疗后复发或进展方面有希望的血清标志物。

ctDNA 是一种很有前途的诊断肾细胞癌的生物标志物，它不需要侵入性地采集样本，因此几乎没有相关的风险。此外，ctDNA 能够进行动态检测以监测疾病状态，允许随着时间推移跟踪肿瘤克隆进化，同时识别肿瘤耐药机制和检测出残留或复发病灶。与通过侵入性方法进行的组织活检相比，ctDNA 检测具有出色的安全性、较低的成本，因此，它成为局限性肾细胞癌一种具有成本效益比的可选诊断方法。同样，ctDNA 已被证明是一种有助于监测疾病复发的生物标志物[12]。此外，大多数转移性肾细胞癌患者的 ctDNA 水平可被检测到，使用此类分子的二代测序在预测肿瘤对免疫疗法的反应方面具有相当大的潜力，可作为测量肿瘤突变负荷的补充手段[13]。

HSP27 是一种与肿瘤生长相关的蛋白质，具有抗氧化和抗凋亡功能。HSP27 涉及多种细胞过程，可对氧化和化学应激条件做出反应。研究发现，它可以通过提高细胞内谷胱甘肽水平和降低细胞内铁浓度来降低活性氧的浓度[14]。一般而言，HSPs（尤其是 HSP27）的过度表达与多种癌症的预后不良有关，因为它可以防止恶性细胞发生凋亡[15]。White 等发现，与对照组相比，肾细胞癌患者的血液 HSP27 浓度存在显著差异。此外，作者还发现 HSP27 表达水平和肾细胞癌肿瘤分级之间存在相关性。这种生物标志物也可以采用尿液样本来检测[16]。

SAA 是一种急性期蛋白，具有检测肾细胞癌的潜力，特别是对晚期病例。研究表明，SAA 水平与肿瘤分期相关，这意味着该指标可能不适合用于识别早期肾细胞癌。然而，一项研究发现，当用于检测中晚期肾细胞癌时，SAA 比 IL-6 和 C- 反应蛋白更敏感[17]。

Ramankulov 等[18]发现 SAA 是影响肾细胞癌患者生存的独立因素，结果表明 SAA 可作为生存的预测因子。另一项研究还发现 SAA 是转移性肾细胞癌患者无进展生存期和总生存期的一个可靠和独立的预后因子[19]，但还需要进一步研究以了解 SAA 在诊断和监测肾细胞癌方面的作用，才能明确其作为肾细胞癌生物标志物的效用。此外，SAA 水平升高与其他疾病有关，如感染炎症性疾病[20]，这可能会降低其作为肾细胞癌诊断标志物的特异性。尽管如此，初步证据表明，在诊治肾细胞癌患者时，结合其他诊断方法，检测和分析 SAA 水平可能是更有价值的，但还需要进一步研究来证实。

MMP7 是一种含锌的酶，参与降解细胞外基质成分。研究发现 MMP7 在肾细胞癌中过度表达，其表达水平与更高的肿瘤分级、癌浸润和转移及更差的癌症特异性生存率相关[21]。Lu 等[22]发现血清 MMP7 水平与肾细胞癌病理分级和临床分期呈正相关。Ramankulov 等[23]的研究，证明较高水平的 MMP7 与肾细胞癌患者的转移和不良预后相关。

OPN 是一种趋化因子样蛋白，参与许多细胞功能，包括骨重建、炎症反应和细胞黏附。OPN 调节缺氧诱导因子 -1α（HIF-1α）依赖性血管内皮生长因子的表达，并在肿瘤生长、血管生成和转移的细胞途径中发挥关键作用[24]。

OPN 血浆浓度是肾癌患者癌症特异性生存率下降的独立预测因子[25-26]。此外，研究发现高水平的 OPN 与肾细胞癌更具侵袭性和晚期阶段相关[27]。OPN 的表达也被证明与肾细胞癌的肿瘤血管生成、侵袭性和转移的程度相关[28]。这些研究结果表明，OPN 可能是肾细胞癌治疗的潜在治疗靶点，因为抑制 OPN 活性或阻断其信号通路可能会减缓或防止疾病的进展[24, 29]。

尿液生物标志物

尿液生物标志物是检测和监测肾细胞癌的一个具有潜力的工具。尿液检测由于具有微创性，为更昂贵的影像学方法（如 CT 扫描和 MRI）提供了一种可靠、经济的替代方法。尿液中存在的生物标志物可用于在任何症状出现之前，在最早阶段诊断或监测肾细胞癌。这些标志物可能包括蛋白质、激素、酶或其他物质，这些物质或来源于机体本身，或是在与肾细胞癌相关的特定条件下产生的副产物。下面我们将重点介绍水通道蛋白 -1（aquaporin-1，AQP-1）、脂滴包被蛋白 2（perilipin，PER2；PLIN2）、碳酸酐酶 Ⅸ（carbonic anhydrase Ⅸ，CA- Ⅸ）、肾损伤分子 -1（kidney injury molecule-1，KIM-1）和中性粒细胞明胶酶相关脂质运载蛋白（neutrophil gelatinase-associated lipocalin，NGAL），它们已被鉴定为用于检测和监测肾癌的潜在尿液生物标志物。

AQP-1 是一种跨膜蛋白，在许多不同的细胞中均有表达，有助于水分转运，并与血管生成和肿瘤进展有关[30]。虽然它不是肾细胞特异性表达分子，在其他器官中也有表达上调，但它在近端小管细胞中表达，并且其分泌与病理过程有关，使其成为肾细胞癌检测的候选指标[31]。此外，常见的基本肾脏病理状况，如糖尿病肾病、肾小球肾炎和尿路感染，并不妨碍 AQP-1 筛查肾癌的能力[32]。Morrissey 等研究[33]

发现，尿液 AQP-1 可以区分肾细胞癌和健康外科对照组，其受试者工作特征 AUC 为 1.0，并揭示了尿液 AQP-1 浓度和肿瘤预后之间的相关性[34]。有研究报告显示，与健康者对照相比，肾细胞癌患者的 AQP-1 浓度下降[35-36]。因此，需要更多的研究来验证 AQP-1 作为检测肾细胞癌的生物标志物的有效性。

PER2（PLIN2）也被称为亲脂素。在 Von Hippel-Lindau/ 低氧诱导因子途径改变中观察到 PLIN2 过度表达[37]。与健康对照组相比，肾细胞癌患者的 PLIN2 水平升高。一项研究表明，尿液 PLIN2 能够以 100% 的特异性和敏感性（AUC 为 1.0）将肾细胞癌与健康对照组区分开来[32]。尿液 PLIN2 浓度也与预后相关[34]。当 PLIN2 和 AQP-1 联合应用时，与单独应用相比，检测的特异性得到显著提高[38]。

CA- IX 是一种细胞膜蛋白，在包括肾细胞癌在内的多种人类肿瘤中表达，但它对肾细胞癌的特异性较低。目前，它已被提议作为早期癌症检测的生物标志物。在正常情况下，CA- IX 仅在消化道黏膜中表达，主要是在胃中[39]。在高度缺氧的肿瘤中观察到这种蛋白表达上调，且与不良预后相关[40]。免疫组化研究表明，CA- IX 在 94% ~ 100% 的肾细胞癌肿瘤中均有表达[41]。据推测，CA- IX 在维持肿瘤细胞外酸性 pH（恶性表型的一个基本属性）方面发挥着重要作用，为缺氧条件下的肿瘤生长创造了最佳微环境[42]。

KIM-1 是近端肾小管损伤的敏感尿液标志物。透明细胞肾细胞癌和乳头状肾细胞癌及其转移病灶均来源于近端肾小管，其 KIM-1 染色呈阳性。相比之下，肾嫌色细胞癌和肾嗜酸细胞瘤病起源于远端肾单位，对该生物标志物染色呈阴性[43]。健康肾脏中不存在 KIM-1，因此，肾切除术后理应检测不到 KIM-1。肾肿瘤切除术后如果仍能检测出 KIM-1，可能表明手术侧肾或对侧肾中残留有肾细胞癌，或存在涉及近端肾小管的其他肾脏疾病[44]。

NGAL 是肾小管损伤的另一个敏感的生物标志物，其升高表明透明细胞肾细胞癌和乳头状肾细胞癌的组织学分级更高[45]。一项前瞻性队列研究评估了其在 67 名接受肾癌手术的患者和 55 名未接受肾癌手术的对照组中用于透明细胞和乳头状肾癌亚型分型的情况。在肾癌患者中，肾切除术前 NGAL 的排泄率为 0.52（IQR：0.28 ~ 0.82）ng/mg 尿肌酐，而对照组为 0.15（IQR：0.04 ~ 0.031）ng/mg 尿肌酐。肾切除术后，NGAL 排泄量也减少了 30%。然而，作者

没有发现它与肿瘤大小或分期相关，肾癌患者和对照组的 NGAL 浓度范围有重叠。因此，作者得出结论，它不是肾癌敏感或特异的尿液生物标志物[46]。尽管如此，一些证据表明，NGAL 可以作为转移性肾细胞癌患者随访的生物标志物，以预测无进展生存期。据推测，它的准确预测值甚至高于 Motzer 标准，可能有必要将其纳入未来的评分系统 / 预测诺谟图[47]。

核基质蛋白 22（nuclear matrix protein 22，NMP-22）目前用于检测膀胱移行细胞癌[48]。NMP-22 在 DNA 复制、基因组结构和表达中发挥作用。Huang 等[49]对一组肾癌患者进行研究发现，40% 的患者尿 NMP-22 升高。他们认为，由于这种生物标志物通常都用于膀胱癌患者的评估，但没有移行细胞癌的证据，而 NMP-22 升高时，肾癌和 NMP-22 之间也存在关联。

影像学生物标志物

影像学生物标志物对检测和监测肾细胞癌至关重要。横断面和分子影像学技术提供了一种获取生物标志物的非侵入性方法，有助于肾细胞癌的准确诊断和分期。这些技术有助于区分潜在的侵袭性和恶性肿瘤，并预测疾病进展和对全身治疗的反应[50]。

影像组学和影像基因组学这两个密切相关的领域相结合，探索计算机机器学习，以提高肾细胞癌中影像学生物标志物的准确性和可重复性[51]。影像组学涉及从医学图像中提取定量的影像学特征。相比之下，影像基因组学包括将基因组数据与影像学数据相结合，以更好地理解驱动疾病的潜在生物过程。影像组学和影像基因组学可以预测对全身治疗的积极反应，并识别肾细胞癌疾病进展的潜在预测因素[52-54]。

这些科研成果有可能通过指导治疗决策和优化治疗选择来显著改善患者的预后。除了在诊断和分期中的作用，影像学生物标志物还可用于监测治疗反应和检测肾细胞癌复发的早期迹象[55-56]。

※ 磁共振成像（MRI）

MRI 是一种有价值的影像学检查方法，在评估肾癌方面越来越受到重视。与 CT 不同，MRI 不依赖于电离辐射，可以提供关于肾脏和周围结构的详细解剖和功能信息。此外，MRI 可以区分不同类型的组织，包括脂肪、肌肉和肿瘤，这有助于区分侵袭性肾细胞癌和良性肿物，如乏脂肪血管平滑肌脂肪瘤和肾嗜酸细胞瘤病。这一优势尤为重要，因为 CT 在准确区分这些类型肿物方面有局限性，手术后病理也证实肾脏

小肿瘤为良性的概率为 10% ~ 20%[6, 57]。

多参数磁共振成像（mpMRI）允许在一次成像中评估多个 MRI 序列和技术，为肾脏肿物提供更全面的评估。mpMRI 的一个重要优势是能够评估肾脏肿瘤的功能特征，如灌注和弥散情况，这可以为判断肿物性质和行为方面提供有价值的信息。特别是 DWI 和 DCE-MRI 技术已被探索研究作为影像学生物标志物，以区分不同类型的肾脏肿瘤并评估其治疗反应[58]。

DWI-MRI 可以评估组织内水分子的运动，可以根据细胞和组织密度来区分良性和恶性肿瘤[59]。一项系统综述发现，DWI 在区分恶性和非恶性肾脏病变方面的敏感性为 86%，特异性 78%。DWI 在区分高分级和低分级肾细胞癌方面也有一定的准确性[60]。此外，弥散 MRI 技术如实质洗涤指数和表观弥散系数比，已发现与透明细胞肾细胞癌的 Furhman 分级相关[61]。

DCE-MRI 需要注射造影剂，可用于评估肿瘤灌注，提供有关肿瘤侵袭性和治疗反应的信息[62]。此外，研究发现 DCE-MRI 中有无对比增强与透明细胞肾细胞癌中的肿瘤分级相关[63]。

总的来说，mpMRI 是评估肾肿瘤的一种有效的成像方式，并能提供关于该肿瘤功能特征的有价值的信息。DWI-MRI 和 DCE-MRI 技术已被证明能够可靠地区分良性和恶性病变及高分级和低分级肿瘤[64]。因此，在疑似肾癌的初始评估和随访评估中应考虑行 mpMRI 检查。

分子成像生物标志物

正电子发射成像术

^{18}F-2- 氟 -2- 脱氧葡萄糖 / 正电子发射断层扫描 -CT（FDG PET/CT）是一种非侵入性的影像学方法，可评估体内的葡萄糖代谢，是各种癌症中有用的预后生物标志物。这种技术通过使用与特定分子结合的放射性药物化合物，使细胞和分子水平的生物过程在体内可视化。

在一项研究中，前瞻性评估了 FDG PET/CT 能否作为晚期肾细胞癌患者的预后指标。在 2008—2014 年，共有 101 名患者参加这项研究，纳入复发的和 Ⅳ 期的肾细胞癌患者，治疗前接受 FDG PET/CT 检查。记录最大标准化摄取值（SUV$_{max}$），并与作为预后指标的各种临床危险因素进行比较。中位观察期为 18 个月，在此期间，患者接受了各种系统治疗，包括靶向治疗和干扰素 -α 治疗。研究结果显示，SUV$_{max}$ 高

的患者预后不良，多变量分析显示 SUV$_{max}$ 是独立的生存预测因素。此外，SUV$_{max}$ 的临界值为 8.8 时，在预测总生存率方面有非常显著的意义[65]。

在一项 Ⅱ 期试验中，FDG PET 被发现可以作为转移性肾细胞癌对依维莫司（mTOR 抑制剂）治疗反应的预测生物标志物，并且基线平均 SUV$_{max}$ 与总生存期相关[66]。

FDG PET/CT 活性与肿瘤侵袭性特征相关，较高的 Furhman 分级、原发性肿瘤、淋巴结和转移（TNM 分期），以及肉瘤样特征均有助于临床决策[67-68]。

根据一项荟萃分析，使用 FDG PET/CT 可以提高检测肾细胞癌患者肾外转移的敏感性和特异性。该研究分析了自 2001 年以来发表的 14 项相关研究，发现在检测肾外病变时，单独使用 FDG PET 的敏感性为 79%，特异性为 90%，而使用 FDG PET/CT 可将敏感性提高到 91%，特异性提高到 88%。研究发现 FDG PET 在检测原发性肾脏病变时敏感性和特异性较低，其综合敏感性为 62%，综合特异性为 88%。作者得出结论，与单独使用 FDG PET 相比，应用 FDG PET/CT 可能更有助于检测肾细胞癌的肾外转移[69]。

另一篇纳入 158 篇相关文章的综述发现，大多数研究使用 ^{18}F- 氟代脱氧葡萄糖作为放射性示踪剂，诊断的敏感性介于 31.5% ~ 77.0%。然而，分析观察到透明细胞肾细胞癌的诊断成功率更高，如果使用称为 ^{124}I- 吉伦妥昔单抗（girentuximab）的 CA- Ⅸ 放射性标记抗体来检测，敏感性为 86.2%，特异性为 85.9%。研究还发现 PET/CT 比单独 CT 能更准确地诊断转移，敏感性达 94%。在预测对靶向治疗的反应时，PET/CT 可用于评估治疗前后 ^{18}F- 氟代脱氧葡萄糖摄取量的变化，治疗前摄取量低，以及治疗 2 个周期后摄取量减少与较好的生存率相关。该综述得出结论，^{18}F- 氟代脱氧葡萄糖 PET/CT 在诊断原发性肾脏肿物方面，敏感性低于增强 CT，但对诊断转移瘤的敏感性更高[70]。

这些研究表明 FDG PET/CT 可能对晚期肾细胞癌的预后有价值，并可能为分子靶向治疗时代的临床决策提供有用的信息。

^{124}I-cG250（吉伦妥昔单抗）靶向 CA- Ⅸ

^{124}I-cG250 也称为吉伦妥昔单抗，是一种用于肾细胞癌分子成像的放射免疫偶联物。它由对 CA- Ⅸ 抗原具有特异性的单克隆抗体 cG250 与放射性核素碘 -124（^{124}I）结合而成，而 CA- Ⅸ 抗原在肾细胞癌

中过度表达[71]。CA-Ⅸ是一种跨膜酶，参与调节正常细胞中的 pH 和碳酸氢盐代谢，但在肾细胞癌和其他类型的癌症中高度表达[72]。CA-Ⅸ在肾细胞癌中的过度表达使其成为癌症成像和治疗的一个有吸引力的靶点。

Divgi 等[73]研究了 195 名患有肾脏肿物、拟手术切除的患者，术前接受静脉注射一种 PET 示踪剂，即 124I-吉伦妥昔单抗，随后进行 PET/CT 和对比增强 CT（CECT）成像。3 名阅片者盲法解读图像，1 名中心病理学家盲法确定肿瘤组织学类型。结果显示 PET/CT 检测肾细胞癌的平均敏感性和特异性均高于 CECT。PET/CT 的阅片者间的一致性也高于 CECT。这些结果表明，使用 124I-吉伦妥昔单抗的 PET/CT 是一种准确、无创的方法，可用于识别肾肿瘤中的透明细胞肾细胞癌，并有潜在的可能帮助这些患者设计最佳的治疗方法。

Hekman 评估了 CA-Ⅸ靶向抗体 111In-DOTA-吉伦妥昔单抗-IRDye800CW 用于透明细胞肾细胞癌患者术中成像的可行性和安全性。该研究纳入 15 名患者，其中 12 名为透明细胞肾细胞癌患者，3 名为 CA-Ⅸ阴性肿瘤患者。静脉注射该抗体，并在 4 天后进行成像。7 天后的手术中使用了 γ 探针和近红外荧光照相机。结果显示，所有透明细胞肾细胞癌的肿瘤均可通过 SPECT/CT 显像，并通过术中 γ 探针检测定位，而 CA-Ⅸ阴性肿瘤则不能。透明细胞肾细胞癌肿瘤也是强荧光性，可以通过荧光成像检测，这有助于术中肿瘤的定界及评估手术腔和切缘。该研究结论表明，使用 111In-DOTA-吉伦妥昔单抗-IRDye800CW 的双模态成像对于透明细胞肾细胞癌切除的术中指导是安全和有效的。

吉伦妥昔单抗作为肾细胞癌的分子影像学生物标志物已经显示出良好的应用前景。它对肾细胞癌的检测具有高度的敏感性和特异性，并且具有用于指导治疗决策和手术的潜力。然而，仍需要进一步的研究来充分确定吉伦妥昔单抗在治疗肾细胞癌中的作用。

99mTc-司他米比（sestamibi）单光子发射计算机断层摄影

99mTc-司他米比是一种核显像剂，可以通过线粒体含量区分肾嗜酸细胞瘤病和肾嫌色细胞癌[74]。99mTc-司他米比在高线粒体水平、低 MDR 泵表达的细胞中积聚，这是肾嗜酸细胞瘤病的特征。相比之下，尽管肾嫌色细胞癌的线粒体活性往往比透明细胞肾细

胞癌更高一些，但透明细胞肾细胞癌和肾嫌色细胞癌都具有较高的 MDR 泵表达和较低的线粒体活性[75]。

一项前瞻性研究显示，99mTc-司他米比 SPECT/CT 在识别肾嗜酸细胞瘤病和嗜酸细胞/嫌色细胞混合瘤方面的敏感性为 87.5%，特异性为 95.2%[76]。

另一项研究评估了 99mTc-司他米比（MIBI）SPECT-CT 在肾脏肿物诊断和风险分层中的效用。该研究纳入 29 名患者的 31 个肾肿瘤，并将影像学结果与组织病理学结果进行比较。结果表明，所有的嗜酸细胞病变，包括肾嗜酸细胞瘤病和混合型嗜酸细胞嫌色细胞癌，MIBI 均呈阳性。一个肾嫌色细胞癌显示低水平 MIBI 摄取，而其余肾细胞癌亚型为 MIBI 阴性。与肾细胞癌相比，低风险/嗜酸细胞病变的定量的相对肿瘤摄取在统计学上显著更高。SPECT 的 MIBI 摄取和非增强 CT 的病变密度相结合，有助于对肾脏肿物进行风险分层[77]。

总之，99mTc-MIBI SPECT/CT 已被证明是检测和监测肾癌的一种有价值的工具。其通过线粒体活性将肾嗜酸细胞瘤病与肾嫌色细胞癌及其他肾细胞癌亚型区分开来的能力已被证明是有效的，具有高度的敏感性和特异性。它与非增强 CT 的结合应用可对肾脏肿物进行风险分层，潜在地减少了进一步影像学检查或活检的需要，并允许对更多的患者进行主动监测。这些研究结果表明，99mTc-MIBI SPECT/CT 可能在肾癌治疗中发挥重要作用。

靶向前列腺特异性膜抗原的正电子发射断层扫描/计算机断层扫描

前列腺特异性膜抗原（prostate-specific membrane antigen，PSMA）是一种在细胞表面发现的蛋白质，主要在前列腺组织和某些类型的实体瘤（如肾细胞癌）的新生血管中表达[78]。有研究已经探索了转移性和局限性肿瘤患者的 PSMA 靶向成像结果。PSMA 有希望成为肾细胞癌的诊断靶点，也有数据表明 PSMA 靶向放射性药物与常规影像学的互补使用，在透明细胞肾细胞癌淋巴结受累和寡转移状态的风险预测、提高分期准确性方面具有潜在作用[79]。

Morgantetti 等[80]发现，PSMA 在肾肿瘤腔静脉瘤栓中的表达始终高于肾内肿瘤。这表明 PSMA 有可能参与透明细胞肾细胞癌的新生血管生成和局部进展，并可能作为肾细胞癌诊断和治疗的生物标志物。

Rhee 等[81]发现 68Ga-PSMA 结合配体和 PET 在检测肾脏肿瘤的转移病灶中有一定作用，导致某些患

者手术策略发生改变。这种成像技术检测到 CT 扫描遗漏的多个经组织学证实的转移病灶。

PSMA PET/CT 对肾细胞癌的治疗反应监测也在一些研究中展开探索。在一项研究中，Mittlmeier 等[82] 使用 ^{18}F-PSMA-1007 PET 来评估转移性肾细胞癌患者接受酪氨酸激酶抑制剂（tyrosine kinase inhibitors，TKI）或免疫检查点抑制剂（immune checkpoint inhibitors，ICI）的治疗反应。在全身治疗开始前和治疗开始后 8 周，进行 PET 示踪和 CT 扫描。11 名患者中只有 2 名患者的 PSMA PET 和 CT 结果一致，大多数病例显示 PSMA PET 提示部分或完全缓解，而 CT 提示疾病稳定。作者认为，^{18}F-PSMA-1007 PET 可能在 CT 扫描发现形态学变化之前，在分子水平上评估治疗反应。但该研究结果限于一个小的异质性患者群体，尚需进一步研究证实。

Siva 等[83] 也使用了 ^{68}Ga-PSMA PET 来评估 8 名肾细胞癌患者立体定向放射治疗后的治疗反应。他们发现 PSMA 配体的摄取通常比 FDG PET 的摄取更强烈，这两种成像模式都是显示代谢变化，比 CT 或 MRI 扫描发现形态学表现都更早出现摄取反应，其中 FDG PET 的反应最快。

虽然现有的证据有限，但几项研究表明，PSMA PET 在透明细胞肾细胞癌的分期和再分期方面始终优于传统的影像学方法，并可能有助于挑选出适合针对转移灶治疗的患者。PSMA 成像已经显示出用于肾细胞癌临床治疗的潜力，然而，它在这方面的应用还未被充分研究。

影像组学和影像基因组学生物标志物
影像组学
影像组学是一个使用数学算法从医学图像中提取定量数据的医学研究领域。它可以提高医学影像的诊断准确性，特别是在肿瘤学领域，可提供关于肿瘤及其特征的更详细、更具体的信息。这项技术已被应用于包括肿瘤在内的各种医疗领域，以改善诊断、预后和治疗计划[84]。

由于肾脏良性肿物的高发病率、转移性肾细胞癌对标准治疗反应评估的复杂性，以及传统放射影像学技术在预测肾脏小肿瘤的组织学或自然病程方面的准确性有限，肾细胞癌的诊断和管理可能仍具有挑战性[85]。

影像组学通过提供有关肿瘤及其特征的更详细、更具体的信息，可以提高肾癌医学影像诊断的准确性[55]。这对于肾癌的诊断和分期及治疗反应的评估

尤其有用。此外，影像组学能够识别用于预测患者预后的生物标志物，如无病生存期或总生存期[86]。

鉴于传统影像学技术在肾细胞癌诊断和治疗中的局限性，有必要采用替代方法来提高诊断的准确性和改进治疗反应的评估。影像组学能够通过提供病灶组织内信号强度空间分布及像素间关系的补充信息来应对这些挑战。对影像组学在肾细胞癌中应用的研究进行系统回顾和荟萃分析发现，影像组学是一种很有前途的能将肾细胞癌与血管平滑肌脂肪瘤、肾嗜酸细胞瘤病和不明良性肿瘤相鉴别的工具，比值比（odds ratio，OR）分别为 2.89、3.08 和 3.57（均 $P < 0.001$）。荟萃分析还发现影像组学可能有助于鉴别良性和恶性肿瘤，其 OR 值为 3.17（95% CI 为 2.73 ~ 3.62，$P < 0.001$）。然而，由于纳入的研究存在质量不佳及在临床实践中使用放射组学的不一致性等问题，对这些结果应谨慎解读[87]。

未来的研究应集中于开发标准化的协议和算法用于放射组学分析，并进行大规模、精心设计的临床试验以验证放射组学在肾癌诊断、分期和治疗中的应用价值。此外，需要进一步的研究以确定放射组学在检测和监测肾癌进展方面的长期有效性[86]。

影像基因组学
影像基因组学近年来的研究逐渐深入，特别是在肾细胞癌的诊断和监测中的应用。肾癌非常适合影像基因组学研究，因为它的突变基因数量相对较少。因此，基因表达模式和影像特征之间的联系可以更容易地被识别出来[88]。

目前，有研究已经揭示透明细胞肾细胞癌的影像特征和单个基因突变之间的联系，如 *VHL*、*KDM5C* 和 *BAP1* 基因突变[89-90]。有趣的是，某些影像特征（包括肿瘤内血管分布）与特定基因突变显著相关[91]。尽管这一进展很有前景，但在影像基因组学成为检测和监测肾癌的可靠生物标志物之前，必须解决几个关键问题，包括更大样本的验证集，以及影像特征提取的标准化方法[92]。

鉴于影像基因组学为透明细胞肾细胞癌患者的诊断、预后分层和治疗反应评估提供了有价值的信息，对该领域的进一步研究可能有利于改善患者的管理策略。因此，持续推动解决与外部验证集或标准化图像处理技术相关的现有挑战将至关重要，这样影像基因组学的潜在价值才最终可以在更大范围内得以实现（表 3.1）。

表 3.1　用于肾细胞癌诊断和监测的生物标志物

		血清
循环肿瘤 DNA	ctDNA	其系列检测能够监测疾病状态、跟踪随时间推移的克隆进化、识别耐药机制，并检测残留或复发的病灶。此外，其有可能作为肿瘤突变负荷测定的替代指标来预测肿瘤对免疫疗法的反应
热休克蛋白 27	HSP27	与肿瘤生长、抗氧化和抗凋亡功能有关。HSPs 的过度表达与多种癌症（包括肾细胞癌）的不良预后相关，因为它保护恶性细胞免于凋亡。此外，这种生物标志物还可以采用尿液标本进行检测
血清淀粉样蛋白 A	SAA	一种具有检测肾细胞癌潜力的急性期蛋白，特别是对晚期肾癌。SAA 水平与晚期肿瘤相关，可以作为肾细胞癌患者的独立生存因素。然而，SAA 水平还与其他疾病有关，如感染和炎症，这些疾病可能降低其作为肾细胞癌诊断标志物的特异性
基质金属蛋白酶 7	MMP7	在肾细胞癌中过度表达。其水平与高肿瘤分级、癌症侵袭、转移和更差的癌症特异性生存率相关。尚未被确立为可用于临床实践的可靠方法
骨桥蛋白	OPN	与侵袭性和晚期肾细胞癌相关。OPN 的表达与肿瘤血管生成、侵袭和转移的程度相关。尚未被确立为可用于临床实践的可靠方法
		尿液
水通道蛋白 -1	AQP-1	是一种促进水移动，并与血管生成和肿瘤进展有关的跨膜蛋白。已发现其用于区分肾细胞癌和健康外科对照具有较高的准确性
围脂蛋白 2（亲脂素）	PER2	该蛋白质在肾细胞癌中过度表达，可将肾细胞癌与健康对照区分开。其也与肾细胞癌患者的预后不良有关。当与另一种生物标志物 AQP-1 同时检测时，联合检测的特异性比检测单一指标显著提高
碳酸酐酶Ⅸ	CA- Ⅸ	在肾细胞癌中表达的细胞膜蛋白，在高度缺氧的肿瘤中观察到该蛋白表达的上调，且与不良预后相关。其特异性较低，但被提议作为癌症早期诊断的生物标志物
肾损伤分子 -1	KIM-1	近端肾小管损伤敏感的尿液标志物。在起源于近端肾小管的透明细胞和乳头状肾细胞癌中表达，但不存在于健康的肾脏中
中性粒细胞明胶酶相关脂质运载蛋白	NGAL	表明透明细胞肾细胞癌和乳头状肾细胞癌的组织学分级较高。然而，其敏感性和特异性非常低
核基质蛋白 22	NMP-22	除了已被用于检测膀胱移行细胞癌，还可以用作检测肾癌的生物标志物
		成像
磁共振成像	MRI	一种不使用电离辐射的成像模式，提供关于肾脏和周围结构的详细解剖和功能信息，并区分不同类型的组织，如脂肪、肌肉和肿瘤，以帮助区分侵袭性肾细胞癌与良性肿物
^{18}F-2- 氟 -2- 脱氧葡萄糖 / 正电子发射断层扫描	FDG PET/CT	一种非侵入性的成像模式，允许使用结合特定分子的放射性药物化合物来评估体内的葡萄糖代谢。在肾细胞癌中，它是一种有用的预后生物标志物，可用于检测肾外转移，以预测肿瘤对靶向治疗的反应，并作为一种总存活率的预后指标
吉伦妥昔单抗	^{124}I-cG250	是一种特异性靶向 CA- Ⅸ抗原、偶联放射性核素 ^{124}I 的放射免疫耦合物，而 CA- Ⅸ抗原在肾细胞癌中过表达。该耦合物可作为肾细胞癌有用的分子成像生物标志物，检测肾细胞癌具有高敏感性和高特异性，具有用于指导治疗决策和外科手术的潜力
^{99m}Tc- 司他米比单光子发射计算机断层摄影	^{99m}Tc-MIBI SPECT/CT	一种核显像剂，^{99m}Tc- 司他米比，通过评估细胞中线粒体和 MDR 泵表达水平来区分肾嗜酸细胞瘤病和肾嫌色细胞癌，其浓聚是肾嗜酸细胞瘤病的特征。已证明其作为检测和监测肾癌的有价值的工具，有着高敏感性和特异性。结合非增强 CT 可以对肾脏肿物进行风险分层，潜在地减少进一步影像学检查或活检的需要，并允许更多的患者其后接受主动监测
靶向 PSMA	PET/CT	PSMA 靶向 PET/CT 是一种非侵入性的成像方法，它可评估 PSMA 在体内的表达。PSMA 蛋白主要在前列腺组织和某些类型实体瘤（如肾细胞癌）的新生血管中表达。PSMA 还可能参与肾细胞癌的新生血管生成和局部进展，并可用作诊断和治疗目的的生物标志物。然而，其在肾细胞癌诊疗方面的效用尚未被充分了解。

※ 总结

使用生物标志物检测和监测肾细胞癌通过提供无创、准确、关于该疾病存在及进展的可复现信息，可以显著地改善患者的预后。迄今为止，尚未有任何经过验证的肾细胞癌诊断血清或尿液生物标志物被纳入临床实践。然而，横断面扫描和分子影像技术提高了我们区分不同类型组织的能力。分子（血清或尿液）生物标志物可以在症状发作前实现早期检测，以改善临床转归。此外，先进的成像技术，如放射组学和放射基因组学，可以用来预测对全身治疗的积极反应，同时，也可以确定疾病进展的潜在预测因素。另外，分子影像生物标志物，如 PSMA PET/CT，可以为肾细胞癌的检测和监测提供进一步的研究方向。

生物标志物可能在未来的"个体化医疗"中发挥重要作用，揭示特定的肿瘤特征，并为特定患者提供对疾病更深入的理解。随着研究领域的不断拓展，生物标志物将不断涌现，最终，它们很可能会在精准医学领域找到自己的位置。不同的肾脏肿瘤可以根据其基因组学、蛋白质组学和转录组学特征进行不同的治疗，这将有助于更新旧的"一刀切"的治疗模型，根据患者的个体情况进行精准化治疗。

※ 利益声明

作者声明没有利益冲突。

参考文献

扫码观看

（译者：李涛、陈少豪、黄金杯）

第三章

第四章

遗传性肾细胞癌

Othon Iliopoulos

　　肿瘤癌基因和抑癌基因的胚系突变容易导致遗传性肾细胞癌，基因突变导致肾癌的发生率高，同时合并肾外表现。发病年龄早、有肾癌家族史及有相关肾外表现的个人和家族史的患者推荐行胚系检测。对有风险的家庭成员进行胚系检测，有助于制订个性化的监测方案，早期发现相关病变，进行更早期、更有效的治疗，从而能够更好地保存肾实质。

关键词

◆ 遗传性肾癌；希佩尔－林道（Von Hippel-Lindau，VHL）综合征；伯特－霍格－迪贝（Birt-Hogg-Dube，BHD）综合征；卵巢滤泡激素；遗传性平滑肌瘤病和肾细胞癌（hereditary leiomyomatosis and renal cell carcinoma，HLRCC）；延胡索酸水合酶；琥珀酸脱氢酶；胚系突变。

要点

◆ 大量肾细胞癌患者携带胚系突变。

◆ 识别胚系突变携带者及潜在风险的亲属，可以进行监测和早期发现处于发展中的肾细胞癌。

◆ 对遗传性肾细胞癌的分子机制的深入了解，有助于针对晚期疾病进行有效的靶向治疗。

※ 希佩尔－林道综合征（OMIM 193300）

该疾病以德国眼科医师 Eugen Von Hippel 的名字命名，他在 1904 年描述了视网膜中血管瘤的存在，以及瑞典病理学家 Arnold Lindau 博士，他对胰腺、肝脏和肾脏中的小脑血管母细胞瘤（hemangioblastomas，HB）和囊肿患者进行了尸检研究。该病的发病率估计为 1 : 34 000。大约 95% 临床诊断为 VHL 综合征的患者携带 VHL 基因的胚系突变[1-2]，该基因于 1992 年被克隆[3]。其余临床诊断为 VHL 综合征的患者（2 个 VHL 相关病变或 1 个病变和 VHL 综合征家族史）可能是 VHL 致病性变异的嵌合体[4]。最近，在存在 VHL 综合征临床特征但 VHL 基因没有突变的先证者中发现 Elongin C（ELOC）基因中的新胚系致病变异，提示此类患者也应进行 ELOC 胚系测序[5]。

临床表现

VHL 综合征患者一生中发生以下病变的风险很高：①中枢神经系统（central nervous system，CNS）和视网膜 HB；②多发性和双侧肾囊肿和肾细胞癌；③嗜铬细胞瘤和（或）副神经节瘤（paraganglioma，PGL）；④胰腺囊肿和胰腺神经内分泌肿瘤（pancreatic neuroendocrine tumor，pNET）；⑤耳内、胰腺、附睾和附属器官淋巴囊浆液性囊腺瘤[6]。VHL 综合征的临床诊断：存在两个 VHL 相关病变或具有 VHL 疾病家族史的患者中存在一个 VHL 相关病变。

中枢神经系统血管母细胞瘤

最常见的 VHL 相关肿瘤疾病是中枢神经系统和视网膜 HB。它们是非转移性、血管丰富的良性中枢

神经系统病变，常见于约 80% 的 VHL 综合征患者[7]。HB 的起源细胞目前未知。HB 可能以 4 种不同的形式出现：①实体性血管肿瘤；②带有实性结节的囊肿；③实性和囊性成分的混合物；④单纯囊肿，其中实性结节不可见。它们更常见于小脑（75%）和脊柱（20%），并表现为单个或多个病灶，且可同步性或异时性发生[8]。HB 是非转移性、非浸润性肿瘤，但其占位性质一直是 VHL 综合征患者发病及死亡的主要原因。症状取决于病变的总大小（囊性和实性成分）、中枢神经系统的解剖位置和生长速度。它们通常引起头痛、打嗝、恶心、呕吐、共济失调、外周运动和感觉症状[8]。视网膜 HB（既往报告为视网膜血管瘤）可能导致视网膜脱离，表现为视力变化[9-10]。视神经的 HB 可能导致视力下降，最终导致失明。据报道，皮肤、肝脏或骶骨是发生 HB 的罕见部位。VHL 基因在 VHL 相关疾病和散发性 HB 中均失活[11-12]。

肾细胞癌

VHL 综合征患者一生中有发生同时和（或）非同时性肾细胞癌的风险（40% ~ 60%），仅透明细胞型肾癌（透明细胞肾细胞癌）起源于多发性和双侧肾囊肿或肾实质[13]。肾囊肿在影像学上可表现为没有增强成分的简单囊肿或具有不同程度实性成分的复杂囊肿，范围从增强隔膜到实性病变。然而，囊肿不是必需的癌前阶段，因为 VHL 综合征患者中大多数肾细胞癌是从非囊性发展为实体瘤的，并且 VHL 综合征中囊肿的数量和大小与恶性肿瘤无关[14]。

嗜铬细胞瘤和副神经节瘤

患有 VHL 综合征且有 2 型临床病症的患者（详见下文的基因型－表现型相关性）可能会发展成嗜铬细胞瘤，而在极少数情况下可能会发展成副神经节瘤。嗜铬细胞瘤可能会在儿童早期出现，因此需要对处于风险中的儿童进行生化筛查。嗜铬细胞瘤可能会释放儿茶酚胺，因此可能引起出汗、震颤、心悸和高血压等症状。

胰腺病变

VHL 综合征患者发生典型胰腺腺癌和癌前黏液性囊腺瘤的风险不高[7]。他们可能发展为多发性胰腺囊肿、pNET 或浆液性囊腺瘤[15]。胰腺囊肿和浆液性囊腺瘤在影像学上的表现更明显，然而，它们大多数的时候是无症状的。上腹部不适症状罕见。胰腺病变的影像学表现通常具有足够的特征性以明确诊断；对于 pNET 或其他胰腺病变，通常可避免进行活检。

浆液性囊腺瘤

这些特征性病变可能发生在中耳 [称为内淋巴囊肿瘤（endolymphatic sac tumor，ELST）]、附睾或女性附件器官。作为 ELST，它们可能引起耳鸣、听力下降或急性出血，进而导致听力丧失[16-17]。附睾和子宫附件病变患者可能会在性交或休息时感到不适或疼痛[18]。

遗传因素

60 岁以下成年人的 VHL 综合征外显率很高。通常，20 岁以前可以检测到 VHL 疾病相关病变，但嗜铬细胞瘤和视网膜 HB 除外，它们可能在儿童早期就发展。该疾病的表现在具有相同胚系突变的个体之间存在很大差异，甚至在同一家族的成员之间也可能如此。这很可能受到个体基因组成的影响，基因组成将 VHL 突变置于共同修饰基因和多态性的背景下。

VHL 综合征存在表型 – 基因型相关性。1 型 VHL 综合征患者会发展为 HB 和肾细胞癌，但不会发展为嗜铬细胞瘤。相比之下，2 型 VHL 综合征的患者可能会发展为嗜铬细胞瘤，并细分为 3 种亚型。2A 型发展为肾细胞癌的风险较低；2B 型发展为肾细胞癌的风险较高；2C 型患者仅表现为家族性嗜铬细胞瘤，不会发展为肾细胞癌或 HB。VHL 基因中的胚系突变包括大的缺失或小的缺失、无义突变、错义突变或通过甲基化使基因沉默[19-20]。导致蛋白质完全缺失或错误折叠的突变会导致 1 型疾病，而被预测保留蛋白质部分功能的错义突变会导致 2 型疾病[19-20]。

两种纯合子 VHL 突变（R200W：称为 Chuvash 突变；H191D：称为 Croatian 突变）会导致促红细胞生成素水平升高和原发性红细胞增多症[21-22]，但在报道的人群中不会使患者更容易患上典型的 VHL 相关肿瘤。但也有证据表明，VHL 综合征家族中的杂合致病种系 VHL^{R200W/WT} 突变与患增生性的透明细胞肾细胞癌和嗜铬细胞瘤的风险增加相关。因此，Chuvash VHL 综合征患者的监测应采取个体化方案。

疾病的发生机制

对 VHL 基因功能的探索打破了肿瘤抑制基因概念的传统认知，这一探索是基于临床观察得出的，Iliopoulos 等[23]发现，在 VHL 基因缺陷的人肾细胞癌细胞中重新引入 VHL 基因在体外不会改变它们的生长，但在移植到小鼠中作为肿瘤后，会明显抑制它们的生长，从而提出 VHL 基因的功能不仅限于细胞自主作用，还能调节血管生成和肿瘤微环境的假设。

他们进一步研究发现，VHL 基因能调节缺氧和血管生成基因（如 VEGF）的表达[24]。MaxwelL 等发现[25]，VHL 可以降解血管生成的主要调控因子，即转录因子缺氧诱导因子 1α 和 2α（HIF1α 和 HIF2α）。pVHL 蛋白作为 E3 泛素连接酶的底物受体，是 RBX1、ElonginC、ElonginB 和 Cullin2 组成的多蛋白复合体[26]。HIF1α 和 HIF2α 是 VHL 降解的主要底物，其表达的调控现在被认为是 pVHL 蛋白的典型功能。pVHL-HIF 相互作用取决于细胞氧响应氧戊二酸依赖性加氧酶 EGLN 对 HIF1/2 的 α 亚基的脯氨酰羟基化[27-28]。HIF1 和 HIF2 的 α 亚基需要与 β 亚基（HIF1β 和 HIF2β）形成异二聚体，才能使该二聚体结合 DNA 并激活生长因子及代谢基因。一种特异性破坏 HIF2α-HIF2β 相互作用的小分子抑制剂，已被批准用于治疗 VHL 综合征（详见下文）。尽管 HIF1α 和 HIF2α 副同源物都对缺氧有反应，但令人信服的证据表明，至少对于肾细胞癌，HIF2α 可作为癌基因，HIF1α 可作为肿瘤抑制基因[29-30]。采用体内异种移植实验和体内基因工程小鼠证明，HIF2α 的灭活对于 VHL 综合征的肿瘤抑制功能是必需的，且能够实现该功能[31-33]。HIF2α 通过促进厌氧糖酵解和谷氨酰胺还原羧化来重新编程肾细胞癌代谢[34]，并且单独抑制谷氨酰胺酶 1（GLS1）或与聚腺苷二磷酸核糖聚合酶抑制剂 [poly（ADP-ribose）polymerase inhibitors，PARP] 联合抑制临床前模型中肾细胞癌的生长[35-36]。

VHL 综合征的治疗：Belzutifan 及其优化使用的必要性

治疗 VHL 相关肿瘤疾病的目的是防止转移和（或）症状发展，同时保留靶器官的功能。治疗基于密切的年度监测，以发现早发性肿瘤。对每种肿瘤类型的监测基于该特定肿瘤的最早发病年龄。对于视网膜 HB 和嗜铬细胞瘤，监测从婴儿期开始，对于中枢神经系统 HB 从 9 ～ 10 岁时开始，对于 pNETs 和透明细胞肾细胞癌从 16 ～ 17 岁时开始。

VHL 综合征的治疗在 2021 年 8 月迎来了一个新时代，美国食品药品监督管理局（Food and Drug Administration，FDA）批准用于 VHL 相关肾细胞癌、pNET 和中枢神经系统 HB 的一类口服 HIF2α 抑制剂 belzutifan（Welireg、Merck and Co.）。 在 belzutifan 被批准之前，治疗 VHL 综合征基于及时的外科手术干预。在没有干预的情况下观察肾细胞癌，直到其横截面直径达到 3 cm，以保留肾实质。< 3 cm 的肿瘤不存在转移的风险[37-38]；> 3 cm 的肿瘤可以采用肾部分切除术或射频消融或冷冻消融进行治疗。VHL 综合征中肾脏肿瘤评估、诊断和监测的共识声明总结出多位专家在 belzutifan 被批准前的实践经验[39]。为避免 pNET 转移，建议对 > 3 cm（或胰头病变 > 2 cm）和（或）倍增时间少于 500 天或存在外显子 3 突变的肿瘤进行手术干预[40-41]。对于中枢神经系统的 HB 没有大小限制，因为症状取决于大小、位置和生长速度。belzutifan 批准用于 VHL 相关的透明细胞肾细胞癌，HB 和 pNETs 改变了治疗模式。该药物基于一项 2 期试验获得批准，在 21.8 个月的随访完成后，显示 VHL 综合征患者在肾细胞癌（49%）、胰腺 NETs（77%）和中枢神经系统 HB（30%）方面有客观反应[42]。开始使用这种药物治疗的最佳时间、治疗持续时间及哪些患者从 belzutifan 治疗中获益最多，这些问题将需要通过未来精心设计的临床试验来回答。

※ 琥珀酸脱氢酶与遗传性嗜铬细胞瘤 / 副神经节瘤

临床表现

琥珀酸脱氢酶（SDHx）基因（*SDHA*、*SDHB*、*SDHC*、*SDHD* 和 *SDHAF2*）是胚系突变编码线粒体酶的亚基，使携带者易患遗传性嗜铬细胞瘤 / 副神经节瘤、垂体腺瘤、胃肠道间质瘤（gastrointestinal stromal tumors, GIST）、分化型甲状腺癌和肾细胞癌[43]。在 SDHx 缺陷型肿瘤中，存在基因型 - 表型相关性，主要体现在恶性潜能和靶器官方面。SDHB 型缺陷肿瘤的恶性潜能最高，SDHC、SDHD 和 SDHA 按恶性潜能由高到低排列。SDHB 型缺陷肿瘤在 80 岁时发展为腹腔内副神经节瘤、肾细胞癌或头颈部副神经节瘤（HNPGL），外显率分别为 50%、20% 和 30%。SDHC 型缺陷肿瘤往往表现为孤立性头颈部副神经节瘤。SDHD 或 SDHAF2 型缺陷肿瘤表现为多发性头颈部副神经节瘤。SDHD P81L 致病变异具有很高的恶性潜能[43-45]。

对于遗传性嗜铬细胞瘤 / 副神经节瘤的临床异质性和分期依赖性治疗的全面综述超出了本章的范围，在这里我们将重点讨论肾细胞癌在遗传性嗜铬细胞瘤 / 副神经节瘤疾病中的表现。SDHx 缺陷型肾细胞癌具有特征性的组织学特征，以具有细胞质包涵体和（或）液泡的嗜酸性粒细胞为特征，肿瘤通常呈乳头状、实性和肾小管状结构。通常，它们对 SDHB 蛋白的表达呈阴性。此外，SDHx 缺陷型肾细胞癌的 CD117、细胞角蛋白 7、CA- Ⅸ / Ⅻ 和 S100 也呈阴性[46-49]。肾细胞癌在年轻患者中发生，终身风险为 15% ~ 20%。在 Evenepoel 的一项基因型 - 表型相关性研究中，83% 的肾细胞癌与 *SDHB* 有关，10% 与 *SDHC* 有关，7% 与 *SDHD* 胚系致病突变有关[43]。

2021 年，发布了关于对无症状 SDHx 胚系突变个体进行初步检测和随访监测的国际共识声明[50]。小组成员建议对所有诊断为嗜铬细胞瘤 / 副神经节瘤的患者进行 SDHx 家族突变的胚系筛查，然后对所有患有其他 *SDHx* 基因致病突变的高风险个体，从 6 岁开始（对于无症状的 *SDHB* 携带者）或 10 岁开始，进行影像学监测（头部、颈部、腹部和骨盆的 MRI 和胸部纵隔的 CT）。

疾病机制

SDHx 线粒体复合物功能丧失导致琥珀酸在细胞内积累。琥珀酸与 α- 酮戊二酸竞争并抑制酮戊二酸依赖性加氧酶的酶活性。TETs 和 JMJDs 蛋白是这种零依赖性加氧酶，它们能够去甲基化 DNA 和相应的组蛋白残基。SDHx 功能的丧失促进 DNA 和组蛋白高甲基化并建立迁移表型，该表型被嘧啶核苷类似物地西他滨逆转[51]。琥珀酸还具有旁分泌功能，它释放到肿瘤环境中，可能通过相应受体摄取影响免疫细胞功能[52]。

※ 肾细胞癌和黑色素瘤：*MITF*（OMIM 614456）和 *BAP1*（OMIM 614327）基因

具有肾细胞癌和黑色素瘤（皮肤型或葡萄膜型）个人或家族病史的患者，可能在 *MITF* 基因或 *BAP1* 基因中存在种系突变，需要进行胚系突变检测。

MITF 胚系突变

具有 SUMO 化（蛋白质的二次修饰）的患者，即 SUMO 分子以共价连接到靶蛋白，这种情况下，携带转录因子 *MITF*、*MITF*（E318K）的患者易患皮肤黑色素瘤和肾细胞癌[53]。携带者患黑色素瘤、肾细胞癌或两种癌症的风险可增加 5 倍以上。*MITF* 密码子 318 位于 SUMO 附着的共同位点，突变型 *MITF* 与 *HIF1A* 启动子的结合增加，*HIF1A* 转录也增加。除了黑色素瘤和肾细胞癌，没有增加其他癌症的风险[54]。

BAP1 胚系突变

BAP1 肿瘤抑制基因存在胚系灭活突变的个体发

生葡萄膜和皮肤黑色素瘤（Spitz 肿瘤）、基底细胞癌、透明细胞肾细胞癌、胸膜和腹膜间皮瘤及高级别横纹肌样脑膜瘤的风险很高[55-59]。*BAP1* 缺陷的肿瘤对 EZH2 抑制剂敏感[60]。

PBRM1

PBRM1 抑癌基因的胚系失活突变易导致透明细胞肾细胞癌的发展，但无肾外表现[61]。该基因应包含在易患 HRCC 疾病的基因组中。

※ 1 型遗传性乳头状肾细胞癌（OMIM 1447000）

临床表现

1 型遗传性乳头状肾细胞癌（hereditary papillary renal cell carcinoma，HPRCC）患者发生多发性和双侧乳头状 1 型肾细胞癌的年龄比散发性 1 型肾细胞癌的患者小得多。该病呈常染色体显性遗传。1 型 HPRCC 的发病率约为百万分之一[62]。大约 80% 的具有该疾病表型的家族在 c-MET 癌基因中携带激活胚系突变[63]。散发性乳头状肾细胞癌的特征是染色体 7 的三体性和 c-MET 原癌基因突变[64]。到目前为止，尚未描述 1 型 HPRCC 患者的肾外临床表现。似乎 1 型 HPRCC 导致肾实质的"野生型缺陷"。在乳头状 1 型肾细胞癌周围的肾实质中存在"微腺瘤病"表明 1 型 HPRCC 的可能性很高[65]。

疾病机制与治疗进展

c-MET 癌基因编码蛋白是一种异二聚体跨膜受体酪氨酸激酶，它受到配体肝细胞生长因子 / 散射因子（HGF/SF）的刺激[66-67]。突变诱导配体非依赖性激活 c-MET 受体，导致 Ras 和 PI3K 通路异常激活，这是导致侵袭性和转移性表型的原因[63,68]。目前，正在进行的临床试验评估使用 c-MET 抑制剂治疗转移性疾病的疗效[69]。

※ 遗传性平滑肌瘤病和肾细胞癌（OMIM 150800）

临床表现

HLRCC 是由延胡索酸水合酶（FH）基因的一个拷贝的胚系突变失活引起的[70]。HLRCC 患者发生皮肤平滑肌瘤、子宫肌瘤、嗜铬细胞瘤 / 副神经节瘤和肾细胞癌的风险较高。典型的 FH 缺陷型肾细胞癌是 2 乳头状肿瘤[70-72]，尽管也有 FH 缺陷透明细胞和集合管肾细胞癌病例的报道。HLRCC 相关的肾细胞癌具有极高的侵袭性，具有很高的转移潜能。它们通常表现为单侧单发肿瘤，并且不论肿瘤大小，均需要立即进行手术干预[72,74]。FH 胚系突变患者应至少每年进行一次腹部 MRI 筛查。我们建议对以下具有个人和（或）家族史的患者进行胚系 FH 突变检测：皮肤平滑肌瘤、多发性子宫肌瘤（常规免疫组织化学中 FH 阴性）、嗜铬细胞瘤 / 副神经节瘤或 2 型乳头状肾细胞癌[75]。

疾病机制

FH 是一种线粒体酶，可催化富马酸盐水合作用生成苹果酸。野生型等位基因的胚系失活和二次打击体细胞丢失导致肿瘤形成。FH 代谢活性的丧失导致细胞中富马酸水平升高。富马酸是一种癌代谢物，可灭活 α- 酮戊二酸依赖性加氧酶家族的几种酶成员，包括 HIF 脯氨酰羟化酶（EGLN）、组蛋白去甲基化酶（KDMs）和 DNA 去甲基化酶的 TET 家族。此外，富马酸与含有半胱氨酸 – 二硫键的细胞蛋白共价结合，形成 S-（2- 琥珀酰基）半胱氨酸[76]。这种修饰称为蛋白质琥珀化，可改变目标细胞蛋白质的功能，有助于细胞转化[77]。S-（2- 琥珀酰基）半胱氨酸的形成可以通过识别共价键的抗体进行肿瘤的免疫组织化学检测[78]。

局部和晚期疾病的治疗

HLRCC 相关的肾细胞癌需要在检测后立即进行积极的外科手术干预。局部晚期和转移性肿瘤的预后非常不佳，通常对透明细胞肾细胞癌的 TKI 治疗无效。最近，表皮生长因子受体（epidermal growth factor receptor，EGFR）抑制剂厄洛替尼与抗 VEGF 抗体贝伐珠单抗的联合治疗带来令人印象深刻的反应率和无进展生存期，并成为一种具有吸引力的一线治疗方案[79]。

研究方向

在靶向治疗时代，由延胡索酸水合酶缺陷引发的深度代谢改变，为基于合成致死策略的治疗提供了极具吸引力的机遇。高通量测序筛选表明，血红素途径（血红素加氧酶 HOMX1）、腺苷酸环化酶（adenylate cyclase，ADCY）、铁死亡（GPX4）和磷酸葡萄糖酸脱氢酶（phosphogluconate dehydrogenase，PGD）的失活基因为 FH 缺陷肿瘤提供合成致死效应[80-82]。

※ 伯特 – 霍格 – 迪贝病（OMIM 135150）

临床表现

Birt、Hogg 和 Dube 最初描述了一种遗传性皮肤病，其特征是多发性纤维毛囊瘤、绒毛状腺瘤和皮肤息肉[83]。这些病变是毛囊底部的良性错构瘤[84]。它们表现为面部（包括口腔黏膜）、颈部、头皮和上躯干的多个肤色丘疹。血管纤维瘤、脂肪瘤和胶原瘤不太典型，但在 BHD 患者中已有报道。患有 BHD 的患者具有终身高风险患上以下疾病：皮肤病变、肾肿瘤和自发性气胸。与其他遗传性肾癌相比，其中特定的组织学类型是该疾病的特征，BHD 患者的肾细胞癌表现出在同一个体甚至同一肿瘤中共存的组织学类型的混合。主要的组织学类型是肾嫌色细胞癌，其次是嫌色质/滤泡上皮混合型，较少见的是清晰型和（或）乳头状混合型[85]。病理学家通常报告"肾细胞癌"，但不能对 BHD 患者的肾肿瘤进行组织学细分。BHD 患者合并有肺囊肿和自发性气胸[86-87]。BHD 患者可能出现皮肤病变、肾细胞癌和自发性气胸的任意组合，或只表现出其中一种症状。患有原发性自发性气胸且无其他 BHD 疾病表现的患者可能携带胚系卵巢滤泡激素（folliculin，FLCN）突变，因此需要进行基因检测[88]。据报道，BHD 患者最早的肾细胞癌发病时间为 15 岁，因此建议在青春期早期开始进行临床监测[89]。结肠息肉和结肠癌的风险较高，虽然最初被怀疑是疾病的一部分，但目前尚未确定[90]。

疾病机制

大约 85% 的 BHD 患者携带卵巢滤泡激素（folliculin，FLCN）肿瘤抑制基因的胚系突变，该基因位于染色体 17 上[91-93]。胚系突变主要导致移码和早期蛋白质截断及基因内或更大缺失的无义突变[85]。也存在点突变，FLCN 突变列表及临床和研究更新可以在 BHD 基金会网页上找到。

FLCN 是一种 57 kDa 的磷酸化蛋白质，位于细胞核和细胞质中。它通过其 C- 末端结构域与 FLCN 相互作用蛋白 1 和 2（FNIP 1，FNIP 2）[94]形成复合物。这种异二聚体复合物充当 GTP 酶激活蛋白（GAP，在 FLCN 的情况下）和 GTP 交换因子（GEF，在 FNIP 1/2 的情况下）[95]。GAP/GEF 二聚体增强靶向细胞 GTP 酶的功能并抑制肿瘤生长。FLCN/FNIP 靶向几种细胞 Rab GTP 酶（包括 Rab7A），Rab7A 通过溶酶体途径促进 EGFR 和其他 RTK 的降解[96]。FLCN 致病突变通过 EGFR、c-MET 和其他 RTK 激活其 GAP 功能并增强信号传导，导致 MAPK/ERK、mTOR 和其他信号通路的生长因子依赖性激活。FLCN 还充当 RagC/dGTP 酶的 GAP，该酶将转录因子 TFE3/TFEB/TFEC 募集到溶酶体表面，用于 mTORC1 磷酸化。磷酸化的 TFE3 保留在细胞质中。FLCN 突变导致 RagC/d 失活，低磷酸化的 TFE3 易位到细胞核，作为生长促进因子，高级结构研究解释了 FLCN-RagD/C 相互作用如何为 mTORC1 提供对 TFE3 的底物特异性[97]。

PTEN 错构瘤综合征

有磷酸酶和 PTEN 错构瘤综合征（PTEN hamartoma tumor syndrome，PHTS）的个体，包括考登综合征（Cowden syndrome，CS）患者，患多发性良性错构瘤的风险较高，患乳腺癌、子宫内膜癌和甲状腺癌的风险增加。Kim 等[98]研究报道，患有 PTEN 失活突变的患者从 30 岁开始，肾细胞癌的发病风险增加，这一观察结果要求对 PTEN 失活突变的患者进行肾细胞癌监测。

结节性硬化症复合体 1/2

结节性硬化症复合体 1/2（TSC 1/2）疾病患者临床表现的详细描述超出了本章综述的范围。读者可参考更新的 TSC 疾病诊断标准和治疗指南[99]。TSC 1/2 疾病患者可能出现多发性和双侧血管平滑肌脂肪瘤（80%）、肾囊肿（30% ~ 40%）、肾功能受损，以及更罕见的乳头状肾细胞癌（3%）。与 VHL 综合征相反，TSC 相关的肾囊肿可能导致肾衰竭和高血压[100]。在 TSC 2 和 PKD 1 连续基因缺失综合征的情况下，TSC 2 和 PKD 基因共同缺失，肾功能进一步受损。血管平滑肌脂肪瘤并发症（出血、疼痛、高血压和肾功能不全）的发生率取决于血管平滑肌脂肪瘤的大小。大于 3 cm 的肿瘤需要手术切除或用 TORC 1 抑制剂治疗[101]。

※ 横纹肌样瘤易感综合征：横纹肌样瘤易感综合征 –1 和横纹肌样瘤易感综合征 –2（OMIM 609322 和 OMIM 613325）

婴儿、儿童和年轻成人中枢神经系统、肾脏和卵巢的横纹肌样恶性肿瘤是由 SMARCB1（横纹肌样瘤易感综合征，RTPS1）和 SMARCA4（横纹肌样瘤易感综合征，RTPS2）基因的失活胚系突变引起的。SMARCB1 缺陷肿瘤可能对蛋白酶体和 PARP 抑制剂敏感。

※ 遗传性肾细胞癌基因诊断的挑战

方框 4.1 列出了我们在美国麻省总医院（Massachusetts General Hospital，MGH）用于肾细胞癌患者进行基因检测的标准。类似的标准也包含在之前发布的共识声明中[75]。

Calo 等[102] 检查了 254 名转移性肾细胞癌患者的胚系突变发生率。他们在 16% 的患者中发现了胚系突变。与透明细胞肾细胞癌患者相比，非透明细胞肾细胞癌患者发生肾细胞癌相关基因胚系突变的可能性明显更高。有趣的是，与 CHEK2 突变有显著的关联，该基因此前在 HRCC 病例中尚未描述过，尽管 CHEK2 携带者确实有增加的肾细胞癌风险。这些发现表明，与转移性前列腺癌一样，出现转移性肾细胞癌的患者可能需要行独立于其他标准的胚系突变检测。需要进一步研究来证实这些观察结果。

最后，具有 HRCC 典型临床表现但胚系突变检测呈阴性的患者存在诊断挑战。这些患者可能是疑似胚系突变的嵌合体，这种情况下，对后代的测试可能会揭示突变的存在并确认嵌合体。或者，HRCC 的病因可能是与 HRCC 相关的未知基因突变（如 VHL 综合征患者的 ELOC）。

方框 4.1

进行 HRCC 胚系检测[a]的人群

1. 已知 HRCC 种系突变家族风险的成员。
2. 任何年龄小于 45 岁，被诊断为肾细胞癌的患者。
3. 任何患有肾细胞癌并有与 HRCC 相关的肾外病变的个人或家族史的患者[b]。
4. 任何有一级亲属肾细胞癌病史的肾细胞癌患者。
5. 任何患有单个中枢神经系统或视网膜 HB 的患者。
6. 任何嗜铬细胞瘤和（或）副神经节瘤患者。
7. 任何患有淋巴囊外肿瘤内淋巴囊肿瘤（endolymphatic sac tumor，ELST）的患者。
8. 任何皮肤平滑肌瘤患者。
9. 任何葡萄膜黑色素瘤患者。
10. 任何腹膜间皮瘤患者。
11. 任何自发性气胸患者。
12. 任何患有中枢神经系统、肾脏或高级别横纹肌样脑膜瘤的横纹肌样恶性肿瘤的患者。

[a] 我们的 HRCC 诊所和美国麻省总医院血管母细胞瘤中心适用的标准。
[b] 与 HRCC 相关的肾外病变：中枢神经系统和（或）视网膜 HB、pNET、嗜铬细胞瘤、副神经节瘤、附睾或附件器官囊腺瘤、皮肤黑色素瘤、葡萄膜黑色素瘤、胸膜或腹膜间皮瘤、皮肤平滑肌瘤、纤维毛囊瘤、FH 缺陷或 SDH 缺陷肿瘤。

※ 诊疗护理要点

以下患者应进行 HRCC 的风险评估。
• 所有有 HRCC 家族史的成员。
• 患有两个或多个同步或间歇性肾细胞癌的患者。
• 有肾细胞癌家族史的肾细胞癌患者。
• 患有肾细胞癌且至少有一种与 HRCC 相关的肾外表现的个人或家族史的患者[a]。
• 早发性肾细胞癌（年龄小于 45 岁）。
• 患有任何中枢神经系统或视网膜肿瘤、横纹肌恶性肿瘤、脉络膜黑色素瘤、嗜铬细胞瘤或副神经节瘤的患者。

表现为转移性肾细胞癌（mRCC）的患者携带胚系突变的可能性会增加。

具有明显 HRCC 临床表型的患者，其体内未检测到种系突变，这或许可由新发突变的嵌合体现象来解释。对患者的肿瘤或其他组织进行基因组分析（如皮肤活检）可能有助于诊断 HRCC 患者的嵌合体。

HRCC 患者临床监测的既定指南已经存在，这些指南取决于 HRCC 的类型。

[a] HRCC 的肾外表现包括中枢神经系统或视网膜 HB、内淋巴囊肿瘤（ELST）、pNET、浆液性囊腺瘤（胰腺、子宫附件器官或附睾）、嗜铬细胞瘤或副神经节瘤、通过免疫组织化学表达 FH 阴性的子宫肌瘤、自发性气胸、脉络膜或皮肤黑色素瘤、皮肤纤维毛囊瘤或平滑肌瘤。

※ 利益声明

默克（顾问委员会）、辉瑞（顾问）、C4（顾问）和美国 CALITHERA（研究支持）。

参考文献

扫码观看

（译者：王飞、李晓东）

第五章

肾肿瘤活检作用的变迁

Sohrab Naushad Ali，Zachary Tano 和 Jaime Landman

肾脏小肿瘤的发病率和患病率持续上升，尽管其为良性的概率达 30%，但随着检出率的提高，手术量也有所增加。当前，先切除肿瘤后诊断的治疗策略仍在广泛使用，而用于术前风险分层的工具，如肾肿瘤活检（renal mass biopsy，RMB）仍未得到充分利用。肾脏小肿瘤的过度治疗具有多种不利影响，包括手术并发症、社会心理应激、经济损失和肾功能下降导致的尿毒症透析和心血管疾病。

关键词

◆ 肾肿瘤；活检；肾癌

要点

◆ 肾肿瘤活检是一种安全有效的诊断方法，并发症包括血肿、肉眼血尿和临床显著疼痛，其发生率分别为 4.9%、1.0% 和 1.2%。

◆ 肾肿瘤活检的敏感性为 96.7%，特异性为 94.4%，阳性预测值为 98.8%，是一种可靠的诊断方法。

◆ 肾肿瘤活检的非诊断率约为 14%，可以通过重复活检或多学科协作（包括泌尿外科医师、介入放射科医师和胃肠外科医师等）来改善。

◆ 肾肿瘤活检依然存在局限性，其组织学分级一致率约为 62%。

◆ 肾肿瘤活检是一种有效的风险分层工具，可以增加积极监测的患者数量，同时降低手术切除良性病变的风险。

※ 简介

偶然发现的小肾肿瘤（small renal mass，SRM）（< 4 cm）的处理是泌尿外科医师常见的临床场景。在过去 20 年中，由于横断面成像的广泛使用，小肾肿瘤的检出率不断增加[1-2]。小肾肿瘤的管理具有很大的争议，在世界范围内的实践模式有很大的差异[3-4]。有几个原因引起人们的关注：其一，大多数小肾肿瘤是无症状、偶然被检出的；其二，符合手术条件的肾肿瘤被发现不断增大，这类患者从经验来看都被认为是恶性肿瘤，并推荐手术治疗，通常是根治性肾切除术。我们现在认识到病变肿瘤组织之间的生物学异质性，数据表明大约 26% 的小肾肿瘤是良性的，可能不需要治疗[5-8]。一项对因偶然发现肾肿瘤而接受手术的 2770 名患者的回顾性研究显示，20% 的 1 ~ 4 cm 肿物为良性，约 46% 的 1 cm 肿物为非恶性[9]。最后，大多数小肾肿瘤的恶性肿瘤组织学分级较低，部分是侵袭性较低的肾细胞癌亚型。这两个因素都具有良好的预后，可以考虑在患有并发症的老年人群中进行侵入性较小的热消融治疗或主动监测[10]。肿瘤分级随大小而升高这一相关性由一项使用 SEER 数据库的回顾性分析所支持，该数据库确定了 19 932 名患有局限性肾脏肿瘤的患者，其总体分布为：低级别肿瘤占 80%，高级别肿瘤占 20%，每增大 1 cm，高

级别疾病的比值比（OR）增加了 13%（OR：1.13，P < 0.001）[11]。尽管存在上述情况，但小肾肿瘤的外科手术也随之增加，而总生存期的改善却微乎其微[2, 12]。这在一定程度上是由于功能性肾单位的丢失和相关后遗症，比如慢性肾脏疾病、需要透析、心血管风险增加，从而导致整体寿命缩短[13]。20 世纪 90 年代观察到的与肿瘤大小无关的最初生存优势在更多现代的研究中已经消失[14]。因此，越来越多的人致力于小肾肿瘤的风险分层，这在最新版本的临床实践指南中有所反映[13, 15-16]。

传统上，影像学检查是诊断小肾肿瘤的主要方法，并用于决定是否进行干预和监测。RMB 是一种临床工具，可作为怀疑是恶性肿瘤的肾肿瘤患者的重要辅助手段，并可进行危险分层。RMB 可以提供关于细胞类型、组织学分级、分化程度及分子和基因组标志物等重要信息，这些信息最终可被用于诊断、预测预后和指导医疗决策。现今治疗肾脏肿物有多种治疗方式可选择，包括根治性肾切除、肾部分切除术、热消融和主动监测[13, 17-18]。为充分认识 RMB 在小肾肿瘤管理中的作用，本章回顾了 RMB 在小肾肿瘤管理中的历史背景、争议、现状、技术和成果的改进及未来的发展方向。

※ 肾肿瘤活检的历史

世界上首次 RMB 活检由 Iverson 等进行[19]，这代表从传统开放手术获取组织标本的技术转变。早期经皮肾肿瘤穿刺的诊断率低（非诊断率为 31%，假阴性率为 25%），且并发症多，并有研究报告穿刺通道肿瘤种植[20-21]。因此，RMB 仅适用于少数适应证，如转移性疾病的诊断、排除感染或淋巴瘤等非肾源性恶性肿瘤[22]。事实上，这种模式反映在临床实践指南的早期版本中[23]。尽管活检技术取得了进步，但RMB 在泌尿系统领域的应用仍然有限。最近的一项研究表明，只有 8% 的泌尿科医师对超过 20% 的小肾肿瘤患者进行活检，73% 的泌尿科医师很少或从未进行活检[24]，后者认为活检不会改变治疗方式的占80%，提供假阴性证据的占 60%，假阳性的占 10%，导致并发症的占 20%，导致肿瘤细胞沿活检针道种植的占 8%[25]。对患者进行风险分层的 RMB 应用占比依然很低，因此治疗前的 RMB 仍存在争议[26]。正如最近的临床实践指南所提示的，由于我们对于肿瘤在不同组织学亚型中展现的潜在特性的不断深入了解，

对良性组织和较小肿瘤检测率的提高，以及更保守的治疗方式（如热消融术和主动监测）的出现，最近对RMB的兴趣重新燃起。

※ 当前影像的局限性

检测和监测肾肿瘤的主要方式是横断面成像，并且已经对成像是否可以作为鉴别肾囊肿和小肾肿瘤的诊断工具进行过大量研究。肾囊肿越来越常见，一项包含 2603 名 20 ～ 70 岁成年人的研究显示，约 27% 的女性和 34% 的男性患有肾囊肿[27]。Morton Bosniak[28] 创建了一个有效的基于 CT 的分类系统来区分良 / 恶性囊肿，该系统经过多次迭代和验证，并添加了 Bosniak IIF 囊肿分类[29-30]。另外，2019 年提出的更新鼓励使用特殊超声和 CT 以外的影像技术[31]。关于肾肿瘤，目前已有 40 多种组织学亚型[32]，普遍认为透明细胞肾细胞癌占恶性病变的 70%，乳头状肾细胞癌占 15%，肾嫌色细胞癌占 5%，其余恶性亚型较为罕见。区分良、恶性肿瘤及组织学亚型从而降低患者风险分层的影像学评估技术一直在不断改进。

Lee-Felker 等[33] 对 156 名肾脏实性肿物（中位大小为 3 cm）患者进行了一项回顾性队列研究，以评估术前 CT 扫描的定性和定量特征，发现衰减特征使放射科医师能够鉴别透明细胞肾细胞癌与其他实性肿物（乏脂性肾血管平滑肌脂肪瘤和肾嗜酸细胞瘤病），敏感性为 70%，特异性为 98%。第二项研究评估了 58 名肾脏实性肿物（其中大部分为 T_{1a}）患者的 MRI 相对增强程度以鉴别透明细胞肾细胞癌，发现 MRI 有助于鉴别透明细胞肾细胞癌与其他组织学亚型，其敏感性和特异性均为 90%[34]。尽管将透明细胞肾细胞癌与其他肾肿瘤区分开来的大量工作令人鼓舞，但 Hindman 等[35] 在一项对 108 名经病理确诊的肾肿瘤患者进行的回顾性队列研究中，评估了 MRI 图像特性，以确定信号强度指数或肿瘤－脾脏信号强度比在区分透明细胞肾细胞癌与乏脂血管平滑肌脂肪瘤方面的作用，但并没有发现两组患者的 MRI 参数有差异。乳头状肾细胞癌也是影像学研究的热点。一项回顾性分析比较 49 名肾癌患者的 MRI 定量和定性信号强度参数和病理特征时，作者发现，在鉴别乳头状肾细胞癌与透明细胞肾细胞癌时 T_2 信号强度比 < 0.66 对于乳头状肾细胞癌的特异性为 100%，敏感性为 54%。值得注意的是，作者认为，如果影像学特征不足以区分亚型，则有必要使用 RMB[36]。CT 和 MRI 备受关注，

然而，超声也被用来描述肾肿瘤的特点，其优点是无须使用增强对比剂，可以在活检等过程中引导精确穿刺[37]。影像学检查是管理肾肿瘤的关键工具，并且我们付出了很多努力来提高其诊断能力，但目前还不能仅依靠影像学检查来确诊肾肿瘤的性质。

※ 肾肿瘤活检的指征

如上所述，过去 RMB 的适应证仅限于转移性疾病评估、排除感染和血液源性恶性肿瘤。目前，随着有关更为保守的治疗方式（如热消融术和主动监测）取得良好预后的证据逐渐涌现，有关 RMB 的实践指南也发生了变化[38-39]。因为大多数建议仍然以低水平的证据和专家意见为依据，这表明需要高质量的研究为指南提供信息。2021 年，美国泌尿外科协会肾肿瘤管理指南强调了 RMB 的准确性和安全性，并建议在消融治疗前使用 RMB，并将其作为主动监测开始前风险分层的一种选择[13]。美国泌尿外科协会认为年轻和老年患者的小肾肿瘤可不进行活检，因为无论活检结果如何，患者终究可能会寻求外科手术或保守治疗。同样，2021 美国国立综合癌症网络（National Comprehensive Cancer Network，NCCN）、2022 欧洲泌尿外科协会（European Association of Urology，EAU）和 2017 美国临床肿瘤学会（American Society of Clinical Oncology，ASCO）指南通常推荐仅在活检可能改变治疗的情况下使用 RMB，但强烈建议在消融疗法之前使用 RMB[15, 40-41]。NCCN 指南推荐在开始进行主动监测治疗之前进行活检，ASCO 指南同样认为这是一种选择。大多数指南一致认为，对于可疑血液学、转移性、炎性或感染性肿物来源的特定病例，以及在开始全身性治疗之前应进行 RMB。需要指出的是，所有指南的活检建议都是基于低水平证据，基本上是专家意见来源。关于系统性治疗，随着 ICI 及与新型 TKI 联合治疗晚期肾细胞癌的研究不断进展，RMB 在晚期肾细胞癌全身治疗前的肿瘤组织学鉴定和临床试验中发挥着越来越重要的作用[42-43]。

※ 准确性和诊断结果

RMB 作为诊断检查的真正用途在于它能够区分良性和恶性病变。由于对非诊断率、阴性预测值及分级不一致的担忧，就 RMB 在小肾肿瘤管理中的作用向患者提供咨询是具有挑战性的[44]。但 RMB 仍是一种高度敏感和特异的诊断性检查。美国泌尿外科协会（American Urological Association，AUA）指南委员会

于 2021 年对 7 项研究进行了双变量荟萃分析，结果显示，与手术病理进行对比，RMB 的诊断敏感性为 96.7%，特异性为 94.4%，阳性预测值为 98.8%[13]。而且，在目前的研究进展中，RMB 对组织学亚型的测定也具有高度准确性[45]。对于 RMB 的担忧之一是阴性预测值。在 Patel 等[45] 开展的一项系统性评价中，发现 RMB 的阴性预测值约为 63%，这表明约 37% 的活检阴性患者可能患有恶性肿瘤。然而，最近越来越多的荟萃分析（如 2021 年 AUA 关于小肾肿瘤管理的指南委员会进行的荟萃分析）指出 RMB 的阴性预测值有所提高，为 80%[13]。对 RMB 的另一担忧是其初始活检非诊断率为 14%[13]。但事实上，在初始活检非诊断性的患者中，重复活检可产生 94% 的组织学诊断率[46]。在 Okhunov 等[47] 的另一项研究中，在泌尿科门诊接受超声引导活检的 cT_{1a} 小肾肿瘤患者在初始活检时的总体诊断率为 80%，随后的重复活检率同样提高到 93%。与 RMB 的诊断准确性不同，RMB 识别肿瘤分级的能力差异很大，活检肿瘤分级与手术病理学的一致率约为 62%（四分位差 52.1% ～ 72.1%）[48]。其他研究报道称，从活检到手术病理学的 Fuhrman 升级率为 16%[低级别（1 或 2）到高级别（3 或 4）][45]。这仍是 RMB 的一个重要限制，因为 RMB 不能有效鉴别具有高度转移潜能的高级别肿瘤。使用粗针穿刺活检而不是细针抽吸、使用光学相干断层扫描和机器人平台等新型靶向模式及使用新型分子标记分析可以提高组织学分级的准确性[49-51]。

※ 肾肿瘤活检技术

RMB 通常在门诊局部麻醉和镇静下进行。虽然传统上由介入放射科医师实施，但最近的一项前瞻性研究评估了包括泌尿科医师和胃肠病学家在内的多学科协助进行的 RMB，显示出良好的效果[52]。该研究表明，泌尿科医师在局部麻醉下进行超声引导下的 RMB，诊断率为 80%，其中 57% 的患者进行了主动监测，手术切除病变组织的总体良性率仅为 3%。RMB 除了提供更好的患者舒适度，还可降低诊断成本，从诊断到最终治疗的平均时间仅为 34 天[53]。RMB 通常需要超声或 CT 影像引导，然后通过细针抽吸或粗针穿刺对组织进行取样[54]。与细针抽吸相比，至少 2 ～ 3 针粗针活检更能获得足够的标本量。在最近的一项系统综述中，发现粗针穿刺活检的敏感性为 97.5%，而细针抽吸的敏感性为 62.5%[55]。由于

肿瘤位于前面或内侧，因此，采用传统技术无法穿刺的肿瘤可以通过胃肠道内镜超声的方法经胃或十二指肠进行穿刺，效果令人满意[52]。

※ 肾肿瘤活检的安全性

RMB 通常被认为是一种安全的诊断性操作，并发症的发生率为 1.4% ～ 4.7%，主要并发症的发生率为 0.46%[56]。Patel 等[45] 发表的一项系统综述显示 RMB 后出现的并发症，包括血肿、肉眼血尿和临床显著疼痛，发生率分别仅为 4.9%、1.0% 和 1.2%。在多项研究报告中，发现需要输血的严重出血病例仅占 0.7%，Clavien 2 级以上并发症的风险仍然很低（< 0.5%）[48]。根据 Okhunov 等[47] 对 72 名小肾肿瘤活检的研究报告，由经验丰富的医师操作，这些并发症可以进一步减少，使用超声引导的 RMB 技术，即便在无镇静的情况下，也没有患者出现手术或术后相关并发症。通常建议在进行 RMB 之前停服抗凝和抗血小板药物，以降低出血并发症的风险[57]。此外，采用现代技术进行穿刺，穿刺通道种植肿瘤的风险罕见，目前的文献中只有少数病例报告[58-59]。

※ 临床意义

随着肾肿瘤检测率的增加，2000—2009 年，美国手术切除良性肾肿瘤的数量增加了 82%[5]。尽管如此，RMB 仍然未得到充分利用[4, 24, 60]。良性肿物的手术切除不可忽视，因慢性肾脏病（chronic kidney disease，CKD）和心血管疾病等并发症而死亡的总体风险会因为手术治疗而增加。在一项对 6665 名因小肾肿瘤接受手术治疗的患者进行的回顾性 SEER 数据库研究中，通过比较肾癌特异性死亡风险和竞争性并发症导致的死亡风险，评估了共病竞争死亡风险。研究得出结论，总体而言，根据患者的并发症评分，患者的癌症特异性死亡风险低于竞争性并发症导致的死亡风险（癌症特异性死亡 *vs.* 竞争性原因的概率：3 年（4.7% *vs.* 10.9%）、5 年（7.5% *vs.* 20.1%）、10 年（11.9% *vs.* 44.4%）[61]。基线竞争性并发症并不是患者可能遇到的唯一风险。因为当前的手术管理策略可能会影响与寿命相关的因素，比如肾功能。Patel 等[62] 进行了一项荟萃分析，统计 1997—2015 年的 58 项研究，通过量化泌尿外科各种干预措施引起的肾功能障碍，来评估根治性肾切除术、肾部分切除术、热消融术和主动监测背景下的肾小球滤过率（glomerular filtration rate，GFR）、CKD 和急性肾损伤（acute kidney injury，AKI）的发生率。作者发现在 T_{1a} 期肿瘤中，与肾部分切除术相比，根治性肾切除术的估计肾小球滤过率（estimated glomerular filtration rate，eGFR）下降幅度更大，CKD 3 期或更严重分期的风险更高，AKI 的风险也更高。在 58 项研究中，只有 2 项研究评估了主动监测。第一项研究显示，在 537 名 75 岁或 75 岁以上的肾脏肿物 < 7 cm 的患者中，与主动监测相比，泌尿外科干预引起的 eGFR 显著下降（根治性肾切除术下降 34%，肾部分切除术下降 18%，主动监测无下降），并且 eGFR 下降幅度与心血管死亡率增加相关，心血管原因占死亡人数的 29%，而癌症进展仅占死亡人数的 4%。与接受主动监测（5%）的患者相比，接受根治性肾切除术（47%）和肾部分切除术（25%）的患者新诊断的 CKD 更为常见，并且 3 期或以上 CKD 患者的 5 年心血管死亡发生率为 15%，而对于非 3 期 CKD 或以上的患者，这一比例为 6%[63]。第二项研究对根治性肾切除术、肾部分切除术、热消融术和主动监测治疗后的患者 eGFR 进行比较，结果显示，与主动监测相比，根治性肾切除术的 eGFR 下降幅度更大 [根治性肾切除术：9.2 mL/（min · 1.73 m²）vs. 主动监测：0.5 mL/（min · 1.73 m²）][64]。对于经过筛选的患者来说，小肾肿瘤的主动监测延迟干预仍然是一个安全的选择。一项多机构组织的前瞻性研究对 2009—2014 年 497 名选择主动监测或手术干预的肾肿瘤（≤ 4.0 cm）患者进行比较，发现 2 年总生存率相似，但 5 年生存率存在差异（主动监测 vs. 手术干预：2 年 96% vs. 98%，5 年 75% vs. 92%，log rank，P =0.06），但差异无统计学意义。然而，癌症特异性生存率（cancer-specific survival，CSS）相似（主动监测 vs. 手术干预：5 年 100% vs. 99%，P =0.3），这归因于主动监测队列的人口统计数据年龄较大、美国东部肿瘤协作组（ECOG）评分较低、并发症较多、肿瘤较小或多发等[38]。因此，RMB 可以作为一种临床工具，对患者进行风险分层，以进行更保守的治疗，比如热消融术和主动监测。事实上，最近的一项前瞻性多中心研究显示，有活检的良性小肾肿瘤的患者手术摘除率减少了 80%（3% vs. 23%）[47]。与未接受 RMB 的患者相比，接受 RMB 的患者在最终病理学诊断时，诊断为良性的可能性降低了 67%。此外，根据活检结果，接受 RMB 的患者更有可能选择主动监测（30%），这与上述作者的另一项研究类似，该研究显示在办公室接

受 RMB 的患者中有 57% 接受主动监测治疗[52]。另外，Dave 等 [65] 研究报告显示，手术前接受常规 RMB 的患者手术后出现良性病变的可能性降低了 40%。

RMB 可能在临床中发挥作用的另一个领域是在消融治疗之前或治疗过程中。热消融术已成为小肾肿瘤的一种可行治疗选择，尤其是 < 3 cm 的小肾肿瘤。最近的荟萃分析显示，热消融术与肾部分切除术相比，尽管热消融术治疗后患者的局部复发风险稍高 [风险比（HR），0.55；95%CI，0.33 ∶ 0.91]，但癌症特异性的生存率相似（肾部分切除术：100% vs. 热消融术：92%）[66]。热消融术因其治疗原理而导致组织破坏，无法进行组织学分析。因此，热消融术前的 RMB 可以指导后续治疗。例如，如果穿刺组织为良性组织，那么患者可以选择放弃手术治疗并开始主动监测；如果是恶性组织，活检结果可以指导术后监测的频率，并为疾病在局部或远处复发时所需的再治疗或全身治疗提供依据。此外，有新的证据显示热消融术对不同组织学亚型的肾细胞癌的疗效不同，这可能为热消融治疗提供强有力的支持。

Lay 等 [67] 在 229 名接受热消融术治疗的患者中发现，由于肿瘤血管分布的差异，与乳头状肾细胞癌相比，透明细胞肾细胞癌的预后较差。在并发非肾恶性肿瘤的患者中，RMB 阳性证实肾脏肿瘤为转移瘤，也可能完全改变他们的治疗方式。

最后，RMB 可能在多发性或双侧肾肿瘤患者中发挥临床作用，例如，遗传性肿瘤（如 1 型遗传性乳头状肾细胞癌和肾嗜酸细胞瘤病），或指导孤立肾及移植肾患者选择保留肾单位的治疗方案。

※ 未来方向

RMB 的最终用途在于它能够区分良、恶性肾肿瘤，而这些肿物无法仅通过影像学来诊断。通过允许临床医师对患者进行充分的风险分层，可以避免不必要手术相关的并发症及死亡风险。目前，RMB 的局限性包括技术限制、肿瘤异质性及组织学分级不一致，这些局限性阻碍了其被广泛采用。然而，随着技术和经验的不断完善，RMB 的诊断准确性和实用性已被证明是有益的。在未来，多种先进技术的出现将解决这些限制。最近，多种新技术已被用于 RMB 图像引导。Liu 等 [68] 评估了拉曼光谱技术在 63 名接受部分 /根治性肾切除术患者中区分肾透明细胞癌与嗜酸细胞腺瘤的应用效果。拉曼光谱仪通过用光束照射 ROI

后测量散射光子的方式进行检测，发现其准确性为 100%，敏感性为 91.8%，特异性为 71.1%。此外，该技术还能够用于区分不同肾细胞癌的组织学亚型，准确率高达 93.4%。同样，光学相干断层扫描也被用来提高 RMB 诊断的敏感性及特异性。光学相干断层扫描依赖于单一波长相干的光束，该光束在穿过组织时会被反射，并在相干光内产生干涉，从而产生相位差。Wagstaff 等 [69] 首先评估了光学相干断层扫描在 40 名 RMB 患者中的应用，研究显示该技术鉴别肾嗜酸细胞瘤病和肾细胞癌的敏感性为 86%，特异性为 75%。用于实时光学诊断活检的光纤激光共聚焦显微镜也已被开发出来 [70]。机器人技术是肾癌手术治疗的主流，目前，机器人辅助肾活检也正在进行评估 [71]。无创液体活检已被开发用于分析血液中循环肿瘤细胞的分子和基因组标志物 [72-73]。人们对鉴定新的分子和基因组标志物越来越感兴趣，这些标志物可以提高 RMB 的实施应用，预测肿瘤的肿瘤学潜能并区分良恶性。例如，最近的一项研究表明，HIF1α 和 CA- IX 的高表达与肿瘤分期较高、复发风险增加及肿瘤进展相关 [74]。免疫组织化学也在发展。一项研究评估了已知肿瘤的预后因素，如肿瘤分级、坏死和肉瘤样 / 横纹肌样特征与 BRCA1 相关蛋白 1（BAP1）的状态，发现免疫组化中 BAP1 的存在与较高的病理分期显著相关 [50]。DNA 甲基化是癌症发生的一个早期过程，也被应用于 RMB。Chopra 等 [75] 利用 DNA 甲基化探针，预测了 272 例 RMB 标本的恶性程度和组织学亚型。总体而言，随着年龄的增长，小肾肿瘤的检出率不断增加，许多新的成像和靶向方法，以及通过液体活检检测新的分子和基因组标志物代表小肾肿瘤治疗的一个新的、令人兴奋的前沿。

※ 总结

尽管小肾肿瘤为良性的概率超过 30%，但小肾肿瘤的发生率和患病率仍持续上升，随着检测的增加，手术治疗也随之增加。先诊断后治疗的策略仍然存在，RMB 等风险分层的临床工具仍然未得到充分利用。小肾肿瘤的过度治疗会产生多种不利影响，包括手术并发症、社会心理压力、经济损失和肾功能下降，进而导致透析需求并发生心血管疾病。RMB 是一种安全有效的工具，诊断小肾肿瘤的准确率高并可以指导治疗。专业之间协作的多学科方法可以改善 RMB 的结果，并增加保守管理方案的利用。现行临床指南所颁布的 RMB 相关证据是基于低水平的证据或专家意见，需要通过高质量的研究来支持。最终，所有肾肿瘤的治疗前行 RMB 将成为主流，特别是随着新技术的发展及用于检测肾癌的新型基因组和分子标志物的应用，将开创小肾肿瘤的个体化管理的时代。

※ 临床关注要点

- 对于小肾肿瘤（＜ 4 cm）的患者，治疗前应常规讨论是否需要 RMB。
- 在讨论 RMB 的风险和获益后，应采用多学科讨论的方法。
- 应至少穿刺 2 ～ 3 针以进行充分的取样，细针穿刺（FNA）已被证明不如粗针穿刺活检。
- 一般来说，除非有软组织成分，囊性肿物不应活检，以减少播散和活检不充分 / 非诊断性的风险。
- 活检前应停用抗凝和抗血小板药物，以降低出血并发症的风险。
- 对于非诊断性活检的患者，应在讨论重复活检的风险和获益后进行重复活检。
- RMB 应在肿瘤消融治疗之前或期间进行，以进行风险分层和病理诊断。
- 疑似患有非肾脏原发性病变（例如淋巴瘤、非肾脏原发性转移瘤和感染）的患者应进行 RMB。
- 对疑似转移性肾癌患者应进行 RMB 以进行风险分层并评估是否适合系统性治疗和（或）临床试验。

参考文献

扫码观看

（译者：杨铁军、陈俊毅、郑清水）

第六章

囊性肾肿瘤：诊疗现状和新进展

Majed Alrumayyan，Lucshman Raveendran，Keith A. Lawson 和 Antonio Finelli

囊性肾肿瘤可为良性或恶性病变，通常为偶然发现，可根据 Bosniak 分类系统对其恶性程度进行分层判断。其实性增强成分通常代表透明细胞肾细胞癌的成分，但相对于纯实性的肾肿瘤，其自然病程更为惰性，这导致越来越多地将积极监测作为不适合手术患者的管理策略。本章对这一类疾病的诊断、管理现状和新进展进行综述。

关键词

◆ 复杂性肾囊肿；Bosniak 分级；肾活检；肾囊肿；主动监测；外科手术；肾脏小肿瘤；囊性肾肿瘤

要点

◆ 囊性肾肿瘤指影像学强化成分少于 25% 的肾肿瘤，主要依据 Bosniak 影像学分级系统进行分类。

◆ 当检查结果影响患者的治疗决策且技术上可行（其中实性成分超过 1 cm）时，推荐对囊性肾肿瘤进行穿刺活检。

◆ 与其他实性肾肿瘤相比，Bosniak Ⅲ 级和 Bosniak Ⅳ 级囊肿病程进展更为缓慢，主动监测也可列入可行的治疗选择。然而，鉴于长期随访数据有限，目前仅适用于有手术禁忌证的患者。

※ 背景

囊性肾肿瘤是一类具有良性和（或）恶性特征的病变，5% ~ 15% 的肾肿瘤都有囊性成分。其中"囊性"的定义主要基于影像学和（或）病理学表现，指囊性成分比例占到 75% ~ 90%，最新的 Bosniak 分级定义为影像学强化成分少于 25%。目前，对于囊性肾肿瘤的关注点在于良性病变的定义、随访和治疗的指征。精准识别囊性肾肿瘤的特征可以避免不必要的医疗花费，早期发现病变并及时治疗。本章旨在介绍囊性肾肿瘤最新的临床诊疗进展和争议点。

※ 影像学诊断

1986 年，Morton Bosniak 首次提出基于影像学特征的囊性肾肿瘤 Bosniak 分级系统（表 6.1）[1]。随着该分级系统被广泛应用于临床，囊性肾肿瘤和实性肾肿瘤的影像学检出率同步增加。Bosniak 分级系统主要依据 CT 和 MRI 影像学特征进行分级。Ⅰ 级和 Ⅱ 级通常为良性病变，不需要随访。Ⅱ F 级需要密切随访，Ⅲ 级和 Ⅳ 级通常是恶性病变，需要接受治疗。2019 年，Bosniak 分级系统进行了多处更新，包括基于 MRI 和 CT 影像的独立分类标准[7]。此外，为了提高 Bosniak 分级的可靠性，需提供更为准确的囊肿关键特征描述[1]。薄壁是指囊肿壁厚度 < 2 mm，厚壁是指囊肿壁厚度 > 4 mm。多分隔通常定义为 ≥ 4 个分隔[7]。

囊性肾肿瘤内的结节与不规则增厚或融合分隔的区分具有很大的特异性[1]。结节是指任意大小的局灶性突起强化影（囊壁或分隔边缘为锐性），或 ≥ 4 mm 的局灶性突起强化影（囊壁或分隔边缘为钝性）。区

分"不规则增厚"（Ⅲ 级）和"结节"（Ⅳ 级）的目的是减少 Ⅳ 级良性肿瘤的百分比[1]。另一个目的是从测量增强转向感知增强，不再推荐增强的定量阈值（例如，> 20 Hu，或 MRI 上 > 15% 的信号强度）。Ⅰ 级和 Ⅱ 级囊肿也可能存在增强，但是具有明确增强分隔或结节特征的病变可能分级更高。Bosniak 分级只是针对一般患者，不适用于遗传性肾细胞癌综合征患者的分型。

值得注意的是，因为其缺乏标准化的定义，更新的 Bosniak 分级建议避免使用"复杂囊肿"这样的术语[1, 8]。如前所述，囊性肾肿瘤具有严格的定义，是指同化组织成分少于 25% 的肾肿瘤。根据 2019 年版的 Bosniak 分级标准，恶性肿瘤的风险在 Ⅱ F 级为 10%，Ⅲ 级为 50% ~ 60%，Ⅳ 级为 85%。一项荟萃分析也提示了类似的恶性肿瘤风险，Ⅱ F 级为 6% ~ 18%，Ⅲ 级为 51% ~ 55%，Ⅳ 级为 89% ~ 91%[5]。

美国放射学会推荐 CT 作为评估肾脏肿物的首选影像学检查方法[9]。分期应包括平扫期、皮质髓质期和分泌期。CT 评估肾肿瘤的关键是比较平扫期和增强期的衰减值，出现强化有助于区分实性成分、出血或碎片，增强超过 15 ~ 20 Hu 者需进一步随访[10]。双能源 CT 采用两个独立的 X 线光子能谱，可以重建更为详细清晰的图像[11]，更精确地评估病变。材料分解是指抑制或去除具有衰减特性的物质，如碘、钙或尿酸[12]。假性增强可能出现在增强肾实质附近的小的、内生性病变中，通过校正射线硬化效应和碘图获得影像重建，可以降低假性增强的影响[13]。

由于无辐射、高可及性和低成本的优点，超声检查在囊性肾肿瘤的诊断中具有优势。同时也存在一定局限性，包括无法可靠地评估分隔的强化，这使得使用简单的灰度超声来诊断评估囊性肾肿瘤要比 CT 或 MRI 更复杂[14]。彩色 / 功率多普勒技术可以部分改善其应用限制。CEUS 使用充气微泡作为造影剂，通过实时血流监测，可以更准确地评估不确定的囊性肾病变。这种方法对肾功能不全或造影剂过敏的患者更有优势[15-16]。缺点包括设备体型大、依赖操作者、对于深部肿瘤的诊断仍存在局限性。

MRI 凭借其更高的对比度能够更准确地评估囊性肾肿瘤[17]，适用于有 CT 检查禁忌证的患者（如碘造影剂过敏患者）或 CT 无法提供明确诊断的患者。例如，MRI 可以更清楚地显示 CT 成像上难以识别的

表 6.1　Bosniak 分级系统

Bosniak 分级	描述	恶性概率	推荐的管理
I	薄壁，不增强，CT 平扫时有 -9 ~ 20 Hu 的衰减；MRI 在 T$_2$ 加权为高信号，T$_1$ 加权为低密度 [1-2]	几乎无 [3]	无须随访 [4]
II	薄壁很少，分隔薄，几乎没有强化；复杂肾囊肿源于蛋白质 [1-2]（20 ~ 40 Hu，无回声）或出血性（40 ~ 50 Hu，复杂性）；囊肿＜ 3 cm	＜ 10% [3, 5-6]	无须随访 [4]
II F	壁或隔轻微增厚，并有较多分隔；大多数分隔可见增强；囊肿＞ 3 cm；MRI T$_1$ 加权均有不同程度的高信号 [1-2]	5% ~ 25% [3, 5-6]	影像学随访，随访顺序无一致性共识 [4]
III	不规则厚壁和分隔，不规则强化 [1-2]	50% [3, 5-6]	手术治疗或密切随访 [4]
IV	强化的结节 [1-2]	85% [3, 5]	手术治疗 [4]

间隔 [18]。缺点包括成本高、可及性低，不适合无法暂停呼吸的患者（运动伪影大大降低了图像质量）。使用屏气 MRI 技术，基于钆的减影 MRI 技术及更高分辨率的 3T 高场强 MRI 可以帮助提高图像质量 [19-21]。

RMB 可提供组织病理学诊断，有助于确定肾肿瘤的后续治疗方案。研究表明 RMB 有助于肾脏小肿瘤的主动监测，并可以节省医疗成本 [22-24]。但因为其诊断率较低，目前，欧洲泌尿外科指南并不推荐对囊性肾肿瘤进行活检，除非有明确可定位的实性成分作为穿刺靶点 [25]。

美国泌尿外科指南指出，当患者倾向于主动监测，且风险 - 收益相当时，建议行 RMB。加拿大和欧洲泌尿外科协会指南指出，如果穿刺结果可能改变治疗决策时，建议行 RMB。RMB 对于肿瘤的检出率为 78% ~ 92% [26-27]。多项研究指出肾肿瘤穿刺活检对于囊性肿瘤的诊断率低于肾小实性肿块（肾小实性肿瘤的敏感性高达 99%，而囊性肿瘤的敏感性为 33% ~ 83%）。如果肾脏囊性肿块的实性部分可以进行精准的定位穿刺，那么穿刺的敏感性就会提高。

肾脏小肿瘤和囊性肿瘤之间的随访差异在于，囊性肿瘤的大小可以增加，在 Bosniak 分级中所描述的形态学不变的稳定情况下，不需要进一步干预 [28]。一项大型回顾性研究显示，肾脏恶性肿瘤最常见的是透明细胞肾细胞癌 [29]。另一项研究显示，结节性囊肿比非结节性囊肿具有更高的恶性概率 [30]。最后，与实性肾脏小肿瘤不同的是，一些良性病变（如肾嗜酸细胞瘤病和血管平滑肌脂肪瘤）不需要治疗，且不需要作为囊性肾肿瘤的鉴别诊断。因此，肾肿瘤穿刺活检的作用是有限的，尚未被普遍推荐使用。

※ 病理诊断与预后

囊性肾肿瘤包括具有囊性结构的不同肿瘤实体或其他常见肾肿瘤的实性成分发生退行性病变和坏死（表 6.2）。囊性改变可发生在各种亚型的肾细胞癌中，包括透明细胞肾细胞癌、乳头状肾细胞癌和肾嫌色细胞癌。还有一种更为惰性的囊性肾上皮肿瘤亚型，称为低度恶性潜能的多房囊性肾肿瘤，以前称为多房囊性肾细胞癌。

表 6.2　囊性肾肿瘤的临床病理表现

病变名称	病理特征	影像特征	预后
透明细胞肾细胞癌囊性变	最近文献引用的是至少有 50% 囊性成分的透明细胞肾细胞癌囊性变肿瘤 [31]	CT/ MRI 显示混合实性和囊性成分	预后不定，与传统透明细胞肾细胞癌相比，总体上预后较好 [31]
透明细胞乳头状肾细胞癌	大体：界限清楚，有包膜，局限于肾实质，无肾周 / 血管浸润或坏死 [32] 镜下：低级别核（ISUP 1 或 2）级 [32]；透明细胞排列呈小管和乳头状，细胞核远离基底膜排列 [32]	病变影像学特征变化很大，从 II F 级到 IV 级不等	透明细胞乳头状肾细胞癌表现出良好的肿瘤特异性生存率（10 年和 20 年时为 100%）[33]
低度恶性潜能的多房囊性肾肿瘤	大体：一般单侧，＜ 5 cm，大小不等的囊腔，内含清澈的浆液性或血性液体，无明显实性结节 [34-35] 镜下：见具有低级别肿瘤细胞（ISUP 1 ~ 2 级）的薄纤维间隔，无实性膨胀生长的肿瘤细胞结节 [34]	病变影像学特征变化很大，从 II F 级到 IV 级不等	预后很好，无复发或转移 [36]

第六章

病变名称	病理特征	影像特征	预后
混合性上皮和间质肿瘤	大体：常单发，混合实性和囊性成分，累及髓质和（或）皮质，可突出至肾门[34]；囊性肾瘤，极少或无实性成分[34] 镜下[16]：典型的间质细胞表达ER/PR，上皮细胞形态谱很广；囊性肿瘤，由薄的纤维间隔囊壁衬附扁平至立方上皮[36]	CT：大小不等囊腔，间隔和实性部分成分延迟强；大多数被归为Bosniak Ⅲ或Ⅳ[37]；MRI：囊性区，T_1低信号、T_2高信号；实区T_1高信号、T_2低信号[38]。囊性肿瘤：US：无回声，有细分隔，罕见钙化，无血管；CT：大小不等囊壁显示轻度硬化[38]	大多良性，罕见的恶性转化[36]
管状囊状肾细胞癌	大体：肿瘤边界清晰，呈海绵状或"气泡包裹"状[39] 镜下：囊状和管状结构；没有实性、出血或坏死区域[40]。由内衬单层细胞的小管和囊状结构组成，细胞核仁突出（相当于ISUP/WHO分级3级）细胞胞浆丰富、嗜酸性	MRI优于CT；以多房囊性病变为特征，Bosniak分级Ⅱ～Ⅳ，伴多支血管间隔[40]；US：可表现出高回声和后方回声增强[41]	相对惰性，<10%的病例表现为疾病进展、局部复发或转移到骨、肝和淋巴结[39]
获得性囊性肾病相关的肾细胞癌	大体：可以是多发和双侧[42] 镜下：特征为"筛状"图案，可含有草酸盐晶体沉积。主要是ISUP 3级核[42]	混合放射表现：呈实性、囊性或混合性[43]	除延迟复发风险降低外，预后与透明细胞肾细胞癌相似[44-45]

注：ER，雌激素受体；PR，黄体酮受体；ISUP，国际泌尿病理学会；WHO，世界卫生组织。

多房囊性肾细胞癌于1982年首次被提出，并于2004年被世界卫生组织定为透明细胞肾细胞癌的一个亚型[46]。2012年，温哥华国际泌尿病理学会建议将这些病变称为低度恶性潜能的多房囊性肾肿瘤[47]。低度恶性潜能的多房囊性肾肿瘤作为一种独特的肾细胞癌亚型，总体预后良好[48]。74%的病例与染色体3p缺失有关，25%的病例与VHL突变有关[49]。据报道，低度恶性潜能的多房囊性肾肿瘤占所有肾肿瘤的1%～2%，约占囊性肾肿瘤的10%，但由于Ⅰ级和Ⅱ级囊肿通常无须切除或随访，实际发病率可能更高[50-51]。从ⅡF到Ⅳ级肾囊肿的影像学特征变化很大，通常进行手术切除。既往研究提示其具有5年无复发的良好无病生存率[48, 52-53]。正如最近的一系列研究所证明的那样，当通过严格的标准诊断时，无论其级别如何，癌症特异性生存率都很高[48, 52]。

最近对Bosniak Ⅱ～Ⅳ级囊肿的系统回顾（共3000名患者，其中有970名ⅡF～Ⅳ级囊肿被切除）报道指出，在切除的Ⅲ级和Ⅳ级囊肿中分别有51%和86%为恶性。在373名恶性囊肿患者中，复发（1.35%）和转移（1%）的患者极少[5]。进一步估计1.9个Ⅲ级囊肿就有一个需要考虑恶性肿瘤，但需要140个Ⅲ级囊肿才要考虑转移的可能[5]。最近两项有

关ⅡF～Ⅳ级囊肿（共270名患者）的病理相关性研究发现80%的病例是恶性[5, 44]。最常见的肾恶性肿瘤为透明细胞癌、乳头状肾细胞癌1型、乳头状肾细胞癌2型，其中约10%为低度恶性潜能的多房囊性肾肿瘤。尽管本研究病例中恶性特征的比例高，但长期随访预后佳，仅出现1例癌症特异性死亡[5, 44]。

低度恶性潜能的多房囊性肾肿瘤的组织病理学与常规透明细胞肾细胞癌的囊性改变相似，因此，这些病变考虑为同一疾病谱。行肾切除术后，囊性透明细胞肾细胞癌的长期随访预后良好[5, 44, 53-55]，囊性成分>50%的病例5年无进展生存率为97.1%，而囊性成分>75%的病例10年总生存率为100%[31, 33, 56]。低度恶性潜能的多房囊性肾肿瘤也提示预后极佳，200多名患者无转移或疾病相关性死亡[31, 33]。总体而言，囊性肾细胞癌的生物学行为优于非囊性肾细胞癌，提示低度恶性潜能的多房囊性肾肿瘤处于疾病谱最惰性的一端。

透明细胞肾细胞癌的另一亚型是透明细胞乳头状肾细胞癌（早期被认为是获得性囊性肾病患者的恶性转化）[47]，与低度恶性潜能的多房囊性肾肿瘤的临床表现相似，但具有独特的细胞形态和免疫表型[47]。囊性肾肿瘤切除术的病理分析显示，透明细胞乳头状

肾细胞癌占具有囊性特征的透明细胞肾细胞癌病变的4%～6%[33]。300多名透明细胞乳头状肾细胞癌患者中有1名出现转移并导致死亡，且肿瘤产生了肉瘤样变[57]。

有囊性改变的乳头状和肾嫌色细胞癌是囊性肾肿瘤切除后病理评估的潜在发现。与透明细胞肾细胞癌相比，乳头状肾细胞癌容易合并出血、坏死、囊性变[58-59]，在影像学上的增强程度较低。在一项针对138名乳头状肾细胞癌患者的研究中，结合影像放射学和组织病理学结果发现，约30%的乳头状肾细胞癌表现为囊性特征[60]。术后只有2名囊性变的乳头状肾细胞癌患者出现疾病进展。目前，尚不清楚这些透明细胞肾癌囊性变的良好预后是因为囊性特征还是因为病变的实性成分本质上是惰性的。其他非透明细胞肾细胞癌囊性病变包括获得性囊性肾病相关的肾细胞癌、管状囊状肾细胞癌和延胡索酸水合酶缺陷型肾细胞癌。

混合性上皮和间质肿瘤表现为复杂的多房性囊肿，通常局限于肾脏，有时可向肾门膨出[61]。混合性上皮和间质肿瘤是局限性的、边界清楚的多房肿瘤，由实性成分和囊性成分组成[62]，主要见于围绝经期妇女[61]。混合性上皮和间质肿瘤的一个亚型是囊性肿瘤，表现为界限清楚的多囊性肿瘤，无明显的实体成分[61, 63]。

目前，尚无关于恶性囊性肾肿瘤自然病程的随机试验或长期研究。Chandrasekar等进行的一项研究纳入了300多名患者，结果显示一半的ⅡF囊肿最终被归类为Ⅲ级，但随着时间的推移，Ⅲ级囊肿很少被重新分类为Ⅳ级囊肿[44]。只要实体/结节性成分保持稳定，液体成分及囊性肿瘤整体大小的增加就不被认为是疾病进展。在这个研究中，超过80%的患者接受了主动监测，未接受手术干预[44]。

主动监测已被公认为治疗肾脏小肿瘤的理想策略，但在囊性肾肿瘤中应用较少。在监测期间，通常根据肿瘤的增长情况和患者的依从性对患者进行影像学检查和延迟干预。考虑到Ⅲ级和Ⅳ级肿瘤的进展概率和流行率存在差异，应采取不同的主动监测方式。Tse等一项研究纳入了112名Ⅲ级和Ⅳ级肾囊肿患者，结果显示Ⅲ级肾囊肿患者的年生长速率为0 mm，而Ⅳ级肾囊肿的平均年生长速率为2.2 mm[64]。该研究还显示，24%的Ⅲ级升级为Ⅳ级，9%的Ⅳ级降级为Ⅲ级。肾实性肿瘤的生长速率与Ⅳ级囊肿相似，即每年2.5 mm。另一项研究显示，具备透明细胞组织学

特性的患者其肿瘤每年的生长速率约为1.5 mm[65]。一组经穿刺活检证实的小实体肾细胞癌患者采用主动监测治疗的方式，该组患者肿瘤的平均增长率为每年8%（第3年随访时为0.19 cm/年），与其他亚型相比，透明细胞肾细胞癌的年增长率高于其他亚型。同时也发现透明细胞肾细胞癌的进展率和转移率均最高[66]。

另一项研究表明，在＞2 cm的肾肿瘤中，肾实性肿瘤的生长速度更快[67]。也有报道称，＞4 cm的Ⅳ级囊肿比低分级的囊肿具有更高的生长速度。较大的病变或快速生长的病变通常表现出更高的侵袭性和不良的病理类型。恶性肿瘤则不同，因为囊性肿瘤的非增殖部分虽然可以生长，但不会导致疾病进展。此外，在囊性肿瘤中，测量小的增强部分是具有挑战性的，同时可能会被遗漏。一项关于囊性肾肿瘤进展评估的研究显示，Ⅳ级囊肿的中位进展时间为710天。已有多项研究指出肾囊性肿瘤存在过度增生的情况。Ⅲ级囊肿中有一半术后病理显示良性，恶性的囊肿均为低级别肿瘤，转移风险也低[67-69]。

多项关于肾脏小肿瘤的研究已经证明了肿瘤大小与恶性肿瘤的风险之间的关系，但在囊性肿瘤中，这种关系可能不同，一项回顾性研究显示小的Ⅲ级囊肿是恶性的（尽管直径＜4 cm），随访3年没有发生进展或转移，最终病例为低级别的肾细胞癌。Ⅲ级囊肿的临床预测模型显示，Ⅲ级小囊肿具有较高的恶性率[70]。

囊性肾肿瘤的主动监测方式尚未统一，由于大多数ⅡF囊肿是良性的（恶性肿瘤的概率为10%）。ⅡF囊肿大多保持稳定，在随访期间甚至可能缩小。通过对Ⅲ和Ⅳ级的肾囊肿进行主动监测发现，超过一半的患者囊肿大小稳定和（或）经历了分级下调[29]。多项回顾性研究显示，囊性肾肿瘤转移风险低[5-6, 69, 71]。一项回顾性研究纳入1000多名患者，平均随访65个月，结果显示Ⅲ级囊肿没有发生进展[72]。对于囊性肾肿瘤的影像学随访方案同肾脏小肿瘤的随访方案类似，除了ⅡF级囊肿，第一次随访后可每年复查一次[73]。最新的2019版Bosniak分类法同时完善了MRI和CT的分级标准，但一项研究指出随访时最好继续采用相同的成像方式（CT或MRI），以便更好地比较图像[26, 74-75]。一项对比主动监测与保留肾单位手术的成本效益的研究显示，考虑到ⅡF级和Ⅲ级囊肿的进展和转移风险较低，更推荐主动监测[73]。

一项关于Ⅲ级和Ⅳ级肾囊肿长期预后的研究，

提示两者均获得良好的无病生存率，5 年随访时生存率为 92%。这些数据与其他研究报告（5 年生存率为 83% ~ 98%）类似[54, 73, 76-77]。多项回顾性研究显示，除非患者合并某些综合征（如 VHL 综合征），其余囊性肾肿瘤患者的死亡率很低[44, 73]。

加拿大一项针对泌尿科医师的问卷调查显示：接受调查的泌尿科医师中，针对半数左右的Ⅲ级囊肿患者有 1/3 的医师会采取主动监测[78]。约 60% 的医师不选择主动检测的原因是Ⅳ级囊肿缺乏主动监测的循证医学证据，同时也缺乏相关的指南或共识。囊性肿物的大小和位置等特征往往也影响了医师的诊疗决策[78]。

加拿大泌尿外科协会于 2017 年发布了处理囊性肾肿瘤的指南：Ⅰ级和Ⅱ级肾囊肿没有发生恶性肿瘤的风险，不需要随访[4]。对于ⅡF级肾囊肿，考虑到有恶性肿瘤的发生风险，建议在第一年每 6 个月随访一次，若无进展，之后的 5 年则可每年随访一次。考虑到Ⅲ级和Ⅳ级囊肿的恶性风险，建议手术切除，包括部分肾切除术。由于当时尚无关于主动监测或热消融的研究，加拿大的指南建议仅对不适合进行手术的患者 [如有多种并发症和（或）预期寿命短的患者] 进行监测。加拿大指南建议穿刺活检用于围手术期发病率或死亡率较高的高危Ⅳ级患者。由于Ⅲ级肿瘤缺乏实性成分，通常不建议行肾穿刺活检[4]。

根据 2021 年发布的美国泌尿外科协会指南，对于 < 2 cm 的肾脏小肿瘤，主动监测可纳入治疗选择。同时，它也可以提供给部分治疗风险和临床获益对等的Ⅲ级和Ⅳ级囊肿患者。指南同时建议对囊肿中的实性成分进行经皮肾穿刺活检以明确病理性质，若发现进展迹象则需采取治疗措施。此外还推荐每 3 ~ 6 个月进行影像学随访以排除病情进展[79]。

※ 未来方向

有越来越多的证据表明，对许多偶然发现的肿瘤（包括肾脏小肿瘤和囊性肿瘤）存在过度诊断和治疗。大多数Ⅲ级和Ⅳ级的囊肿发生恶性肿瘤的可能性较高，指南建议继续治疗。但基于回顾性和前瞻性的系列研究，许多临床医师对Ⅲ级和Ⅳ级的囊肿仍采用更为保守的方法。虽然随机对照试验是理想的，但缺乏临床均势和长期随访，可能影响此类研究的最终结果。

影像学检查是囊性肾肿瘤管理的基石。Bosniak 分级基于清晰的成像特征，是一个可靠且通用的分类系统。医学人工智能正在迅速发展，开发算法可以帮助医务人员诊断和治疗多种疾病。放射组学是人工智能的一部分，通过机器学习和深度学习，可以提高囊性肾肿瘤的诊治水平。应用放射组学技术，无需临床医师或放射科医师直接参与，即可对肾囊肿（尤其是Ⅰ级和Ⅱ级囊肿）进行检测和分类。总的来说，Bosniak 分级系统效果良好，尤其在Ⅰ ~ Ⅲ级囊肿方面。诊断Ⅳ级囊肿的挑战在于实性成分具有潜在转移的风险。此外，坏死的实体肿瘤也存在被误诊为Ⅳ级囊肿的风险。坏死的实体肿瘤具有较高的转移潜能，因此，需要提高识别坏死肿瘤的能力，避免误诊误治。基于 CA-Ⅸ 的 PET 扫描，进一步应用 TLX250-CDx 示踪剂，可能有助于更好地诊治肾脏囊性病变，值得进一步研究，特别是考虑到穿刺活检对囊性肿瘤的作用极为有限[80]。

囊性肾肿瘤的基因组学有助于阐明其恶性和转移的潜力。对肾实性肿瘤的大规模基因组学研究发现，在肾细胞癌的组织学谱中存在一些与预后相关的特性，但缺乏关于囊性肾肿瘤的研究数据[81-83]。鉴于穿刺活检对囊性肾肿瘤的作用有限，我们预测基于液体活检的基因组生物标志物将为肾囊性肿瘤的诊断提供更可靠的数据，以指导制订治疗决策，并有望在将来应用于临床实践[84]。对囊性肾肿瘤生物学的更深入了解，将使其能够为患者提供精确的医疗决策，同时最大限度地降低该病的发病率。

※ 总结

囊性肾肿瘤的发病率高，大多是良性的，但更复杂的病变，尤其有实性成分的病变，通常具备恶性的征象。Bosniak 分级系统的影像学诊断和分类已经为此类肿瘤的临床诊断提供了参考。CT 扫描一直是描述囊性肿瘤的实性成分特征和囊肿本身特征的"金标准"。由于实性 / 囊性病变的恶性率高，且确诊率低，因此不推荐穿刺活检。切除肿瘤的病理表现为多种恶性亚型，包括透明细胞肾细胞癌（最常见的）和非透明细胞肾细胞癌。

手术切除一直是治疗的"金标准"，但消融和主动监测正在逐步获得学者的关注。囊性肾肿瘤的自然病程类似于小的实性肾肿瘤，但不同的是，囊性肾肿瘤的囊肿可能 > 4 cm，并伴有离散的较小的实性成分。实性结节可能保持多年稳定，只是囊肿中的液体部分会增加。因为囊性肾细胞癌的进展和转移风险较低，所以对肾实性肿瘤的主动监测方法同样可应用于囊性肾细胞癌。多个指南已统一所有类型的囊肿的治疗方案，并建立了囊性肾肿瘤治疗的临床实践。展望未来，预计人工智能驱动的放射组学技术的持续进步，再加上基于新型液体活检的基因生物标志物，将继续提高区分需要手术治疗的患者和可通过积极监测安全管理的患者的能力。

※ 临床关注要点

• 2019 版 Bosniak 分级系统为囊性肾肿瘤的诊断提供了更多细节和特征，值得临床医师关注。

• CT 是评估肾脏肿物的首选影像学检查方法。CEUS 和 MRI 可以让临床医师更有效地评估 CT 上的可疑病灶。对于存在增强断层扫描风险的肾肿瘤患者，CEUS 是一种有效的评估方法。

• RMB 对囊性肾肿瘤的组织学诊断帮助不大，除非有明确可定位的实体成分进行靶向穿刺。组织诊断有助于那些主动监测的患者确定治疗策略。

• 采用主动监测的方法是一种可行的策略，可确定风险分层和最佳的治疗时机。Bosniak ⅡF 级和Ⅲ级的患者，其恶性率分别为 10% 和 50%，已知其进展和转移风险较低，可推荐主动监测。Bosniak Ⅳ级的生长速度与其他透明细胞癌类似，当大小稳定时可推荐主动监测。

• 囊性肾肿瘤未来的研究方向包括增加对 Bosniak Ⅲ级和Ⅳ级囊肿的主动监测，整合放射组学和人工智能技术来评估囊性病变，以及通过基因组学来挖掘生物学和恶性潜能特征。

参考文献

扫码观看

（译者：吴准、魏勇、陈少豪）

第七章

肾癌术后的远期肾功能：历史观点、现状和未来展望

Andrew M. Wood，Tarik Benidir，Rebecca A. Campbell，Nityam Rathi，
Robert Abouassaly，Christopher J. Weight 和 Steven C. Campbell

对于肾部分切除和根治性肾切除术后功能恢复的认识已取得显著进展，目前已将肾部分切除术作为大多数局部肾肿瘤的治疗方案。对于对侧肾脏功能正常的患者，肾部分切除术是否能提高总体生存率尚不清楚。虽然早期的研究似乎证明了肾部分切除术中减少热缺血时间的重要性，但过去 10 年的多项研究已经证明，肾实质损失是肾功能最重要的预测指标。在切除和重建过程中，尽量减少正常肾实质的损失是术后长期保存肾功能最重要的可控因素。

关键词
- 肾根治性切除术；肾部分切除术；肾功能；肿瘤手术；肾肿瘤

要点
- 因为能更好地保留肾功能，肾部分切除术被越来越多地用于局限性肾肿瘤，但其对健侧肾功能正常的患者来说是否有总体生存获益仍存在争议。
- 正常肾组织的保留是术后肾功能恢复的第一要素。
- 肾脏缺血时间与肾功能的恢复相关，尽管该因素经常被当作混杂因素。采用冷缺血技术和限制热缺血时间（< 25 ~ 30 分钟）均能够获得较好的肾功能恢复。
- 肾部分切除术中重建阶段对于功能肾实质的保留和肾功能恢复最为重要。
- 即便仍然有争议，可采取零缺血肾部分切除术或者对于即将出现不可逆肾损伤的患者减少热缺血时间。

※ 导言和定义

根据美国癌症协会相关数据，肾癌是发病率排名第 7 位，死亡率排名第 10 位的实体恶性肿瘤[1]。幸运的是，影像技术的发展使得超过 2/3 的病例在初诊时为临床局限性肾癌[2]。历史上，根治性肾切除术（RN）被认为是治疗局限性肾癌患者的"金标准"，肾部分切除术（PN）只适用于那些 RN 后会导致肾功能衰竭并且需要进行透析的患者。21 世纪以来，CKD 对长期生存和健康结果的重要性越来越受到重视，这促使泌尿科医师重新思考保留肾单位手术的重要性。

2004 年，发表在 New England Journal of Medicine 上的一项具有里程碑意义的研究强调了轻度 / 中度 CKD 对长期健康结果的影响。在一项以人群为基础的研究中，作者对 100 多万名患者进行评估，报道了 CKD 的严重程度与心血管事件的发生率、住院率和死亡率增加之间的关系[3]。因此，一些泌尿外科医师开始关注肾癌手术后患者的 CKD。2004 年，有研究报告指出，RN 后 3 年内新发 CKD 的发生率（65%）比 PN（20%）高出 3 倍以上，这一发现也在其他研究中被进一步证实[4-5]。

随着人们对预防 CKD 重要性认识的提高，短期和长期保护肾功能已成为泌尿外科医师越来越关注的目标。对大多数小肾肿瘤来说，PN 的肿瘤学结局与

RN 相当，因此，保留肾单位手术已成为治疗小肾肿瘤的主流方式。认识到这一领域的变化，美国泌尿外科协会关于局限性肾癌指南的最后两次更新都集中在强调保护肾功能的重要性、术前肾小球滤过率（GFR）/ CKD 分期的评估，以及如何严格把握 RN 手术适应证使患者获益等方面[6-7]。除了 PN 和 RN 的选择指征，近期研究还聚焦于通过外科改良技术保护 PN 后的短期和远期肾功能，例如，缺血类型和持续时间、肾实质体积丢失的程度、修补技术和切除方法等，这些因素都会对肾癌术后肾功能产生影响。在讨论这些因素如何影响肾功能时，重要的是定义术后肾功能随时间变化的参数（表 7.1）。

表 7.1　与肾癌手术后功能恢复相关的定义

术语	定义
基线 GFR	肾癌在任何手术前的肾功能。主要由年龄和医学共病决定
急性肾损伤（AKI）	PN/RN 后早期阶段的功能下降。由血清肌酐水平定义，因为 GFR 在达到稳定状态后才能确定，通常需要数日时间
新基线 GFR（NBGFR）	GFR 在 PN/RN 术后 1 ~ 12 个月期间，待 AKI 恢复后测定。肾功能在这一时期内趋于稳定
长期 GFR（LTGFR）	由 PN/RN 后的 NBGFR 加上患者共病、其他手术或损伤后的功能变化及衰老过程决定

PN 后，肾功能几乎都会受到 AKI 的影响。AKI 定义为由肾单位暂时性损伤引起的肾功能暂时性下降。在 PN 后发生 AKI 时，热缺血或冷缺血、腹部充气、术中腹腔积液转移等损伤因素均可导致血清肌酐水平在术后数天内短暂升高。AKI 消退后，肾功能在稳定于新基线 GFR（new-baseline GFR，NBGFR）之前会得到改善。大多数研究将 NBGFR 定义为术后 1 ~ 12 个月测量的 GFR，为保留的肾单位提供了 30 天的恢复期[8-10]。有证据表明，大多数患者在这段时间内，肾功能会保持稳定。最后，长期 GFR（long-term GFR，LTGFR）定义为手术后 3 ~ 20 年肾功能的测量结果，与肾癌手术的影响、其余肾单位长期暴露于并发症、衰老相关的自然衰退有关。40 岁以后，eGFR 平均每年下降约 0.8 mL/（min·1.73 m^2）[11]。

尽管学术界越来越关注术后肾功能恢复的模式和预测因子，但如何实现肾功能恢复的最优化仍然是该领域的难题。首先，PN 后肾功能的改善是否会导致

总体生存率提高仍存在一定争议[12-13]；其次，CKD主要是由手术干预及围手术期合并症引起的理论也受到质疑[8, 14]；此外，大量证据表明，PN期间的热缺血持续时间对NBGFR的影响可能比以前认为的要小[15-16]。这些争议可能会影响术前和术中的管理，值得每一位进行局部肾癌手术的泌尿科医师仔细考虑。在本章中，我们将回顾有关这些争议的历史和当前的证据，并提供该领域的最新研究进展。

※ 肾部分与根治性肾切除术

在20世纪90年代之前，泌尿外科医师仅会选择性地开展PN手术。对PN的担忧主要包括两个方面：一是对肿瘤控制缺乏信心；二是围手术期并发症（主要是出血）发生率可能增加及对这些并发症处理策略不明确。21世纪初，多项前瞻性研究结果发表后，泌尿外科医师的观念逐渐开始转变：某些合适的患者施行PN后，术后无复发生存率较高[17-18]。此外，随着外科医师开展PN的经验不断增加，cT2肾肿瘤在PN后的总体并发症发生率较低[19]。因此，PN越来越受到泌尿外科医师的认可。2009年，美国泌尿外科协会指南将PN确定为T1a肾肿瘤手术的标准术式[20]。此后，各个医学中心持续扩大PN在更大、更复杂肾脏肿瘤中的应用范围，研究结果也表明，PN围手术期的并发症可控且具有与RN相当的肿瘤学预后[19, 21]。尽管如此，仍有一个基本问题：对于对侧肾功能正常的患者，保留肾单位手术能否真的改善总生存期？

随着PN后的改变，一系列的回顾性研究证明与RN相比，PN在改善肾功能预后、保持等效肿瘤学结局及提升总体生存率方面具有优势（表7.2）。然而，在这些回顾性研究中，患者的选择具有明显的偏倚，导致研究结果的证据等级并不高。Kim等发表的荟萃分析也证实了这些观察性研究中普遍存在的问题[22]。Kim等从36项回顾性研究中汇总了超过40 000名患者进行分析，研究结果发现，与RN相比，接受PN的患者其全因死亡风险降低了19%，癌症的特异性死亡率也有29%的改善。如何解释PN居然拥有比RN更好的预后呢？唯一合理的解释就是这些纳入研究中的数据存在实质性和系统性选择偏倚。因此，在同一时期的几项研究试图使用统计学技术来纠正这些选择偏倚。研究结果再次表明，PN能够改善患者的总体生存率[23-24]，但不可测量的选择偏倚仍然是一个无法解释的问题。

因此，我们需要一个随机对照研究来更好地回答上面的问题。事实上，在肾肿瘤外科领域就有这样一个研究，即EORTC-30904研究。该研究发表于2011年，并于2014年更新[26-27]。这项研究纳入单一病灶（<5 cm）的局限性肾肿瘤且对侧肾脏功能正常的患者，按1:1的比例随机分为PN组和RN组。令人惊讶的是，尽管预期的肾功能结果有所改善，但PN并未展示出10年总生存率的提升（RN为81%，PN为76%）。3年后的随访分析再次证实PN在改

表7.2　选择部分和根治性肾切除术的研究

研究	设计	结果	调查结果	局限性/观点
比较PN与RN的回归性研究				
Kim等[22]，2012	对36项研究的荟萃分析	ACM、CSM、CKD	PN与ACM相对风险降低19%，CSM相对风险降低29%，CKD相对风险降低61%	在PN队列中，改善的CSM很可能代表了选择偏倚
Tan等[23]，2012	使用工具变量法对cT1a肾肿瘤患者进行SEER-Medicare研究	OS、CSS	使用PN改进操作系统。PN和RN之间的CSS无差异	工具变量方法，人群数据库研究意味着不可能完全控制混杂因素
Veight等[24]，2010	使用倾向评分解释cT1b患者偏倚的回顾性研究	OS、CSS、心脏特异性生存率	PN和RN具有相同的CSS（94% vs. 89）。术后CKD通常与RN相关，是OS和心脏特异性生存的独立预测因子	回顾性、单中心、倾向性评分不能解释未被识别的混杂因素
Gershnan等[25]，2018	采用倾向评分法对>2400例cT1肾肿瘤患者的PN或RN进行回顾性研究	ACM、CSM、OCN、GFR下降>10%、GFR发生率<45%	RN与CKD的风险增加10%有关（HR, 2.07~2.21; P<0.001），CKD<45（HR 2.70~2.99; P<0.001）OCM、CSM、ACM组均无差异	回顾性、单中心研究

续表

研究	设计	结果	调查结果	局限性/观点
比较 PN 和 RN 的随机试验				
Van Poppeld 等[26]，2011；Scosyrev 等[27]，2013 年（EORTC 30904）	比较 PN 与 RN 治疗对侧肾脏正常＜5 cm 的肾肿瘤的随机试验	OS、CKD	10 年 OS 显示 PN 优于 RN（81% vs. 75%；HR，1.5；P=0.03）。中位随访 6.7 年，RN 与 PN 比较，eGFR＜60：86% vs. 64%，eGFR＜30：10% vs. 6.3%，eGFR＜15：1.5% vs. 1.6%	由于入组病例数不足，导致（该研究）效力（统计效能）不够。PN 组中有相当大比例（15%）的患者转而接受了 RN。尽管（研究）存在局限性，但（该结果）对 PN 带来的生存优势提出了质疑
因手术肾单位损失而导致的 CKD（CKD-S）与医用肾单位损失（CKD-M）的影响				
Lane 等[28]，2013	RN 和 PN 的大队列研究	年肾功能下降，ACM	CKD-M 患者年肾功能下降率为 4.7%，CKD-S 患者则为 0.7%。年肾功能下降率＞4% 与死亡率增加 43% 相关（P＜0.0001）。	单一三级医疗中心的回顾性研究。观点：CKD-M 患者生存率下降，且肾功能稳定性较差。CKD-S 患者的肾功能下降情况与正常衰老过程相似
Capitanio 等[29]，2015	1189 例接受 RN 和 PN 治疗的多中心系列患者	CKD 和 OCM	PN 与 CKD 风险降低相关，但其他原因死亡率无显著差异，（HR，0.8；CI，0.67～1.40）	回顾性研究。观点：PN 更利于肾功能保护，但生存率无显著提升
Lane 等[8]，2015	大规模的 RN 和 PN 随访研究	NBGFR，ACM，非肾癌死亡率	CKD-M 和 CKD-S 均与 GFR 下降加速、全因死亡率及非肾脏相关癌症死亡率增加相关。但就生存率及肾功能稳定性而言，CKD-S 患者群体与 CKD 群体相似	三级医疗中心开展的回顾性研究。观点：CKD-S 与 CKD-M 相比，预后有所改善，尤其是当新的基线 GFR＞45（mL·min）/1.73 m² 时
合作回顾比较 PN 和 RN 的文献				
Kim 等[5]，2017	对复杂肿瘤 PN 和 RN 预后的文献回顾	PN 相对于 RN 的风险和收益	对于解剖结构复杂的肿瘤，PN 虽会增加围手术期风险，但能保留更多的肾实质。目前仍需开展随机对照试验以得出明确结论	分析有选择偏倚的回顾性研究和单一有缺陷的随机临床试验。观点：现有文献无法确定 PN 优于 RN

注：ACM，全因死亡率；CED，慢性肾脏疾病；CKD-M，由医学疾病引起的慢性肾脏疾病；CKD-S，主要由手术切除肾单位引起的慢性肾脏疾病；CSK，癌症特异性死亡率；CSS，癌症特异性生存率；GFR，肾小球滤过率；HR，危险比；MFS，无转移生存率；NBGFR，新基线肾小球滤过率；OCM，其他原因死亡率；OS，总生存率；PN，部分肾切除术；RN，根治性肾切除术；SEER，检测、流行病学和最终结果。

善患者总体生存方面没有明显优势[26]。尽管在研究方法上仍存在一定瑕疵，EORTC-30904 的研究结果重新引发了业内关于 PN 与 RN 孰优孰劣的思考。有学者开始认为，由手术引起的 CKD（CKD-S）对生存的影响可能小于由并发症（CKD-M）或合并症与手术（CKD-M/S）相结合引起的 CKD。

Lane 等[28]试图通过一项大型回顾性研究来解释上述问题，这项研究比较了既往存在 CKD 又接受肾脏手术（CKD-M/S）的患者和单纯手术（CKD-S）导致的术后 CKD 的患者，同时这两组又与即使在手术后也没有发生 CKD 的第三组进行比较。研究目标主要是纵向比较这三组患者的远期肾功能情况（中位随访 6.6 年）。值得注意的是，与 CKD-S 相比，

CKD-M/S 的年 GFR 下降显著增加（4.7% vs. 0.7%，P＜0.05），而这又与生存率有关，因为 GFR 年平均下降＞4.0% 会造成全因死亡率增加 43%。在 2 年后的随访中，多变量分析显示 CKD-M/S 组的非肾癌相关死亡率和全因死亡率最高[8]。这些研究结果有助于阐明 CKD 的病因对于长期生存结果的影响。在手术前即存在损害 GFR 因素的患者术后将继续经历有害因素，其 GFR 会继续下降，进而影响患者的心血管健康及总生存率。相比之下，对于 CKD-S 患者，发生 CKD 的主要驱动因素是肾脏手术，这通常是一过性事件，因此，患者术后的 GFR 能够趋于稳定，长期生存通常不会受到显著影响。

由于认识到肾癌手术、功能结果和总生存率之

间的相互作用并不像以前假设得那么清楚，最近，多项研究试图建立预测总生存率和非肾癌相关生存率的模型[29-31]。Zabell 等[30] 分析了 4000 多名接受肾癌手术的患者，中位随访时间为 10 年，建立模型以预测患者 10 年非肾癌相关死亡率。研究纳入年龄、性别、并发症、术前 GFR 和 NBGFR 等预测因子，但分析并未纳入患者接受的具体术式。研究结果显示，术前 GFR 能够很好地反映患者的总体健康状况，与前面讨论的基于人群的研究所显示的结果类似，术前 GFR 与年龄均是非肾癌相关死亡率的最强预测因子，但 NBGFR 则未展示出明显的相关性。预测模型还显示，肾功能损失 10% 的手术患者（原型 PN）与肾功能损失 40% 的患者（原型 RN），其 10 年总生存率（1% ~ 3%）的绝对差异相对较小。Capitanio 等随后对术前未发生 CKD 的患者进行了多中心研究[29]，结果表明，尽管 PN 患者新发 CKD 的发生率下降，但在 10 ~ 15 年的随访中，患者因其他原因导致的死亡率没有差异。

对这些发现最清楚的解释是术前 GFR 强烈反映了健康状况，并且有一个 NBGFR 值，高于此水平的 CKD 则对总体生存的影响较小。例如，如果一个术前 GFR 为 80 mL/（min·1.73 m²）的健康患者接受 PN[预测 NBGFR 为 70 ~ 75 mL/（min·1.73 m²）]，其带来的生存获益则不太可能比接受 RN 的患者 [预测 NBGFR 为 45 ~ 55 mL/（min·1.73 m²）] 有实质性的改善。相比之下，术前 GFR 为 50 mL/（min·1.73 m²）的患者，两种手术之间 NBGFR 的差异 [预测 GFR 约为 45 mL/（min·1.73 m²）vs. 30 mL/（min·1.73 m²）] 更有可能影响生存率。Wu 等最近对 CKD-S 患者进行的一项研究[31] 提供了 NBGFR 阈值可能影响生存的进一步证据。Wu 等研究发现，NBGFR < 45 mL/（min·1.73 m²）的 CKD-S 患者的总生存率明显低于 NBGFR 为 45 ~ 60 mL/（min·1.73 m²）的 CKD-S 患者。此外，后者的生存率与手术后没有 CKD 的患者几乎相同。这些研究表明，保留肾单位的 PN 对于既往存在 CKD 的患者或当 NBGFR 在 RN 后降至 45 mL/（min·1.73 m²）以下的患者存在明显的优势。

总之，对于对侧肾功能正常且合并症极少的患者，关于 RN/PN 孰优孰劣仍然不确定。PN 可以优化肾功能，但其对总生存率的影响尚不清楚。唯一能解决这个问题的前瞻性随机对照试验没有显示 PN 的总

体生存获益，而大多数显示 PN 获益的回顾性研究受到选择偏倚的困扰。最近的 AUA 指南通过定义哪些患者应该优先接受 RN 来解决这个问题。对于那些肿瘤体积较大、存在浸润性生长特点或恶性程度较高的肿瘤，应优先考虑实施 RN。存在以下所有标准，则首选 RN：①肿瘤复杂性高，即使是有经验的医师实施 PN 也具有挑战性；②术前无 CKD/ 蛋白尿；③对侧肾脏正常，即使进行 RN，NBGFR 也可能 > 45 mL/（min·1.73 m²）。如果这些标准都没有达到，除非对 PN 的安全性或肿瘤疗效存在担忧，否则应考虑 PN[7]。

※ 肾部分切除术后肾小球滤过率的决定因素：肾缺血和肾实质丢失

肾肿瘤患者行 RN 还是 PN 并不是影响肾癌手术后肾功能恢复的唯一因素。在详细讨论其他因素之前，必须重申决定肾癌术后长期肾功能最重要的因素是术前的基础 GFR（图 7.1）。在导致术前 CKD 的诸多因素中，最常见的是糖尿病、高血压和高龄[32]。除了这些常见疾病，泌尿科医师还应该意识到蛋白尿的重要性，因为它与肾功能的结局也有明显的相关性。一些研究表明，较高水平的蛋白尿与全因死亡率、CKD 进展和 ESRD 的逐渐增加呈渐进性相关，且均独立于 GFR[33]。因此，AUA 指南建议临床医师为所

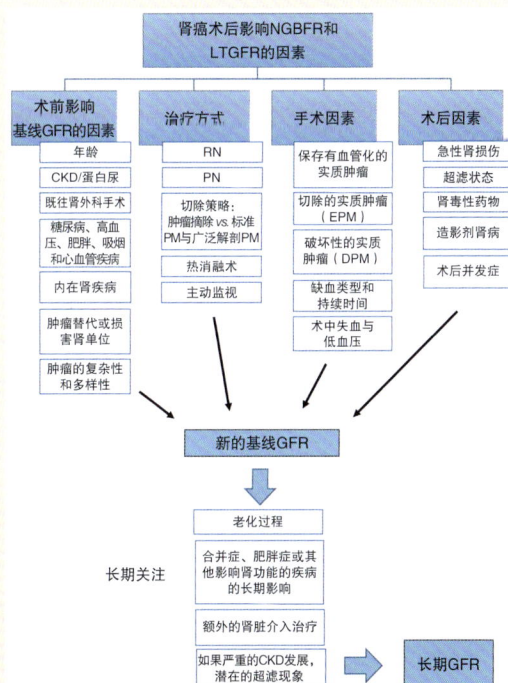

图 7.1　肾癌术后影响肾功能的因素

有患者进行术前的 CKD 分期，并将其作为初步评估的一部分[7]。尽管术前一些因素对长期肾功能的结果会产生重要影响，但这些基础疾病通常是不可改变的。因此，近年来大部分的外科医师把治疗思路放在如何使肾单位的损失最小化上，很显然，相比于 RN，PN 能够保留更多的肾单位。在本章的剩余部分，我们将重点讨论手术策略（如缺血时间 / 类型、切除策略和肾修复类型）如何影响 PN 术后的功能恢复。

随着 PN 被广泛接受，人们越来越关注在 PN 期间阻断肾动脉导致肾缺血的结果。通常情况下，肾动脉阻断可以采用两种方法：冷缺血和热缺血。对于冷缺血，低温条件通常是通过在动脉血流阻塞之前 / 期间使用冰敷来实现的。这导致细胞代谢减少，并已被证明具有保护作用。事实上，涉及 PN 和肾移植的多项研究已经证明，即使缺血持续时间超过数小时，冷缺血后的功能恢复也是令人满意的[34-37]。Dong 等最近对 400 名接受 PN 的患者进行的分析[35]显示，当使用术中低温技术时，术后 GFR 恢复效果非常理想。尽管有大量的证据表明低温具有强且持续的保护作用，但是大家对于 PN 期间热缺血的影响仍然有很大的研究兴趣。这在一定程度上是由于在微创手术期间实现低温相对困难，热缺血逐渐成为常态。

遗憾的是，在热缺血条件下，功能恢复似乎更具变数且往往不够彻底，尽管其临床意义通常无关紧要。一些早期的回顾性研究显示了一个明显的关联性：在热缺血条件下阻断肾动脉的时间越长，术后 CKD 的风险越高[38-41]。2010 年在欧洲泌尿外科杂志上发表的一项极具影响力的研究有助于进一步证实这一观点。研究仅纳入孤立肾肿瘤患者接受 PN 治疗的患者[42]，结果发现，肾动脉阻断热缺血时间每多 1 分钟，术后 AKI 的发生率增加 5%，4 期 CKD 的发生率增加 6%。因为该研究纳入的样本量很大，且结果令人信服，这项研究得到了广泛传播，基本上成为业内的共识：肾动脉阻断的热缺血时间与术后肾功能呈显著相关性。但是，相关性并不一定代表因果关系（表 7.3）。

肾实质保留

在确定热缺血时间是 PN 后 NBGFR 的有力预测因子后，学者们又将注意力转向其他可能的预测因子。2011 年发表了第一个严格的多中心研究来观察肾实质保留与术后肾功能的关系。研究同样重点关注孤立肾脏的 PN，术中缺血类型包括冷缺血和热缺血。这项研究纳入了外科医师主观估计术中保留肾实质的百

分比。有趣的是，将这一个因素纳入多因素分析时，热缺血时间失去了所有的统计学意义，而肾实质保留的百分比则成为预测术后肾功能的最重要因素[34]。还有研究采用手动绘制的术前 / 术后（3 ~ 12 个月后）横断面成像分割，直接测量保留血管化实质体积的程度，研究再次证实保留肾实质的多少是术后肾功能恢复的最关键因素[44, 53-54]。最近，软件辅助技术飞速发展，使实质体积保留的计算变得更加快捷、准确。据报道，肾实质保留与 GFR 保留百分比之间的关系更加密切[55-56]。将缺血时间错误地指定为 PN 后功能的主要决定因素的核心似乎是一直存在的混合变量问题。在上述所有研究中，只要将肾实质保留变化排除在分析之外，缺血时间与术后功能显著相关。然而，需要较长缺血时间的 PN 手术通常涉及较大、较复杂、位于中心的肿瘤病例，这些患者也会出现肾实质损失较多的情况，二者并不能单独分开进行分析。随着缺血时间与肾实质保留之间混杂关系的发现，人们开始关注热缺血时间对 PN 后功能结果是否有独立影响的问题。幸运的是，Dong 等[35]在 2018 年发表的上述研究也检测了热缺血对功能结果的影响。重要的是，这一系列研究包括大量的热缺血患者（$n = 250$）和更大比例的热缺血持续时间更长的患者（包括一些 > 35 分钟的患者），这使它非常适合研究热缺血的潜在作用。在多变量分析中，实质体积的保留仍然是功能恢复的主要预测因子，但热缺血时间也具有统计学意义，缺血时间对 NBGFR 的影响相对较小。总体来说，热缺血后的中位恢复率为实质体积变化预期值的 92%，估计每连续 10 分钟的热缺血间隔仅使功能恢复减少 2.5%。肾功能开始急剧下降的热缺血持续时间尚未确定，确实有文献报道在热缺血 90 多分钟后出现肾脏功能恢复[57]。尽管争议持续存在，但在过去的 10 年中，这一领域仍取得了巨大的进展（详见临床关注要点）。

急性肾损伤

随着越来越多的证据表明热缺血的时间对 NBGFR 的影响相对较小，一些研究小组开始研究 PN 后肾功能不全的另一个指标：AKI（表 7.3）。施行 PN 后，血清肌酐（用于定义 AKI 发生率和程度）的早期升高（表 7.1）可能是由于缺血、肾单位丢失、围手术期事件（如低血容量）等诸多因素。在一般人群中，由于充血性心力衰竭等内科疾病引起的 AKI 可使患者易患 CKD，因为大多数此类患者会经历反

复发作的心力衰竭，最终将对肾脏造成不可逆的损害[58]。然而，手术后（如 PN 后）的 AKI 最终也会导致 CKD 吗？正如下面讨论的那样，情况可能并非如此，因为大多数这样的患者从 AKI 中恢复，并且严重的事件几乎从未出现。

为了确定缺血和肾实质损失在 AKI 发病中的作用，并评估其对功能恢复的影响，Zhang 等[50] 对 83 名孤立肾行 PN 治疗的患者进行了评估。总体而言，在常规分类标准下，54% 的患者经历了一定程度的 AKI。当考虑到实质体积损失时，只有 46% 的患者发生 AKI，严重 AKI 的发生率很低。在多因素分析中，只有缺血的持续时间（无论是热缺血还是冷缺血）与 AKI 发病率相关。AKI 的程度是 NBGFR 的重要预测因子，但这种关系仅占 PN 后 GFR 总体变化的一小部分。1 级、2 级和 3 级 AKI 的中位恢复率分别为基于肾实质体积保留预期值的 95%、90% 和 88%。总之，

尽管缺血时间和 AKI 之间有明确的关系，但绝大多数肾脏最终能够恢复至基于实质体积保留预测功能水平的 90% 左右[59]。

一些学者认为 AKI 可能导致肾脏损伤，尽管术后肾功能可能恢复到合理的 NBGFR，但随着时间的推移，AKI 可能更容易使 GFR 下降。在 Bravi[52] 的一份报告中，AKI 与 PN 后 1 年肾功能降低及 CKD 发生率增加有关，AKI 持续时间越长的患者 CKD 发生率越高。肾实质的损失导致 PN 后血清肌酐升高，从而导致 AKI，并导致肾功能长期下降，如果不考虑这一因素，很难评估缺血的真实影响。大约在同一时间，Zabell 等发表了一项仅纳入孤立肾患者的竞争性研究[51]。作者调整了肾实质损失以评估缺血的真实影响，发现 AKI 程度与 LTGFR 变化（定义为 NBGFR 标准化的最后一个已知 GFR）之间没有关联。尽管采用了比较先进的方法，但这项研究纳入的受试者

表 7.3　选择关于 PN 后功能恢复的研究

研究	研究设计	研究结果	研究发现	局限性 / 观点
关于缺血与实质体积保存重要性的研究				
Thompson 等[42]，2010	对 362 例接受 PN 且存在热缺血的孤立肾患者进行回顾性分析	急性肾衰竭、急性起病的肾小球滤过率（GFR）< 15、新发的 IV 期慢性肾脏病	热缺血时间（WIT）每增加 1 分钟，新发 IV 期慢性肾脏病的风险就增加 6%。WIT 每增加 1 分钟，急性肾损伤（急性肾损伤）的风险就增加 5%	局限性：分析中未纳入实质质量保留情况。观点：由于未纳入实质质量保留（PMP），关于 WIT 重要性的结论可能具有误导性
Lane 等[34]，2011	对 660 例接受 PN 的孤立肾患者进行多中心研究。纳入热缺血和冷缺血情况	急性肾损伤、慢性肾脏病	术前 GFR 和保留的肾实质百分比与急性肾损伤和慢性肾脏病的发生率相关。缺血时间不是一个显著的预测因素	局限性：回顾性研究，对实质质量保留的评估具有主观性。观点：术前 GFR 和实质质量保留是 PN 后功能结局的最强预测因素。大多数肾单位在有限时间的热缺血后能够恢复
Mir 等[43]，2014	对 155 例接受 PN 的患者进行回顾性分析，通过 CT 扫描和 MAG3 扫描评估肾体积 / 分肾功能（评估分肾功能）	保留的 GFR 百分比、保留的肾实质体积百分比	手术肾脏保留的 GFR 中位数为 80%，保留的肾实质体积中位数为 83%。校正实质质量保留后，总体缺血恢复率中位数为 95%	局限性：回顾性研究局限于具备详细功能分析所需的影像学及其他数据的患者。观点：术前 GFR（肾单位质量）和保留的实质百分比（剩余肾单位数量）是 NBGFR 的最强预测因素。即使长时间冷缺血，从冷缺血中恢复也是非常可靠的。从热缺血中恢复到 35 分钟也很稳健（按实质质量保存标准化时 > 90%）。长时间热缺血的影响需要进一步研究
Ginzburg 等[44]，2015	对 179 例双侧肾脏均接受 PN 的患者进行分析。通过 CT 评估实质体积的保留情况	术后即刻和 6 个月后的 GFR 保留百分比	PN 后即刻与 GFR 保留百分比相关的是 WIT，而非残余肾实质体积。然而，PN 后 6 个月，与 GFR 保留百分比相关的是术前 GFR 和残余肾实质体积百分比，而非 WIT	

续表

研究	研究设计	研究结果	研究发现	局限性/观点
Dong 等[45]，2017	对 168 例接受 PN 的患者进行回顾性研究，这些患者在术前和术后均进行了必要的 CT 扫描以测量肾实质质量，若是对侧肾脏，需要进行 MAG3 扫描	总实质质量丢失、切除的实质质量（EPM）、缺血的实质质量（DPM）、同侧肾脏的 GFR 的保留情况	EPM 和 DPM 的中位数分别为 9 cm³ 和 16 cm³。总实质质量丢失和 DPM 与手术肾脏的 GFR 保留情况密切相关，而 EPM 仅与功能结局存在较弱的相关性	局限性：回顾性研究局限于有详细功能分析所需影像学资料的患者。观点：DPM 似乎是实质质量丢失的主要因素，其影响几乎是 EPM 的两倍
在肾实质体积变化的背景下，冷缺血、热缺血及合并症的影响				
Dong 等[35]，2018	对 401 例接受 PN 的患者进行回顾性分析，这些患者进行了必要的研究，以分析功能及缺血肾脏内保留的肾单位质量	保留的肾单位质量百分比、保留的功能百分比、缺血恢复情况（针对质量保留进行标准化）	保留的 GFR 百分比与保留的肾单位质量密切相关。低温状态下，缺血恢复率显著更高（99% vs. 92%；P < 0.001）。缺血恢复情况与缺血时间相关（P < 0.05）。然而，WIT 每增加 10 分钟，恢复率仅下降 2.5%	局限性：回顾性研究，局限于有详细功能分析所需影像学资料的患者。观点：证实了实质质量保留的重要性。在校正实质质量保留因素后，WIT 仍是术后功能结局的预测因素，但这种影响仅限于每 10 分钟热缺血时间使恢复率下降 2.5%
Isharwal 等[46]，2018	对 405 例接受 PN 治疗的患者进行必要的影像学检查，以评估实质性肿块，重点关注医学并发症的影响	同侧 GFR 保留百分比	保留同侧肾小球滤过率的中位数为 79%。保留的实质质量、缺血类型和持续时间与功能恢复显著相关（均 P < 0.001）。在 MV 分析中，所分析的合并症均与功能恢复无关	局限性：回顾性研究，仅限于对患者进行必要的影像学检查以进行详细的功能分析。观点：PN 后的恢复主要取决于实质质量的保存和缺血特征。共病可能会影响手术前的功能和（或）影响长期功能稳定性，但通常不会影响 PN 后的 NBGFR
关于零缺血性 PN 或轻度缺血性 PN 的综述文章				
Greco 等[15]，2019	对 152 项研究进行荟萃分析，这些研究考察了冷缺血、热缺血和零缺血的 PN	估计失血量（EBL）、术后并发症、切缘阳性、局部复发、估计 GFR 的变化	热缺血、冷缺血和零缺血的 PN 在术中、癌症相关或肾功能结局方面没有差异	局限性：总体证据质量低，大多数研究为回顾性研究，存在高风险的选择偏倚，且纳入研究存在异质性。观点：证据质量低和混杂变量使得在 PN 期间无法推荐单一的肾门处理技术
Cacciamani 等[47]，2019	对 19 项合格研究进行荟萃分析，比较零缺血或极少缺血 PN 与钳夹式 PN	EBL、住院时间（LOS）、输血情况、并发症、切缘状态、短期和长期肾功能结局	非钳夹或极少缺血技术的 EBL 更高，但输血率相似。非钳夹和极少缺血组的功能结局优于钳夹组	局限性：回顾性研究，存在显著的选择偏倚风险，且存在未识别的混杂变量。未对肾实质质量损失进行测量。观点：没有肾实质体积变化的数据，很难得出结论
钳夹式与非钳夹式 PN 的随机试验				
Anderson 等[48]，2019	对 80 例接受机器人辅助 PN 的患者进行前瞻性随机对照试验（RCT）。按 1：1 随机分为肾动脉钳夹组和非钳夹组	手术时间、EBL、术后并发症、切缘情况、术后 3 个月的 GFR	EBL、术后并发症和切缘阳性率无差异。在术后 3 个月的随访中，两组术后 GFR 的变化没有差异	局限性：在钳夹队列中，由于肿瘤体积小和热缺血持续时间短（19 分钟），可推广性受到限制。观点：进一步的证据表明，有限时间的 WIT 对功能结果的影响有限

续表

研究	研究设计	研究结果	研究发现		局限性/观点
Antonelli 等[49]，2022	对 324 例基线 GFR 正常的患者进行多中心随机对照试验，这些患者的双肾均接受 PN，分为肾门钳夹组和非钳夹组	主要终点：6 个月的肾小球滤过率绝对变化值（AV-GFR）。还有多个次要功能终点	两组在任何主要或次要功能相关终点方面均无差异		局限性：有限的热缺血时间对 PN 后的功能结局影响极小。非钳夹组中有 43% 的患者转为钳夹组，这进一步增加了比较的复杂性，并表明非钳夹式 PN 可能存在难度
			急性肾损伤的预测因素及影响		
Zhang 等[50]，2016	回顾性研究，纳入 83 例接受 PN 的孤立肾患者。急性肾损伤依据标准标准或拟定标准进行定义（基于实质质量减少与预计术后肌酐值进行比较）	功能恢复定义为保留的功能百分比/保留的质量百分比	根据标准标准，23 例患者发生 2/3 级急性肾损伤；根据拟定标准，16 例患者发生 2/3 级急性肾损伤。多变量分析（MV 分析）显示，只有缺血时间与急性肾损伤的发生相关（$P=0.016$）。0/1/2/3 级急性肾损伤的缺血恢复率中位数分别为 99%、95%、90%、88%		局限性：该研究的普遍性受到多种因素限制。受限于必要研究的可得性，患者队列规模较小；为单中心回顾性研究；仅纳入孤立肾患者
Zabell 等[51]，2018	90 例接受 PN 的孤立肾患者。在 4 个时间点收集功能数据：术前血清肌酐（SCR）、术后峰值 SCR、术后 3～12 个月的新基线 SCR 及术后 12 个月以上的长期 SCR	校正后的急性肾损伤：校正实质质量损失后，术后峰值 SCR 与预计术后 SCR 的比值。长期功能变化：最终 GFR/NBGFR	42% 的患者发生校正后的急性肾损伤，其中 1 级 20 例（22%），2/3 级 18 例（20%）。单变量分析（UV 分析）：校正后的急性肾损伤程度与长期 GFR 变化无关。多变量分析：校正后的急性肾损伤与长期功能变化无关。糖尿病和热缺血与长期功能下降有一定关联		局限性：单中心三级医疗中心研究，回顾性研究，样本量仅 90 例，因排除有对侧肾脏的患者，仅纳入孤立肾患者
Bravi 等[52]，2019	对 1893 例因单个 $cT_1 N_0 M_0$ 期肾肿物接受 PN 的患者进行回顾性分析，以确定急性肾损伤（急性肾损伤）对 PN 后功能恢复的重要性	PN 后 1 年，GFR 恢复至至少为基线水平的 90%；术后 1 年的 GFR 相较于基线 GFR 的变化百分比；慢性肾脏病（慢性肾脏病）分期升级	PN 后急性肾损伤的发生率为 20%。在发生急性肾损伤的患者组中，GFR 恢复至基线水平 90% 的比例更低（30% vs. 61%），而慢性肾脏病分期升级的患者比例则显著更高（51% vs. 23%；两项比较的 P 值均 < 0.0001）。多变量分析显示：对于上述 3 种结局而言，急性肾损伤均与 PN 后 1 年较差的肾功能相关（P 值均 < 0.0001）		局限性：功能随访的时长被限制在 1 年。在判定急性肾损伤时未考虑肾实质质量的损失。这很可能高估了急性肾损伤的发生率及其对 NBGFR 的后续影响

数量有限，其证据等级并不高。因此，PN 后 AKI 对 LTGFR 趋势的影响仍然存在争议（见临床关注要点）。

零缺血或最小缺血肾部分切除术

虽然缺血对于 PN 后的功能恢复似乎是次要的，但它是可以改变的，许多中心已经开发出零缺血或最小缺血的方法来优化功能结果。Gill 等发表了第一篇记录非钳夹式 PN 成功的研究报告[60]。通过在肿瘤切除过程中使用药物诱导低血压，他们完成了 15 例无肾动脉阻断的 PN 手术。该研究中，没有患者需要输血，与术前水平相比，出院时 GFR 的中位数变化为零。

随后的报告表明，术中低血压不是获得一致结果的必要条件，到 2015 年，欧洲泌尿外科学杂志发表了一篇系统综述，综合了来自 50 多项研究的数据（表 7.3）[61]。一般来说，非阻断式 PN 主要用于外周肿瘤患者，而选择性/最小缺血技术用于肾门/中间位置的肿瘤。与钳夹式 PN 相比，术中出血量和输血率有小幅的增加。手术切缘几乎全部为阴性，NBGFR 水平为术前水平的 85%～96%。虽然这些结果令人欣慰，但我们必须注意，这种零缺血/最小缺血的 PN 可能会增加出血的风险，往往需要经验丰富的泌尿外科医

第七章

师来实践。

2019 年，Cacciamani 等[47] 发表了一项系统综述和荟萃分析，其中包括比较传统阻断肾动脉的 PN 与早期解除阻断、选择性阻断或完全非阻断式 PN 的研究。与传统阻断肾动脉 PN 相比，接受零缺血或最小缺血性 PN 的患者术中估计失血量（estimated blood loss，EBL）更多。然而其在并发症的发生率或切缘阳性率方面没有显著差异，功能结果显示非阻断组和超选择性阻断组优于阻断式 PN 组。然而，在这些研究中，选择偏倚是一个主要的问题，与传统阻断肾动脉的 PN 相比，减少缺血方法的功能结果最多只是略有改善。

基于这些回顾性研究提出的选择偏倚和数据异质性的问题，最近，有学者开展了前瞻性随机研究来探索上述问题。第一项试验将 80 名双肾平均肿瘤大小为 3.0 cm 的患者随机分为阻断组和非阻断组[48]。两组在 EBL、输血率、并发症的发生率和阳性边缘率方面没有差异。最重要的是，两组在功能恢复方面没有显著差异。这项研究结论的可推广性主要受限于总体入组患者肿瘤体积较小及在阻断队列中热缺血持续时间较短（中位数 =19 分钟）。

第二个研究这个问题的随机试验来自意大利的 CLOCK 试验，将 324 名患者随机分为阻断式 PN 组与非阻断式 PN 组。所有入组患者的基线肾功能正常、对侧肾功能正常及 RENAL 肾功能评分 ≤ 10 分[49]。入组患者中位肿瘤大小也 < 3.0 cm，中位 RENAL 评分分别为 6 分和 7 分。主要观察终点是 6 个月时 GFR 的绝对变化。与之前的试验相似，在阻断组和非阻断组之间的主要或次要观察终点再次没有差异。同样地，阻断组的中位缺血时间仅为 14 分钟。正如我们所知，患者肾功能从阻断持续时间 < 25 ~ 30 分钟的热缺血中恢复通常是很容易的[35]，因此，这两项研究结果显示阻断式和非阻断式 PN 没有区别的结果也就不足为奇了。同样值得讨论的是，CLOCK 试验中，只允许有经验的医师来实施外科操作，这在一定程度上又减少了阻断式 PN 的射血时间。尽管如此，非阻断组中有 43% 的患者最终在手术期间阻断了一段时间的肾动脉，这也是该研究存在很多质疑的原因之一。

总之，最小缺血和零缺血技术的 PN 似乎是安全和有效的，在理论上，它可以优化肾功能的结果。然而，即使是在经验丰富的外科医师手中，术中转化成临时阻断的概率也很高，这可能是零缺血或最小缺血技术需要面临的巨大挑战。此外，适合进行非阻断式

PN 的肿瘤类型（如小体积、外周型肿瘤）往往也可以在较短的热缺血时间内进行阻断式 PN，而这也不会导致明显的肾功能损伤。因此，零缺血或最小缺血技术的优势何在，仍存在明显的争议。当然，有一部分患者显然是可以从减少缺血技术中获益的，例如，严重 CKD 患者、孤立肾合并肾功能不全等。但是具体以什么样的标准来筛选这些患者，还没有明确的共识或指南（见临床关注要点）。

切除的和失血供的肾实质

由于认识到肾实质保留是 PN 后肾功能恢复的最重要因素，人们对 PN 时肾实质损失的准确性产生了更大的兴趣。在 PN 期间，功能性肾实质可能有两种不同的丢失方式：①手术切除肿瘤旁的实质性肿瘤（excised parenchymal mass，EPM）；②在体内保留但在包膜闭合和肾重建过程中失去血供的肾实质肿瘤（devascularized parenchymal mass，DPM）。

在过去的 10 年中，许多研究的重点已经放在切除策略上（图 7.1），无论是标准 PN 还是肾肿瘤剜除术（tumor-enucleation，TE，图 7.2）。Dong 等的一项大型回顾性分析比较了 71 名 TE 和 373 名标准 PN[62]。与标准 PN 组相比，TE 组肿瘤略小（3.0 cm vs. 3.3 cm），但两组在其他基线信息方面相似。重要的是，在保留的血管化肾实质和 NBGFR 方面，标准 PN 均优于 TE，二者在切缘阳性率方面无明显差异。Xu 等于 2019 年发表的一项系统性综述与荟萃分析，考察了 13 项比较 TE 与标准 PN 的研究，涉及超过 4800 名患者[63]。在热缺血时间、阳性切缘率或复发率方面，两组之间没有显著差异。TE 表现出更少的并发症、更小的 eGFR 下降幅度、更少的术中出血量及更短的手术时长。尽管这些益处中的许多可能与纳入研究中的选择偏倚有关，但目前有足够的数据表明，在适当选择的患者中，TE 可以改善功能恢复，并且不会对肿瘤控制产生重大影响。

最近研究的另一个手术考虑是切除后的肾缝合技术问题。牢固的肾缝合可以防止术中和术后出血和尿漏，但是，它也可以导致 DPM 增加。为了研究这种可能性，Dong 检查了 168 名接受 PN 的患者的 EPM 和 DPM[45]。总体来说，DPM 的大小约为 EPM 的两倍，因此，其占肾实质总损失的最大份额。此外，DPM 也与术后肾脏 NBGFR 降低密切相关。这项研究和其他研究提出了这样一个问题：较不积极的肾缝合技术是否可以最大限度地减少肾实质丢失

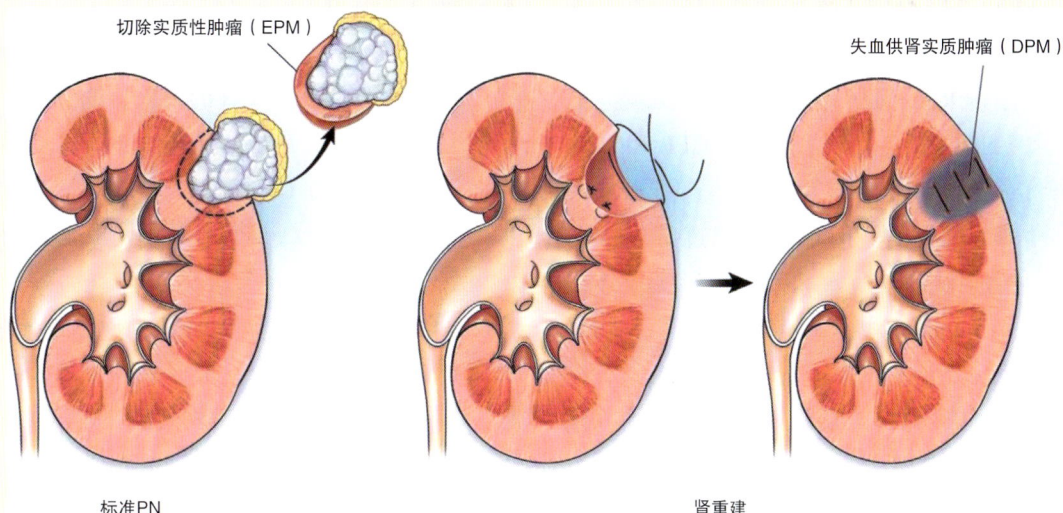

标准PN　　　　　　　　　　　　　　肾重建

EPM 可通过最小切缘 PN 或肿瘤剜除术而减少。精确的肾脏重建可以将 DPM 降至最低，这似乎是 PN 后优化功能结果的最重要步骤

图 7.2　切除实质性肿瘤（EPM）与失血供肾实质肿瘤（DPM）

[引自：Dong W, Wu J, SukOuichai C, et al Devascularized parenchymal mass associated with partial nephrectomy: predictive factors and impact on functional recovery. J Urol. 2017;198(4):787-794.]

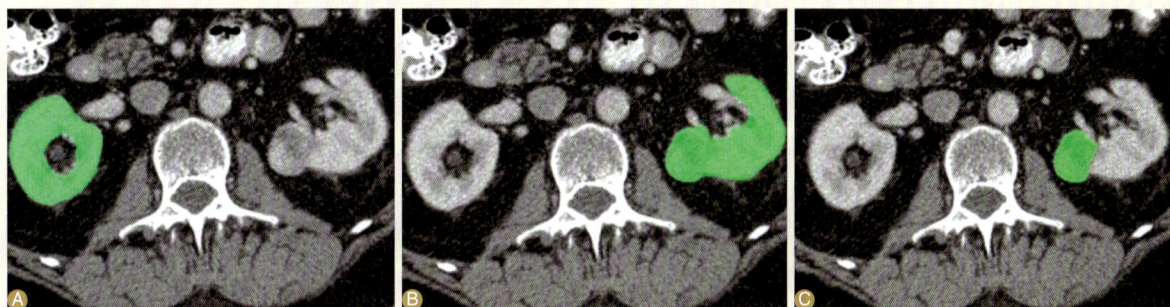

使用 PVA 软件，现在可以更容易和客观地测量肾实质和肿瘤体积。A. 对侧肾脏（无肿瘤）；B. 同侧肾脏和肿瘤；C. 肿瘤本身。每侧相对实质体积与功能密切相关，比核素肾扫描更能准确地评估分割肾功能

图 7.3　实质体积分析（PVA）

并改善功能结果？ Bertolo 的一项系统综述和荟萃分析通过结合 6 项回顾性 PN 研究的数据来解决这一问题 [64]，这些研究包含有关肾修复技术的信息。虽然中断和连续缝合之间没有差异，但接受单层而非双层肾实质缝合的患者术后 GFR 下降幅度更小（3.2 mL/min vs. 6.1 mL/min）。其他研究表明，在一些 PN 病例中可能不需要任何类型的肾缝合术，这将进一步降低 DPM 的发生率。

综上所述，目前的文献表明，优化肾实质保留对于 PN 后功能恢复的重要性远远大于最大限度地减少缺血。在当前推崇最小切缘 PN 或 TE 的时代，切除阶段缺血时间往往较短。PN 的重建阶段（着力减少重建阶段缺血时间）是实现术后最佳功能恢复的关键。精准地将缝线置于肾实质以结扎所有横断血管（同时

避免损伤通往未受累肾区的侧支血管），以及谨慎明智地缝合肾包膜，这些措施对于减少重建阶段缺血时间及优化 NBGFR 都具有重要意义。

※ 预测 RN 和 PN 后的新基线肾功能

对复杂性肾肿瘤来说，仍然优先考虑 RN，特别是对侧肾脏的 NBGFR 可以 > 45 mL/（min·1.73 m²）的病例 [7]。因此，准确预测 RN/PN 后的 NBGFR 对于治疗具有相关意义，尤其是在 RN 和 PN 各具独特优势的复杂病例中。为了预测 RN 后的 NBGFR，最近的研究表明，术前 eGFR、分肾功能（split renal function, SRF）及肾功能代偿（renal functional compensation, RFC）具有重要意义 [65]。事实上，基于这 3 个因素的简单模型表明，与为此目的开发的复杂多元算法相比，

第七章

RN 后预测 NBGR 的准确性显著提高[66]。RFC 在各种研究中成年人的范围为 1.20 ~ 1.30，平均值为 1.25，因此可以将其用作 RFC 的估算值。由此得出概念简明的计算公式：$NBGFR_{post-RN}$ = 术前全身 GFR $SRF_{对侧}$ ×1.25。尽管传统上 SRF 是从核素肾功能显像（nuclide renal scan，NRS）获得的，但现在可通过常规术前 CT/MRI 检查中使用的 3D 成像软件进行肾实质体积分析（physical volume analysis，PVA），从而在临床现场直接评估分肾功能（图 7.3）。来自 PVA 的 SRF 已被证明比来自 NRS 的 SRF 更准确，最终能更精确地预测 RN 后的 NBGFR[67]。

对于 PN，已经提出了几种预测实质体积保留及提升 NBGFR 的方法，包括基于接触表面积的计算技术，以及直接测量术中可能丢失的肾组织边缘厚度的方法[68]。后者通过手动分割术前影像学研究进行[69-70]，该方法具有主观性且耗时费力。这些方法提供了 PN 后功能结果的强有力预测，预测和观察 NBGFR 之间的高相关系数（$r = 0.91$）。然而，最近提出了一种更简单的方法来估计 PN 后的 NBGFR。Tanaka 等[55] 发现，如果在一系列 PN 病例中保留的全身 GFR 中位数百分比为 0.89，应用如下：$NBGFR_{postP-N} = 0.89 ×$ 术前全身 GFR，其准确性与较复杂的方法相当（$r = 0.91$）。Rathi 等[71] 还将这种直接的方法与几种基于大型数据库开发的已发表多变量算法进行了比较，结果再次证明这种极简方法的效果与替代方案相当或更优。术前 GFR 的强锚定作用，以及平均而言，典型的 PN 仅损失少量肾功能（10% ~ 11%），很可能解释了这些观察结果。总之，这些研究表明，用于预测 PN/RN 后 NBGFR 的概念上简单的方法具有很高的准确性，并且可以轻松在临床环境中实施，以促进患者的咨询和管理。

※ 正在进行的争论和未来的方向

尽管有诸多研究报道了 PN 或 RN 后的肾功能结局，但许多问题仍存在争议。对于对侧肾功能正常的患者，PN 与 RN 仍存在争论，数据表明，在中位随访时间为 9 ~ 10 年时，两种治疗方式的总体生存率可能相当。更长期的随访结果也许会进一步证实 RN 和 PN 孰优孰劣的问题，尤其对于预期寿命较长的年轻患者进行咨询时可能极为重要。在这一领域也亟需开展随机对照试验，以提供更高级别的证据，从而助力为患者提供更为知情的咨询建议。

关于 PN 后的功能恢复，目前的争论主要集中在热缺血的影响和不可逆性缺血损伤上。可能增加 AKI 或缺血后功能不完全恢复风险的患者相关因素仍不明确，而暴露于缺血或 AKI 的肾脏长期预后也有待进一步研究。这些肾脏是否如某些学者所言更易发生功能衰退？

零缺血性 PN 已被提出多年，但是我们仍然不知道哪些患者应该优先考虑这一技术。对于术前 4 期 CKD 或 3 ~ 4 期 CKD 的孤立肾患者，避免 AKI 甚至略有改善的功能恢复可能具有临床意义。另一种观点认为，在这种情况下，最佳地保留实质体积是至关重要的，因此，肿瘤剜除术创造无血手术野并进行谨慎的极简式重建可能更为重要。我们也需要对这些患者群体进行进一步的研究。

关于 PN 期间保留肾单位的问题，应用吲哚菁绿染料或术前横断面成像的 3D 打印模型有望确定肿瘤附近需优先保留的侧支血管[72-75]。研究者未来可以考虑对这些方法进行进一步的研究。

※ 临床关注要点

• PN 能明显改善长期肾功能，但 PN 如何改善患者总体生存尚不清楚。

• 对于 RN 可能导致新的基线 GFR（NBGFR）$< 45 mL/（min \cdot 1.73 m^2）$的患者，优先考虑 PN。

• NBGFR 的主要驱动因素是手术后肾实质的保留，热缺血时间对于 NBGFR 的影响次之。

• 手术后 AKI 与缺血时间相关，然而 AKI 的程度对于 NBGFR 的影响不大。

• 关于零缺血 PN 对肾功能有益的证据并不一致，而且该手术的适应证仍不清楚。

• PN 手术中损失的实质体积约有 1/3 来自切除，其余 2/3 来自重建期间的断流。

• 在切除和重建过程中尽量减少肾实质的损失是术后长期保留肾功能最重要的可控因素。

参考文献

扫码观看

（译者：邱雪峰、黄志扬、柯志滨）

第八章

肾细胞癌合并下腔静脉瘤栓的外科治疗

Shawn Dason，Jahan Mohebali，Michael L. Blute Sr. 和 Keyan Salari

大部分原发性肾癌都是以透明细胞癌为主的肾细胞癌，肾细胞癌的特殊之处在于其能够沿着静脉生长形成癌栓，对于无合并远处转移和部分合并远处转移的肾细胞癌伴癌栓患者可以进行手术治疗。在本章我们将讨论肾癌合并腔静脉癌栓患者的综合管理，强调手术技术和术前管理的多种技术及策略。

关键词

◆ 肾癌；下腔静脉；癌栓切除术

要点

◆ 肾细胞癌可以侵及邻近的静脉，例如肾静脉和下腔静脉，形成癌栓。

◆ 一半以上的非转移性肾细胞癌患者在手术切除患肾及癌栓后可治愈。在转移性肾细胞癌的治疗中行减瘤性肾切除和癌栓切除也很重要。

◆ 癌栓范围的 Mayo 分级从 0 级（肾静脉）到 Ⅳ 级（膈上下腔静脉）不等。

◆ 全面的术前评估和多学科诊疗对于确保肾切除和下腔静脉癌栓切除术的手术效果至关重要。

◆ 本综述将全面描述下腔静脉癌栓切除术的手术方法。

※ 前言

据估计，2022 年在美国大约有 79 000 例肾癌病例，其中包括 13 920 例死亡病例[1]。大多数肾癌的组织学类型是原发性透明细胞肾细胞癌[2]，其独特之处在于易侵入邻近静脉，形成静脉癌栓。癌栓与凝固血液形成的良性血栓不同，后者在静脉栓塞性疾病中常见。但伴有癌栓的肾细胞癌患者通常面临着形成血栓的风险[3]，产生 Virchow 三联征：静脉闭塞导致的血流瘀滞、与癌症晚期相关的血栓前状态、癌栓处血管表面异常。治疗需同时考虑血栓和癌栓的负荷[4]。在没有转移的情况下，多数患者需要进行手术切除。而对于某些转移患者，手术切除也有重要作用。本书就肾细胞癌合并下腔静脉癌栓的综合治疗进行探讨。

※ 解剖学

血液从下肢和骨盆回流，通过左右髂总静脉汇合成下腔静脉（图 8.1）。数量不等的腰静脉与右侧性腺静脉一起汇入肾脏以下的下腔静脉[5]。在存在梗阻时，这些腰支通常最先通过与椎旁丛及奇静脉和半奇静脉的交通形成侧支循环，汇入上腔静脉。在肾脏层面经常发生解剖上的变异：右副肾静脉（16.6%）、左腹主动脉后静脉（3%）、左腹主动脉周围静脉（3.5%）和左副肾静脉（2.1%）[6]。右肾上腺静脉汇入右肾静脉上方的后外侧下腔静脉[7]。

肝短静脉在数量和大小上高度可变，将肝尾叶引流至肾上腺前上方的下腔静脉[8]。肝主静脉和膈静脉引流至膈下的下腔静脉[9]。膈上的下腔静脉进入心包，然后汇入右心房。对于某些患者，除了膈静脉，下腔

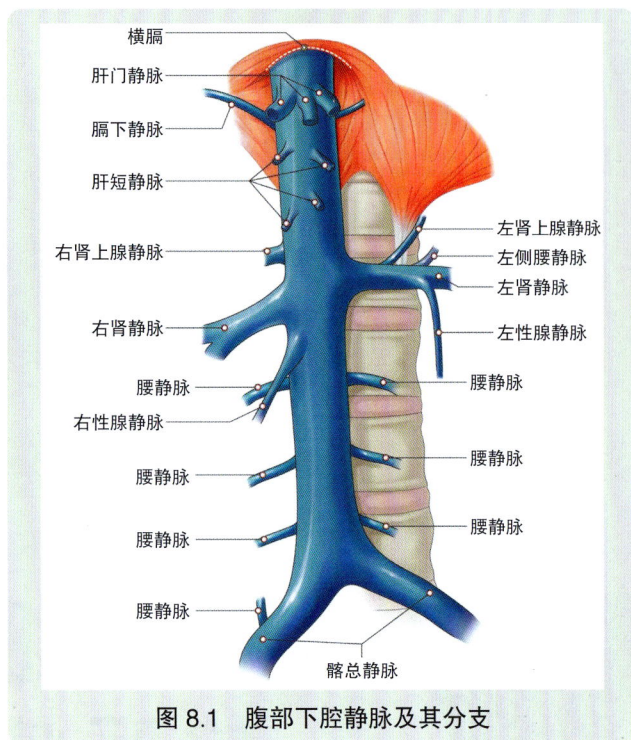

图 8.1 腹部下腔静脉及其分支

静脉在膈肌和右心房之间没有其他分支[9-10]。

肾细胞癌伴下腔静脉癌栓会导致手术解剖结构的变异，原因包括肿瘤相关的新生血管形成，涉及肾脏、淋巴结和（或）下腔静脉癌栓的肿瘤效应，以及由静脉阻塞引起的侧支循环。

※ 减瘤性肾切除术

减瘤性肾切除术在转移性肾细胞癌的治疗中起着至关重要的作用。现代系统治疗方案已经证明了减瘤性肾切除术与生存获益有关[11-12]。然而，减瘤性肾切除术的适应证尚未明确定义，有些患者可能无法从减瘤性肾切除术中获益[13]。国际转移性肾细胞癌数据库联盟（international metastatic RCC database consortium，IMDC）风险分层并不适用于决定下腔静脉癌栓患者是否行减瘤性肾切除术。

当前减瘤性肾切除术的适应证包括：

● 减瘤性肾切除术后可通过转移灶定向治疗（metastasis directed therapy，MDT）完全控制的寡转移性疾病。

● 可观察到的寡转移病灶，在减瘤性肾切除术 ± 转移灶定向治疗后无需进行系统性治疗。

● 需要住院治疗且无法接受全身治疗的严重局部症状。

● 具有 1 项 IMDC 风险因素，且大部分肿瘤负荷在肾脏[14]。

对于患有下腔静脉癌栓的患者，减瘤性肾切除术的其他相关适应证包括：

- 患有下腔静脉癌栓且需要抗凝治疗的患者出现严重血尿，无法进行抗凝治疗。
- 靠近肝静脉或膈肌的癌栓，其进展可能会显著增加手术的难度。
- 癌栓比较脆弱，具有很高的栓塞风险。
- 癌栓导致静脉阻塞性后遗症，或有导致阻塞性后遗症的风险。

尽管我们对这类患者更倾向进行减瘤性肾切除术，但应首选一线的全身治疗。首选全身治疗的相对适应证包括：

- 明显的肾外疾病。
- 手术并发症过多。
- 与下腔静脉癌栓无关的严重不良活动状态。
- 患者偏好。

预测减瘤性肾切除术和下腔静脉癌栓切除术后不良预后的其他因素包括肉瘤样分化、不良风险人群、膈上癌栓和全身症状[15]。

※ 术前评估

接受下腔静脉癌栓切除术的患者术前评估应有几个基本组成部分，将在后文描述，并没有适用于每位患者和医疗机构的通用评估标准。入院的指征包括：为了进行及时的术前评估、需要使用肝素、存在明显症状或需对并发症风险较高的血栓进行监测。然而在以下情况下住院有时会适得其反：①患者更适宜转诊至专科中心进行综合治疗；②未计划手术，而住院将会妨碍系统治疗（在美国通常如此）。

分期

分期涉及对胸部、腹部和盆腔进行横断面影像学检查[16]。神经系统症状需要进行脑部影像学检查，骨症状、碱性磷酸酶升高或高钙血症提示需进行骨骼影像学检查[16]。转移性疾病的诊断对于决定是否进行下腔静脉癌栓切除术至关重要。

下腔静脉癌栓评估

影像学评估下腔静脉癌栓的范围对于术前规划至关重要。一般使用 Mayo 分类描述（图 8.2）。由于癌栓的进展可能很迅速，影像学检查应尽量在计划手术前进行（最好在 48 小时内）。当外科手术团队需要进行一些特殊准备来游离肝脏、重建下腔静脉或处理膈上癌栓时，这一点尤为重要。

下腔静脉癌栓具有多样性，特定患者所需的影像

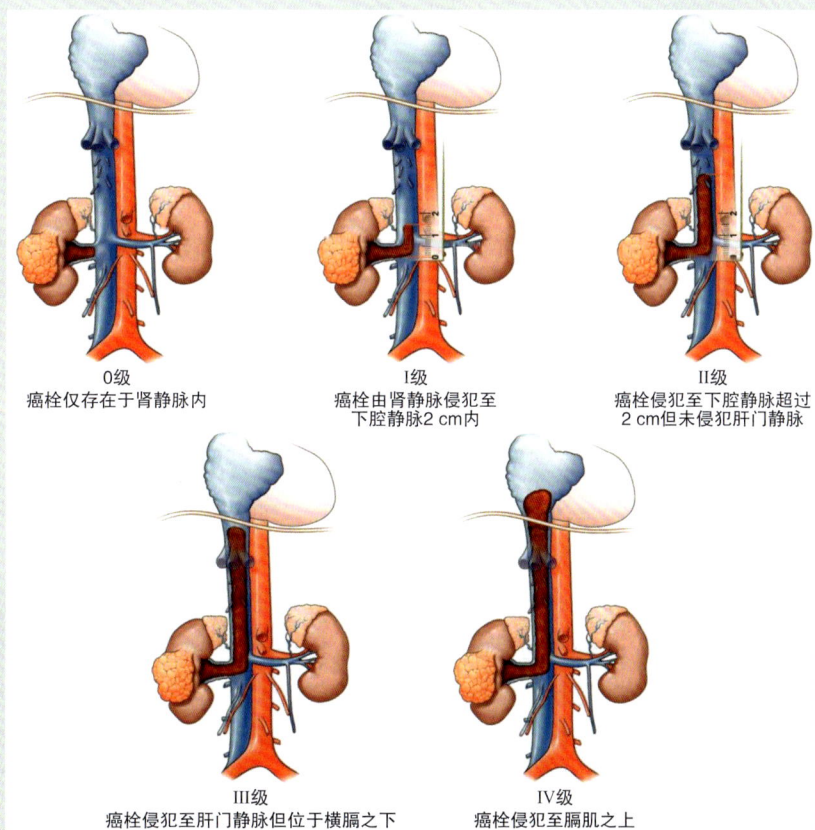

0级
癌栓仅存在于肾静脉内

I级
癌栓由肾静脉侵犯至下腔静脉2 cm内

II级
癌栓侵犯至下腔静脉超过2 cm但未侵犯肝门静脉

III级
癌栓侵犯至肝门静脉但位于横膈之下

IV级
癌栓侵犯至膈肌之上

图 8.2　肾细胞癌癌栓范围的 Mayo 分级

学方法可能不同。CT 通常是肾细胞癌伴下腔静脉癌栓患者的初始影像学检查方法。CT 静脉期可以精准预测癌栓[17-19]，对外科医师来说，可以非常直观地将其与手术解剖相关联。现代 CT 技术已克服了识别癌栓的局限性[20]。CT 动脉造影术（1 mm 层面）有助于为一些肿瘤负荷较大和存在新生血管的复杂患者制定治疗计划。在某些情况下，受到静脉血流变化或癌栓增强造成的伪影影响，精确描绘癌栓可能很困难。患有肾细胞癌的患者常伴有慢性肾脏疾病，但进行 CT 造影的益处可能超过造影剂相关肾病的风险，估计在 eGFR > 45 mL/（min·1.73 m²）、30 ~ 44 mL/（min·1.73 m²）和 < 30 mL/（min·1.73 m²）的情况下，造影剂相关肾病的发生率分别为 0、0 ~ 2% 和 0 ~ 17%[21]。

增强 MRI 通常作为 CT 的辅助手段，其能对下腔静脉癌栓进行最为清晰的解剖描述。当为这些患者进行 MRI 检查时，应明确向放射科医师说明检查内容的重要性。这是因为标准的肾脏肿瘤 MRI 检查可能不能清晰地显示癌栓，尤其是无法足够清晰地显示癌栓的上行部位。除了评估癌栓水平，MRI 还可以鉴别血栓和癌栓[22]，并评估其对下腔静脉壁的侵犯[23-24]。现代钆造影剂在慢性肾疾病患者中导致肾纤维化的风险低于 0.07%[25]。在规划复杂病例时，MRI 可能不太直观，此时行 CT（1 mm 层面）检查通常会有所帮助。

当癌栓的特征对手术计划至关重要且因静脉阻塞或湍流而无法准确描绘时，下腔静脉血管造影可能会提供帮助[26]。

尽管在术前我们会尽一切努力对癌栓进行表征，但外科团队应始终做好比预期更广泛的癌栓的准备，并制订相应的手术方案。有时，癌栓的确切特性只能通过术中经食管超声心动图来确定[27]，或术中行肾下下腔静脉旁超声来确定[28-29]。

静脉因素

了解下腔静脉癌栓对剩余脉管系统的影响是很重要的。即使术中计划行经食管超声心动图检查，术前可行经胸超声心动图评估射血分数、瓣膜病变、间隔缺损、右心劳损、房内癌栓延伸和Ⅳ级癌栓的头侧易碎性并排除游离的癌栓碎块。对有下腔静脉栓塞风险的患者进行 CT 肺动脉造影检查，评估是否已存在栓塞。最后，可根据下腔静脉血栓的范围和（或）体征（症状），评估髂股动脉和股动脉区域是否存在无症状的血栓。上述这些检查结果将影响癌栓切除术后对

下腔静脉的处理决策。

抗凝治疗

抗凝治疗并不适用于所有肾细胞癌伴下腔静脉癌栓患者[3, 30-32]。治疗性抗凝的适应证一般包括肺栓塞、髂股深静脉血栓形成、疑似下腔静脉癌栓合并血栓和显著的下腔静脉梗阻，因为这些稍有病情恶化都可能增加手术的复杂性。抗凝治疗的后果包括出血和肝素诱发的血小板减少症，这将明显增加心肺转流的复杂性[33]。对于接受抗凝治疗的患者，目前尚不清楚哪种方案和剂量（治疗性 vs. 预防性）是最佳的，以及是否需要桥接治疗。肾功能的波动在这些患者中很常见，在决定术前使用抗凝剂的时间时需要考虑其对肾功能的影响[34]。对于有血栓进展或出血风险特别高的患者需要术前滴注肝素以限制停用抗凝治疗的时间间隔。

术前风险评估

术前需要进行心脏风险评估[35]。对于那些可能需要进行开胸手术的患者，这一评估应包括对冠状动脉通畅性的检查，因为在进行下腔静脉癌栓切除术时，可能需要同时进行冠状动脉的重建。我们对所有接受开胸手术的患者常规进行最为无创的术前冠状动脉 CT 造影检查，但也可以进行标准的冠状动脉造影检查。此外，超声心动图检查和肺栓塞负荷评估在风险评估中也具有重要作用。需要强调的是，术前患有无症状肺栓塞的患者通常不应被视为手术的禁忌人群[36]，但如果患者伴有明显症状的肺栓塞，那可能需要考虑采取新辅助系统治疗并待其稳定后再进行手术。与血库的充分沟通也至关重要，特别是存在自身免疫抗体或在某些情况下可能需要大量输血时，应采取特殊准备措施[37]。对于那些存在肺部或血管疾病的患者，可能还需要进行肺功能测试和颈动脉多普勒超声检查。此外，相关并发症的处理应参考专科会诊意见。

多学科会诊

跨学科沟通对于下腔静脉癌栓切除术的成功至关重要，包括以下几个关键方面。

1. 肿瘤学评估：是否进行下腔静脉癌栓切除术，从根本上说是一个外科决策。定期开展该手术的机构应指定泌尿系统肿瘤专家来专门负责这项工作，并参与相关患者的诊疗决策。特别是对于转移性患者，手术的决策可能会受到全身治疗方案的影响。即使是非转移性患者，系统性治疗和立体定向体部放射治疗（stereotactic body radiotherapy，SBRT）对于围手术期

死亡风险较高的患者，也是一个合适的替代选择[38]。肿瘤内科和放射科医师会诊可能也有帮助。在不延误治疗的情况下，也可以提交肿瘤委员会进行评估。

2. 外科评估：泌尿肿瘤学家应当谨慎评估自身的专业技能，以判断哪些患者可以独立安全地进行手术。哪些可能还需要其他外科领域的专业知识？一个固定的跨学科团队对于培养专业知识和协调及时的护理能力至关重要。没有适用于每个情况的特定团队专业构成，成员组成在不同医疗机构之间有较大差异。在美国麻省总医院，跨学科团队由泌尿肿瘤、心脏外科和血管外科、心脏麻醉、泌尿影像学等领域的医师组成。在其他医疗机构，在处理Ⅲ级和Ⅳ级下腔静脉癌栓时可能需要对于相关肝脏和肝后部解剖结构最为熟悉的肝移植或肝胆外科医师。最好的团队构建方式是侧重于覆盖所有必要的专业技能，而不是固守于专业角色的教条观点。手术前，涉及各方的会诊至关重要。对于所有达到Ⅱ级或更高级别的下腔静脉癌栓患者，应召集相关团队成员开展患者评估会议。所有参与方应了解和参与手术计划，这有助于获得更好的结果。

3. 麻醉评估：根据医疗机构的结构和麻醉排班安排，这可能会与前述的外科评估同步进行，或在确定了麻醉分配后随即进行。由于在这些手术中会发生多种生理应激反应，麻醉管理非常复杂[27、39-41]。大多数情况下，提供出色的外周静脉通路、中心静脉导管、动脉导管和食管超声心动图检查都非常有帮助。由负责患者的麻醉医师密切参与制订手术计划，讨论液体复苏、血管活性药物的使用、血管夹闭的时机，以及对术中并发症的处理计划。

术前程序

正如前文所述，某些情况下可能需要进行血管造影手术，如冠状动脉造影或下腔静脉造影。对于将进行肾切除手术的患者，应植入一根深静脉导管。

通常情况下，如果影像学表现符合典型的肾细胞癌特征，一般不需要进行组织诊断。若怀疑存在其他诊断则需要进行活检。对于有转移疾病的患者，活检并非必需，但它可以帮助确认转移灶[14]、评估预后[15]和决定非手术替代方案。

一些外科医师选择术前栓塞肾动脉，但现有研究并未明确证实该做法能有效减少出血或并发症的发生率[42]，因此我们通常不进行术前栓塞。术前栓塞的主要潜在益处在于，若不实施整块下腔静脉癌栓切除术，可优先处理含癌栓的静脉再处理肾动脉。此方法适用于早期动脉结扎极为困难的病例（例如左侧巨大癌栓伴肾门淋巴结转移）。如果进行术前栓塞，需要将线圈放置得足够远，以便安全地结扎肾动脉残端。此外，栓塞应尽量接近手术时间实施，因为栓塞和手术之间的时间间隔过长可能导致解剖层面变得模糊，并产生血管梗死综合征。

术前放置永久性静脉滤器的情况较为罕见，除非是作为下腔静脉血栓切除术后的血栓管理方案的一部分[4]。如果考虑放置静脉滤器，最好在术中或术后放置，因为术前植入可能会干扰术中夹闭或修复下腔静脉。目前已有暂时植入预防栓子脱落装置的研究[43-45]。由于这种情况比较罕见[46]，这些装置也未被常规使用，但对于栓塞风险较高（如已经存在肺栓塞或卵圆孔未闭）的患者可能有一定作用。如果考虑使用临时或永久性滤器，最好通过上腔静脉进行植入，以免穿过栓子。在切除癌栓术中，应保证癌栓头端、肝静脉与下腔静脉阻断钳之间留有足够的距离来部署装置。

血管搭桥

鉴于所需的专业知识和设备，术前准备血管搭桥或自体输血是必要的。术中红细胞回收可收集手术过程中的失血，处理后用于自体输血。通常，用于自体输血的血液量明显少于实际失血量。在肿瘤手术中，使用术中红细胞回收备受争议，因为理论上肿瘤细胞可通过输注的血液扩散[47]。然而，在进行下腔静脉癌栓切除术时，由于通常存在明显的静脉内肿瘤和常规使用其他类似机制的高位血管旁路技术，尚不清楚术中红细胞回收对肿瘤扩散的影响。如果不使用术中红细胞回收，则可能输血概率更高，其也具有一定的肿瘤学并发症[48]，并且在反复出现血液短缺的情况下，可能无法获得足够的血液供应[37]。

在静脉搭桥术中，血液通过手术或经皮放置的导管从肾下腔静脉旁路到另一根导管进入上腔静脉。如果不进行开胸，通常会引流到颈静脉。静脉搭桥术最常用于不能耐受肝上静脉夹闭的Ⅲ级下腔静脉癌栓的患者[49]。当梗阻性下腔静脉癌栓导致的静脉高压引起大量失血时，静脉搭桥术也可在手术剥离过程中启动。在这些患者中，静脉搭桥术通过分流梗阻周围的血液来对静脉侧支和静脉曲张进行减压。静脉搭桥术可以在肝素化或不肝素化的情况下进行。虽然静脉搭桥术对某些适应证有所帮助，但若多学科团队无法进行或不熟悉静脉搭桥术，也能用替代方案。

体外循环包括引出静脉血并进行体外氧合，再输注到动脉系统[50]。需要使用肝素来防止外部回路中出现凝血。在进行外循环期间，外部回路还连接了额外的吸引装置，用于回收手术区域中溢出的血液。与术中细胞回收技术（会耗尽回输血液中的凝血因子）不同，体外循环吸入的血液保留了所有这些血浆因子，有助于降低迟发性凝血障碍的风险。传统的体外循环一般通过开胸手术进行，静脉导管置于上腔静脉中，通常无须额外的静脉导管置于下腔静脉栓塞下方。与静脉搭桥术方法类似，在下腔静脉癌栓下方置入静脉插管可减少术野失血，同时有助于对高压侧支进行减压。然后将动脉导管置于主动脉以供血液回输。目前也已有在不开胸的情况下使用股静脉和股动脉的方法[51]。

通常情况下，在进行某些手术时，由于会发生大量失血，需要使用体外循环来维持心房供血并保持心脏的功能。一般来说，考虑到将发生的失血量，体外循环需要在任何可察觉的时间内打开心房。体外循环不清除术野中的血液，但允许再循环并在血流动力学上耐受这种失血。在肿瘤切除手术中，当需要直接检查心房和大静脉时，经常需要使用深低温停循环[50]。在深低温停循环中，患者被冷却至 16 ~ 18℃，患者的总血容量大部分会在停止循环之前排空，然后在30 ~ 40 分钟（理想情况下 < 30 分钟）进行肿瘤切除手术以避免神经系统后遗症[52]，而低温可减轻这些后遗症。在进行深低温停循环下的解剖时需要谨慎，因为再灌注后，切断的血管可能再次出血。在该技术中使用的低温会导致严重的凝血功能障碍，直到患者体温恢复。因此，在初始肿瘤解剖期间需要特别注重

细致地止血。

※ 下腔静脉切开取栓原则

下腔静脉癌栓切除术的外科方法可以分为 4 个部分，包括腹部解剖、胸部解剖、下腔静脉癌栓切除和下腔静脉重建。

腹部解剖

开腹

首先要做的是选择手术切口。关于手术切口的注意事项详见表 8.1。一旦进入腹腔，应尽可能无创地进行剥离，避免易碎癌栓脱落，导致术中栓塞。因为可能有新生血管或结缔组织增生反应，自然组织层面无法保留，在这种情况下，可能需要血管密封装置。

由于侧支血管增粗、静脉高压、肿瘤相关的新生血管和结缔组织增生反应，肠道的解剖可能比正常情况更困难。为了确保肠道的存活，理想情况下限制进行肠系膜切除。通常，这些患者所需的肠道解剖范围明显超出标准的肾切除术所需的范围。无论原发性肿瘤位于哪一侧，沿着肠系膜根部与右半结肠朝Winslow 孔（Cattell-Braasch 操作）解剖，可以更好地暴露下腔静脉和腹主动脉间隙[53]。如果有必要，可以游离肠系膜下静脉以便再次解剖。对于左侧肿瘤，可以将脾脏、胰腺和胃整体解剖，显露左侧后腹膜，以暴露左侧肾静脉与下腔静脉的汇合处[54]。如果肿瘤较大，妨碍脾脏和胰腺尾部的解剖，则可以进行脾切除（有时也包括胰尾切除）；外科医师也可通过游离脾脏和小网膜囊，移动部分胰腺或重新定位来暴露左肾[55]。

表 8.1　下腔静脉癌栓切除术的切口

切口类型	描述	评价
楔形切口式（如为单侧切口可选前肋下切口）	肋骨下 2 指宽，穿过所有腹壁肌肉组织，经腹。一些外科医师可能会将其修改为三棱切口向剑突延伸	是整个上腹部的最佳入路，但进入盆腔受限。注意分离腹壁血管，这些血管可能是下腔静脉阻塞时的重要分支
中线剖腹式	通过白线，经腹	对大肿瘤是绝佳的进入盆腔入路，但进入上腹部受限，可能使翻肝更加困难。注意避免肌肉和腹侧血管的分离。延伸到开胸术最容易
改良胸腹式	第 8 或第 9 肋间胸廓切开术，在脐部正上方与中线剖腹术切口相接，从周缘或径向分割膈肌，仰卧位，经腹	最佳暴露位置：上腹部。通常不需要，除非是特殊肿瘤。如果下腔静脉癌栓切除术需要心肺旁路，则不能很好地延伸到开胸术
改良 Makuuchi 式	"L" 形或倒 "L" 形，中线从剑突到脐正上方，再横向，经腹	与标准中线开腹手术相比，可更好地暴露单侧上腹部，同时保留对侧腹壁肌肉和组织血管。比楔形切口的扩展选择更少
侧腹、腰背切开术	由于血管入路受限，一般不使用	

肾动脉结扎

暴露后腹膜以后首先要考虑的是肾动脉结扎问题。结扎肾动脉可以减少肿瘤的血供和血栓性肿瘤的体积。如果手术需要切除含有癌栓的肾静脉，也可以在结扎肾动脉后进行。除非在极端情况下，应避免夹住整个肾门，因为此时很难将肾动脉残端与含有癌栓的肾静脉分开。

对于这些病例，传统的右肾门入路相对困难，最佳方法是在腹主动脉与下腔静脉间隙入路探查右肾动脉。在前一节中描述的 Cattell-Braasch 手法可以很好地暴露这一术野。

对于左侧肾切除手术，则可以从左肾静脉下方结扎肾动脉。进入小网膜囊（小网膜囊是位于胃后方的腔隙）有助于识别位于左肾静脉上方的肠系膜动脉和左肾动脉[55]。当左侧肾静脉内有大块血栓或淋巴结肿大的情况下推荐使用这种方法。如果以其他方式无法接近肾动脉，可以完全游离并抬高肾脏（Mattox 操作[56]），以获得整个腹主动脉的视野。然后可以尝试从肾脏后方识别动脉。但是因为肾脏移动有可能导致癌栓脱落，而且在肿瘤较大的情况下可能仍然无法提供必要的暴露，这种方法只有在必要时才能使用。

术前已行栓塞的患者，如果栓塞与手术时间间隔较长，可能会出现炎症反应，使组织层面变得模糊。此外，需确保肾动脉残端留有足够长度的未栓塞段（未被弹簧圈覆盖），以便安全结扎。如果肾动脉长度不够，则需对肾动脉残端进行缝合。

下腔静脉控制

在肾动脉结扎之后通常需要进行下腔静脉控制。对下腔静脉操作时动作须轻柔，以防栓塞的发生。有研究认为，先行癌栓切除术比先行肾脏解剖具有更低的栓塞风险[57]。一般要根据癌栓程度对下腔静脉进行必要的控制，详见后文。对区域内静脉给予结扎，确保手术区域没有出血。在下腔静脉阻塞的情况下，最好避免结扎肾下方的腰部血管，以防重要的侧支被破坏[58]。

整块 *vs.* 离断式癌栓切除术

肾切除术和下腔静脉癌栓切除术最好一次性完成，但某些情况下可能无法完成。如果需要，可以使用外科吻合器装置将下腔静脉与携带肿瘤的肾静脉断开。对于比较厚的组织，需要高钉仓钉住整个癌栓，保证癌栓不残留在保留的血管结构上。如果癌栓体积较小，可以使用血管钉仓。进行癌栓切除术时，必须将缝合线与癌栓一并切除。

如果下腔静脉的暴露因肿瘤或肥胖而受限、需要更大空间，则可考虑进行离断式癌栓切除术，对于左侧病例更为适合。因为在肾切除术后，牵拉可以只集中在右侧。明显的肾脏出血也可能是迅速完成肾切除术的相对指征。如果认为缝合癌栓可能会使之脱落，则禁用离断式癌栓切除术。

下腔静脉癌栓切除术

0 级癌栓

这些癌栓切除与传统的根治性肾切除术有一定区别。术中超声检查可用于确定癌变范围。当结扎肾静脉时，应注意确保所有癌栓都与患肾一并切除，这在开放手术中很简单，因为肾静脉可以根据需要在离下腔静脉尽可能近的位置夹闭，并用 4-0 prolene 缝合线结扎。使用血管吻合器可能更安全高效，但它需要合适长度的未受累肾静脉，而且更重要的是要确保切除所有癌栓，并在"挤奶式"推移癌栓过程中癌栓不会被钉住或发生移位。目前，另一种方法是应用连续的夹子将癌栓逐渐推向肾脏，该技术可在一定程度上替代血管吻合器。

Ⅰ 级癌栓

超声检查用于确定Ⅰ级血栓的范围，并确定其是否可以被 Satinsky 钳包围，该钳可以包围癌栓并部分夹闭下腔静脉。如果血栓太大而无法进行此操作，则需要将其作为Ⅱ级血栓进行处理。一旦夹紧，可在肾静脉与下腔静脉交界处进行静脉切开术，然后切除肾静脉和整个癌栓。在肾静脉口对下腔静脉进行修复，其狭窄程度有限。即使在符合这种方法的Ⅰ级下腔静脉癌栓的情况下，获得对近肾端下腔静脉的完全控制也相当重要。如果部分夹钳移位，则必须重新定位，以切除更多的静脉壁。如果夹钳上方的静脉壁不足以修复下腔静脉，则可以完全夹闭近肾端的下腔静脉。

Ⅱ 级癌栓

Ⅱ级下腔静脉癌栓切除需要完全夹闭近肾端下腔静脉，依次夹闭肾下下腔静脉、对侧肾静脉，最后是高于癌栓水平的肾上下腔静脉。有时，可能对于左侧肿瘤还需要在右肾上腺静脉和必须保留的粗大腰静脉上放置哈巴狗夹。在游离肾下下腔静脉和对侧肾静脉时，应注意避免损伤因纤维化、血管怒张和高压而暴露不清的腰静脉。为了确保打开腔静脉时不出血，外科医师可以在打开腔静脉之前用手在腔静脉后面和周围游离探查，以确保进入该段的所有必要静脉都已被分离。也可以将专用的血管夹（如 Profunda 夹）滑到静脉后面，以闭塞后方的腰静脉，操作过程中必须格外小心，避免撕裂血管。对于在后路解剖或难以控制出血的困难患者，可用球囊从腔内堵塞腰静脉口的回血。

根据Ⅱ级下腔静脉癌栓头部的范围，手术有可能需要夹闭肝后静脉。如果癌栓延伸到肝十二指肠韧带以上，则应通过分割胃肝韧带的松弛部进入小网膜囊。紧邻其深处的是尾状叶，它位于下腔静脉肝后部分的顶部，通常需要对它向上游离。除了腹膜附件，还需要分离肝短静脉，游离尾状叶。肝短静脉由于其长度较短，可以使用血管结扎器辅助结扎[59]；如果肝短静脉残端无法得到有效控制而导致肝尾状叶出血，那么可以使用 5-0 prolene 缝线有效止血。由于下腔静脉肝后部分静脉的损伤可能导致手术死亡率显著增加，这部分的手术需要细致地对肝实质进行解剖且对静脉分支进行控制。

对于右侧癌栓，需要识别和结扎右肾上腺静脉，以防在处理过程中损伤肾上腺。肾上下腔静脉控制应远高于所需水平。当尝试夹紧肾上下腔静脉时，头侧控制不住可能会导致易碎癌栓碎块脱落。对于超出尾状叶下缘较多的Ⅱ级癌栓，尤其是易碎且自由漂浮的癌栓，最好避免单独长时间处理尾状叶，而应像Ⅲ级癌栓一样进行头侧控制。

如果处理得当，大多数患者可以耐受肝主静脉下方的下腔静脉夹闭，而不会造成明显的血流动力学损害[60]。最好确保患者在夹闭后保持稳定，以免下腔静脉打开时导致失血。给予肝素后，应尝试夹闭静脉，然后观察 3 ~ 5 分钟。如果确实出现低血压，应松开夹子并对低血压进行评估，包括在经食管超声心动图上寻找栓塞的证据。在恢复后，可以再次尝试钳夹。

当成功夹闭肾旁下腔静脉后，应从受累肾静脉口的下缘开始进行静脉切开，并向头侧延伸至足以取出血栓的位置。在极少数情况下，可能需要在肝十二指肠韧带后面和肝后静脉上进行静脉切开。静脉切开后如果癌栓部分闭塞，可以结扎或压迫肿瘤静脉，但如果有侧支循环残留，肾脏可能会有明显的出血，从而导致术野模糊。

对于左侧肿瘤，因为右肾静脉通常不带侧支，需要定期开放。理想的做法是避免夹住右肾动脉以防出现缺血。癌栓切除术后，为了确保下腔静脉闭合期间右肾引流，可以倾斜放置夹子使汇入肾下下腔静脉的

右肾静脉减压。在癌栓切除过程中，如果进入下腔静脉腔内的腰部血管出血而导致术野模糊，则可使用 5-0 prolene 线从下腔静脉缝合，或使用球囊导管暂时堵塞。

对于Ⅱ级癌栓患者，因为其尚未控制肝上血管，需要特别注意癌栓是否可以从下腔静脉中取出。由于肿瘤可能完全附着在血管壁上，手术团队必须准备好进行部分或完全下腔静脉切除。因此，在切开前有必要充分暴露，以防需要补片或移植物。此外，如果进行单纯取栓和一期缝合，患者可以耐受 5 ~ 10 分钟的夹闭时间，但若需要进行下腔静脉重建，更长时间的夹闭可能导致血流动力学崩溃。在这种情况下，即使是Ⅱ级癌栓也应考虑优先使用静脉 – 静脉旁路。

Ⅲ级癌栓

Ⅲ级下腔静脉癌栓切除术需要控制肝上下腔静脉、肝下肾上下腔静脉、对侧肾静脉、肾下下腔静脉、肝十二指肠韧带内的肝门（普林格尔手法）。分离肝上静脉时需要分开三角韧带和冠状韧带，应注意避免损伤膈静脉和肝静脉。

外科医师需要确定所需的肝脏游离程度。一些不完全闭塞的癌栓比较容易取出，可以避免肝脏完全游离，从而减少栓塞风险。如果癌栓较大，需要切开较长的下腔静脉和切除一些下腔静脉壁，或者需要进行完全的肾上下腔静脉切除和结扎，充分游离肝脏至关重要。

除了肝瘀血或肥胖的情况，都需保证肝脏的完全游离度。类似进行"背驮式"移植所需的解剖，外科医师用手将肝向后牵拉，并将镰状韧带向肝上腔静脉方向分离，除不游离肝主静脉外，还需要将肝脏从下腔静脉中游离出来[61]。然后将右肝向左牵拉，分离出右冠状韧带前叶和三角韧带。为了控制肝上下腔静脉，可能还需要分离一些左冠状韧带。从裸区释放横膈，分离右冠状后韧带，将肝脏与肾脏松解分离。当后外侧的肝后下腔静脉离得很近时，有必要使用外科吻合器或血管密封装置分离下腔静脉韧带[62]。此时抬起尾状叶，血管密封装置可以帮助分离连接尾状叶和下腔静脉的肝短静脉。使用"背驮式"手法，如果此时肝脏已经具有充分活动度，那么剩余的左侧韧带不需要分离。

一旦获得足够的暴露，首先夹闭肾下下腔静脉，然后夹闭对侧肾静脉、肝门（普林格尔手法），随后夹闭肝上下腔静脉[63]。在肝上下腔静脉夹闭之前，应给予肝脏减压的时间。如果肾下下腔静脉或对侧肾

静脉被癌栓堵塞，需要改变钳夹顺序，仅在头侧控制后进行操作，以免癌栓破裂。

肝上下腔静脉夹闭更有可能导致血流动力学变化，在下腔静脉切开前应测试性地钳夹 5～10 分钟，如果出现明显的低血压，应该松开钳夹并对患者进行进一步复苏才能尝试下一次钳夹。进行癌栓切除术的普林格尔手法和肝上钳夹通常可以限制在非常短的时间内（＜1～2 分钟），因此有限的低血压是可以接受的。对于体积较小、可移动的癌栓，我们已经成功地开发了一个额外的肝下或肝后夹闭位点。在前面描述的标准位置放置夹子之后，将癌栓挤至肝后或肝下下腔静脉的水平，然后在癌栓上方放置新的夹子。随后松开肝上下腔静脉夹和普林格尔夹，恢复肝脏再灌注和血流。这种策略有效地将癌栓级别从Ⅲ级降至Ⅱ级，但只能在癌栓没有附壁且不需要担心远端栓塞的情况下进行。如果不能耐受肝上阻断，可以选择静脉 – 静脉转流术 [64-65]，或肾下主动脉阻断以增加心脏后负荷和血压 [66]。

一旦夹闭下腔静脉，即可从肾静脉口进行静脉切开。因为肝静脉会引流到孤立的肝段，一旦进行下腔静脉切开，很可能会出血。一旦癌栓被取出或下降到肝静脉下方，应在肝下 – 肾上夹闭，并松开肝上和肝门夹 [63]。若无明显出血，可对肾旁下腔静脉段进行重建。

Ⅳ级癌栓

Ⅳ级下腔静脉癌栓切除术通常需要腹部和胸部联合入路（图 8.3），特别是在膈上的患者中。通常从腹部入路开始，这是因为有时会发现癌栓低于预期的位置，从而可以避免胸骨切开 [67]。通过腹部切口并分离膈肌，可以在一定程度上显露膈肌上方的下腔静

脉 [10, 67]。对于需要先进行胸腔切开的适应证将在下一节讨论。对于那些位于心房外，容易取出且不太可能黏附的癌栓，可采用类似于Ⅲ级取栓的方法，将头钳置于膈下腔静脉上。除非预计癌栓很容易取出，否则理想的做法是在肝脏有足够活动度的情况下暴露所有肝后下腔静脉，使腹腔切口能够向上延伸到必要的范围，从而便于肾上下腔静脉切除、重建或结扎。

如果需要进行心房切开术，而无法耐受心房下钳夹，或者需要无血的操作环境以便血栓切除和检查下腔静脉，那么将需要体外循环和深低温停循环。虽然体外循环和深低温停循环将提供完美的下腔静脉管腔的暴露，但它们也伴随着一些特定的并发症，并需要肝素化处理。

※ 癌栓切除术的原则

基于术中发现的癌栓切除术原则详见表 8.2。

与肝下下腔静脉不同，附着在肝静脉或肝上下腔静脉的Ⅲ级和Ⅳ级癌栓有着特殊挑战，通常在这种情况下难以进行肝静脉或肝上下腔静脉的重建或替代。从肝静脉下方几厘米到心房的下腔静脉段通常不开放。明显附着的癌栓在提取过程中经常出现碎裂，需要对所有附着碎块进行长时间的清除。在这种情况下，体外循环和深低温停循环将极大促进腔静脉清理。优化结果的选择包括以下内容：

●使用 Penfield 或手术海绵清除所有肉眼可见的破碎癌栓。

●心房切开后清除膈上静脉粘连的碎块。心房切开可以保障肝静脉口上方的通畅。

●通过血管隧道钳从腹部切口进入心房，然后用它夹住并拉回一个腹部切开术用的海绵，穿过心房和

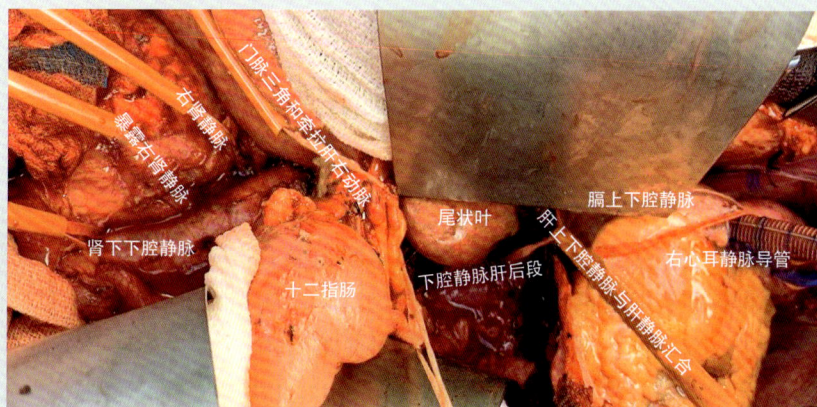

图 8.3　Ⅳ级下腔静脉癌栓取出术中观察

表 8.2　癌栓切除术中发现癌栓的情况

分类	癌栓情况	感受	技术
0	无癌栓	癌栓已经移动或成像不准确	检查经食管超声心动图和患者的稳定性。选择标准根治性肾切除术
1	游离漂浮的癌栓，无管壁接触，基底宽	取栓简单	进行下腔静脉打开和关闭，可能不需要重建
2	无管壁接触的自由漂浮癌栓，可见细小、可自由移动碎块在检查或超声检查中显现	取栓简单，但癌栓移动或碎裂的风险更高	解剖时多加小心，下腔静脉切开后仔细检查所有碎块，可能不需要重建
3	多数癌栓仅局灶接触下腔静脉壁，周围可见血流通过	由于局灶性粘连或下腔静脉壁侵犯，取栓可能比较困难	使用 Penfield 解剖器进行局灶性解剖或进行局灶下腔静脉切除和闭合。可能需要修补下腔静脉
4	巨大的癌栓与下腔静脉壁明显接触，癌栓周围血流受限，有明显的侧支循环和闭锁的肾下下腔静脉	癌栓可能不能完整地取出。下腔静脉可能黏附 / 侵入，也可能造成严重阻塞	考虑肾上下腔静脉切除术和结扎
5	Ⅳ 型，但可累及肝静脉和膈上下腔静脉	完全清除下腔静脉不可切除部分的癌栓很困难	该技术侧重于严重病例。请参阅文本

肝下腔静脉，以清除腔体壁上的残留碎块。

●用手指轻柔地检查下腔静脉腔，以确保没有残留碎块。

●灌注肝素盐水并用经食管超声心动图观察被遮蔽的静脉，以评估是否存在残留碎块。

● 与动脉栓塞切除术类似，将 Fogarty 球囊或 20Fr Foley 导管穿过被遮挡的部分也有助于清除工作。

●使用柔韧的膀胱镜，配合脐带胶布带或血管环来阻塞该段，以允许液体膨胀，用于检查该段可能是有用的。

胸部解剖

只有Ⅳ级癌栓的患者才需要进行胸部解剖。尽管存在一些侵入性较小的替代方法，心脏外科医师在进行心肺转流手术时最熟悉的传统切口仍是胸骨中线切口[51]。对右侧肿瘤需要广泛进入肝下下腔静脉，一些外科医师可能更常规地使用胸腹联合切口[68]。在预计会出现大出血、需要早期搭桥术、栓塞风险很高或胸部解剖可能很复杂（如之前进行过冠状动脉搭桥术）的情况下，则应考虑在腹部解剖之前进行胸部解剖。对于在术前评估中发现有严重冠状动脉病变的患者，计划同时进行冠状动脉旁路移植术也可能需要先开始胸部解剖，以准备在心肺转流手术期间进行搭桥手术。胸骨切开有助于暴露胸腔，肋骨活动度更高，膈肌更容易变平，有助于进行复杂的腹部解剖学操作和肝脏固定。尽管在下腔静脉切开之前放置主动脉和静脉导管可以在发生大量下腔静脉出血的情况下更容易进行心肺转流，但对于希望避免体外循环的房下癌

栓患者，可以避免放置。

因为操作空间有限，在取栓之外，腹部和心脏团队无法同步进行解剖或闭合。在取栓过程中，将腹部牵拉器置于尾部可以为心脏和腹部外科医师提供更多的空间，使他们能够同时操作。

下腔静脉重建

术后重建下腔静脉有以下 4 种选择（图 8.4）。

1. 直接闭合

在癌栓切除后，如果下腔静脉的腔内直径缩小不超过 50%，可以首选下腔静脉的直接闭合。但如果直接闭合会导致腔内直径缩小超过 50%，或限制肿瘤手术切除的完整性，最好不使用此方法。相反，在大块癌栓切除后，下腔静脉可能被扩张，通过部分对折下腔静脉到其肾周直径，可以增加直接闭合的通畅性，加快血液流经该区域的速度，并在理论上避免淤血和血栓形成。

2. 腔隙补片成形术

当直接闭合下腔静脉管腔直径缩小超过 50% 并需要保持下腔静脉的连续性时，可以选择使用腔隙补片成形术。在需要进行 R_0 切除以去除与肿瘤附着或浸润相关的下腔静脉壁时，这种技术非常有用。牛心包膜通常有多种尺寸可供选择，是用于补片成形的常见材料。还有其他几种自体和非自体选项可用于腔隙补片成形术。

3. 腔静脉切除术和结扎术

肾上下腔静脉切除术适用于下腔静脉的周围侵犯。对于右侧原发性肿瘤，肾上下腔静脉切除术比较

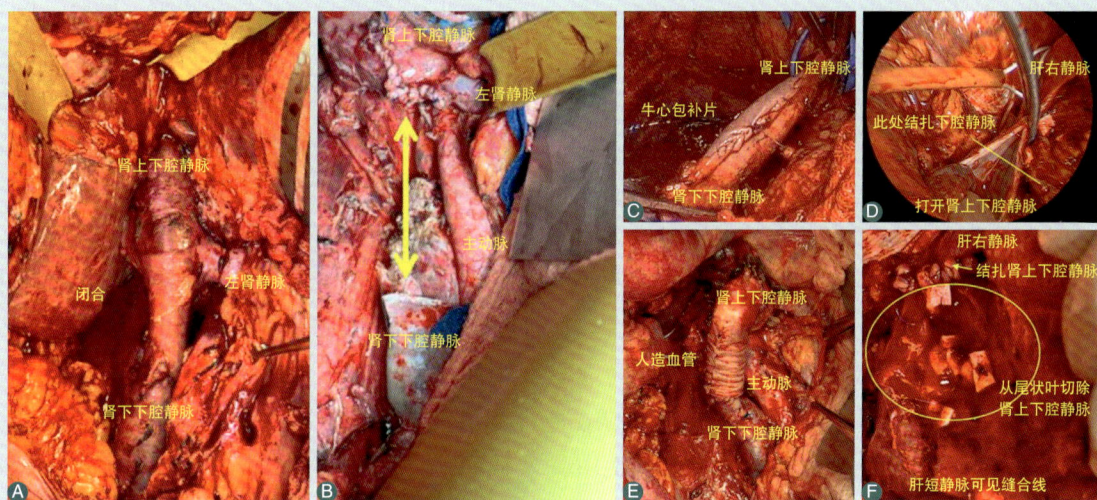

A. 直接闭合；B. 肾下下腔静脉切除结扎；C.腔隙补片成形术；D. 肾上下腔静脉切除和管腔移植；E、F. 肾上下腔静脉切除和结扎。最后一种选择是下腔静脉过滤器放置用于尾部平滑血栓（未描绘）

图 8.4　下腔静脉癌栓切除术后对下腔静脉的处理

简单，因为左肾静脉会通过侧支引流。肾上下腔静脉切除术可以达到肝静脉主干水平，需要足够的肝脏活动度来实现周围肝下下腔静脉夹闭位置。下腔静脉切除的边缘位于癌栓延伸到的位置，应特别小心不要损伤穿越闭塞下腔静脉的右髂总动脉，因为它可能隐藏在由慢性静脉闭塞引起的纤维化组织之中。冷冻切片可以用于必要时引导下腔静脉和左肾静脉的边缘。

当为左侧原发灶行手术时，需要考虑右肾静脉的引流情况。一种选择是如果右肾静脉受阻，右肾有时会发展出大量侧支静脉；如果没有出现这种情况，可以斜向进行下腔静脉切除，右肾静脉继续引流到保留的下腔静脉中。另一种选择是将右肾静脉吻合到附近的另一根静脉，如右性腺静脉。如果下腔静脉下部受阻，可以单独将右肾静脉重新植入到环状聚四氟乙烯（polytetrafluoroethylene，PTFE）人工血管中，但由于管腔相对较小，可能会导致血栓并发症。

当需要行肾上下腔静脉切除术时，通常可以进行下腔静脉结扎术，因为肾下下腔静脉通常会闭锁，并被良性血栓堵塞。结扎术可用血管吻合器或 4-0 prolene 缝合线。

4. 下腔静脉置换术

在进行肾上下腔静脉切除术时，如果希望保留肾下下腔静脉的血流，避免结扎，可以进行下腔静脉置换术。尽管还存在其他选择，我们可以使用 PTFE 移植物来将下腔静脉下部与肾上下腔静脉切除的下腔静脉部分吻合。肾静脉也可以直接植入这个移植物

中，或通过一个单独的 PTFE 侧臂进行绕过。这种管状移植物可能具有所有前述选项中最高的血栓栓塞风险。因此，我们更倾向于使用直径比肝下腔静脉小 25% ~ 50% 的移植物，以加速血液通过移植物，从而减少淤血和血栓的形成。

下腔静脉置换术并不常见，因为下腔静脉的一部分往往可以保留用于补片成形，或者下腔静脉由于周围侵犯而完全闭塞，而结扎可能在血流动力学上无关紧要，而且有助于预防栓塞。不建议将管状移植物吻合到血流较低的慢性闭塞的下腔静脉，因为这会增加血栓栓塞的风险。在重建完成后，可以使用术中多普勒探头来评估下腔静脉内的血流。

良性血栓的处理

良性血栓通常与癌栓同时存在[4]，因此需要制订处理任何共存良性血栓的方案。下腔静脉结扎可以降低肺栓塞的风险。如果下腔静脉可以通过直接闭合、腔隙补片成形术或置换而保持连续性，那么下腔静脉下部的良性血栓需要尽快重新开始抗凝治疗。还可以在围手术期放置下腔静脉滤器来处理。

※ 术后管理

对于高级别癌栓切除术，可能需要在重症监护病房住院 1 天或 1 天以上。术后排除肠梗阻后就可以提前进食。

术后是否抗凝是由血栓栓塞风险决定的。从药理学上来讲，即使是低风险的深静脉血栓患者，也需要

28 天的预防期。对于已知患有肺栓塞或深静脉血栓的患者，在手术当天和术后第 1 天预防性使用肝素，然后可以在术后第 2 天低剂量（500 U/ 小时）肝素静脉滴注。如果没有出现出血，这种低剂量肝素可以逐渐调整到全剂量，最终转为更适合在家中进行的治疗方案。除初次修复未狭窄的患者外，其余患者均可能受益于抗血小板治疗。接受腔隙补片成形术的患者通常需要长期服用阿司匹林。对于使用 PTFE 人工血管的患者，可以使用氯吡格雷或小剂量口服抗凝药物。

对于接受减瘤性肾切除术和下腔静脉切除术的患者，出院后可以（重新）开始免疫治疗。在开始使用 TKI 之前，伤口通常需要完全愈合。对于非转移性病患者，通常会在完全康复且术后影像显示没有转移性疾病的情况下考虑辅助治疗。

※ 临床结局

表 8.3 详细列出了所选研究的围手术期死亡率和肿瘤预后。还有许多其他数据也描述了类似的结果[42,69]。临床结局可能会随着时间的推移而有所改善，并将随着手术技术、围手术期药物和非手术替代方案的改进而继续改善。

※ 围手术期并发症

出血

术后出血的处理与其他腹部手术相似，应根据患者的临床状况进行。出血原因通常并不清楚，那些病情较为稳定、不需要立即手术探查的患者可采取 CT 血管造影和纠正凝血功能障碍的措施。如有可能，CT 血管造影术应额外延长延迟期或静脉期，以评估静脉出血。出血常见原因来自肾动脉残端、下腔静脉，

或无意中损伤肾周结构，如脾脏、肝脏、肠系膜、网膜或膈肌等。在切开肌肉进行手术后，有一种特别情况是由于下腔静脉阻塞引起的腹壁侧支引发出血。引起下腔静脉癌栓的肾脏大肿瘤通常与显著的新生血管形成有关，而这些新生血管可能尚未被完全识别或控制。在同时进行腹部和胸部解剖的情况下，可以通过胸部和腹部引流管发现出血来源。在有腹部和胸部解剖的病例中，胸腔和腹腔引流出血性液体可以作为提示出血的标志。

术前肺栓塞

全身治疗的发展使术前存在肺栓塞的患者也有了灵活的手术时机。

尽管术前患有局限性肺栓塞的患者围手术期风险也较低[36]，但那些术前患有肺栓塞且手术风险过高（如大片肺栓塞伴肺梗死和缺氧）的患者，也可以从术前全身治疗和抗凝治疗中获益，以便在 3 ~ 6 个月后进行下腔静脉癌栓切除术。

对于尚不清楚肺栓塞是癌栓还是良性血栓的情况，尽管抗凝治疗对癌栓本身可能效果有限，但它既能防止癌栓表面形成新的良性血栓，也能预防下腔静脉癌栓脱落导致的良性血栓形成。幸运的是，肿瘤栓塞引起的肺部散播风险并不明显[36]。

对于临床不稳定的患者，可以考虑介入措施，因为导管定向取栓术有多种选择[70-71]，在某些情况下，还可以考虑机械心肺支持。心脏病学、肺病学和介入放射学的多学科讨论将有所帮助。尽管血尿可能来自原发性肾肿瘤，但仍应尽一切努力继续抗凝，选择性栓塞或放疗可能有助于这一目标的实现。

在计划进行手术时，近期患有肺栓塞的患者可能

表 8.3 一些围手术期和肿瘤结局的队列研究

研究	Blute 2004[49]	Haddad 2014[91]	Vinzant 2022[41]
研究人群	梅奥诊所，1970—2000 年，0 ~ 4 级	多机构，2000—2013 年，3 ~ 4 级	梅奥诊所，2005—2017 年，3 ~ 4 级
研究规模	540 人	166 人	65 人
围手术期死亡率（30 天）	癌栓等级 0：1.8% 癌栓等级 1：1.5% 癌栓等级 2：3.9% 癌栓等级 3：14.2% 癌栓等级 4：15.0%	10.2%	4.6%
癌症特异性生存期（5 年）	癌栓等级 0：49.1% 癌栓等级 1：31.7% 癌栓等级 2：26.3% 癌栓等级 3：39.4% 癌栓等级 4：37.0%	49.0% （pN$_0$/N$_x$，M$_0$ 队列 n= 111）	n/a

会受益于桥接抗凝治疗，因为在围手术期，肺栓塞的进展可能难以管理。为了防止进一步的栓塞，应当以无创的方式处理下腔静脉。在术后早期需要抗凝治疗，止血产品和引流管的放置可能会有所帮助。可以逐渐过渡到全剂量抗凝治疗，采用更低速率的滴注（例如，在术后第二天以 500 U/h 的剂量开始，然后在随后的一天过渡到全剂量）。

术中肺栓塞

术中肺栓塞的死亡率很高[46]。肺栓塞的特异征象包括缺氧伴潮气末二氧化碳水平下降，这有助于将其与其他原因导致的血流动力学不稳定区分开来。经食管超声心动图或在术中超声、下腔静脉切开术中已知癌栓的脱落可证实栓子的存在。

对于术中肺栓塞，应优先考虑肺动脉栓子切除术。在等待心脏手术和灌注设置的同时，腹部手术团队应迅速终止手术。已经给予或即将给予高剂量肝素（300 ~ 400 U/kg）的情况下，应尝试通过压迫或使用止血药预防出血。如果可行，可以切除肾脏以控制出血。暂时关腹有利于患者在病情稳定后再次手术。如果不能立即使用 Abthera（Acelity）或类似的设备，只需要使用剖腹手术海绵覆盖肠道，并在皮肤和（或）筋膜上进行几次缝合，将有利于手术的终止。如果胸骨切开术的准备工作尚未完成，则应将患者重新置于仰卧位，双臂收起，并重新消毒到颈部。肺动脉栓子切除术后，一旦患者在 24 ~ 48 小时稳定下来就应返回手术室，这对于确保止血、切除其他需要关注的区域、评估意外损伤并进行适当的缝合非常重要。

如果肺动脉栓子切除术不可行，患者可以稳定下来并转到介入放射科，通过介入可以选择多种导管定向取栓术[70-71]。对于血流动力学稳定的患者，术后检测到的小栓子可以进行单独抗凝治疗。

空气栓塞

空气栓塞可能发生在下腔静脉切开术期间或下腔静脉切开术闭合和再灌注后，其临床表现与肺栓塞类似。在手术过程中，应特别注意在下腔静脉闭合和头侧钳夹释放前进行广泛冲洗，以防出现空气栓塞。这可以通过在完成闭合时使下腔静脉出血（如通过松开对侧肾静脉）来预防。

良性血栓

术后在保留的下腔静脉或任何其他大静脉中可能发生良性血栓。恶性肿瘤、静脉动力学改变和静脉钳夹都容易导致深静脉血栓的形成。治疗性抗凝通常可以解决严重的血栓问题。如果下腔静脉尚未结扎，并且存在严重的髂股深静脉血栓，则可以考虑放置下腔静脉滤器。

下肢水肿

下腔静脉癌栓切除术前或术后出现的下肢水肿提示应进行双功能超声检查评估髂股静脉引流。深静脉血栓形成通常需要抗凝治疗，但即使没有深静脉血栓形成，水肿也很常见。即使有严重的髂股深静脉血栓，也不太可能发生静脉炎，但这种情况应该进行监测。

在发生炎症的患者中，因为术后短时间内不能选择延长导管引导的溶栓治疗，可以选择开放静脉血栓切除术或导管引导的药物机械取栓。腹股沟下无深静脉血栓的患者，如果出现严重水肿，应立即进行盆腔或经腹超声或 CT 检查，检查髂静脉和下腔静脉。大多数情况下，下肢水肿可以通过保守措施进行治疗，直至消退。随着侧支循环的建立，即使是下腔静脉结扎后明显的下肢水肿，采取保守措施治疗也会有所改善。

下腔静脉综合征引起的低血压

术后，结扎下腔静脉或形成下腔静脉和髂股良性血栓的患者可能有低血压和其他下腔静脉综合征后遗症的风险[72]。低血压可能出现在休息状态或直立状态下，这可能是由静脉回流不足所致。血管升压药和液体复苏的支持可以改善低血压。在围手术期早期，很难将下腔静脉相关的低血压与其他原因所致的低血压区分开来，所以应考虑排除性诊断。当在围手术期早期之外持续存在低血压时，米多君（Midodrine）可能会有所帮助。

乳糜性腹腔积液

乳糜性腹腔积液很少发生于腹膜后淋巴结切除术和（或）下腔静脉切除术。往往会采取保守措施解决，如低脂饮食和穿刺引流。如果保守措施失败，也可以选择其他备选方案[73]。

※ 未来展望

改变案例组合

大多数下腔静脉癌栓切除术都是减瘤性肾切除术。正如前文所讨论的，围绕减瘤性肾切除术的范式正在发生变化，而且减瘤性肾切除术将不那么频繁地作为首选方式。同时，对全身治疗有反应后延迟减瘤性肾切除术可能成为常态[74-76]。术前全身治疗将降低癌栓的平均水平和体积，但可能会导致与全身治疗相关的纤维增生反应[77]。

在非转移性患者中，全身治疗和 SBRT 有较低的直接发病率和死亡风险[38]。采用这种 SBRT 将降低首次下腔静脉血栓切除率，但代价是更复杂的抢救程序。

淋巴结切除术

晚期肾细胞癌的淋巴结切除指征和模板存在争议[78]。淋巴结切除术的适应证和模板将在未来确定。

机器人辅助下腔静脉癌栓切除术

类似于泌尿系统肿瘤的其他手术，机器人手术在高度选择性肾静脉和下腔静脉癌栓切除术的病例中越来越常见[69]。微创肾脏手术围手术期的优势包括肾脏切除过程中失血量更少、切口疼痛减轻、并发症减少，以及康复速度更快。尽管这些潜在优势适用于主要并发症发生率本应较低的特定病例，但机器人辅助下腔静脉取栓术在机制上无法改善复杂手术中可能发生的重大围手术期并发症。

※ 术前考量事项

掌握开放的下腔静脉取栓及机器人腹膜后手术技术是成功进行机器人辅助下腔静脉癌栓切除术的先决条件。此时外科医师还需要考虑病例选择问题、克服术中挑战时的机器人技术局限、左侧肿瘤手术的特殊难度、开放手术转换时的体位安排、如何协调无法操作机器人的必要会诊医师、气腹与固定体位带来的血流动力学难题、无法保持腹腔开放状态、经食管超声心动图检查和紧急体外循环的操作困难。

机器人辅助下腔静脉癌栓切除术优选从简单病例开始，包括非巨大原发性肿瘤、局限性淋巴结转移、癌栓不易碎裂且无显著地接触下腔静脉壁、无血管重建的预期，以及癌栓头侧不需要明显的肝短血管和肝脏的游离。对可能需要大切口进行开放手术的肥胖患者进行微创手术有较大吸引力，但机器人手术的暴露可能同样困难，中转开放也极具挑战性。

机器人辅助下腔静脉癌栓切除术的术前准备类似于开放手术。在左侧卧位前留置探头可使经食管超声心动图检查更便利。同样地，需留置额外的静脉、动脉或中心静脉导管进行监测，因为需要大量备血，而手术和麻醉团队可能都不太熟悉侧入路带来的挑战。

若预计会发生大出血，应将 AirSeal（Conmed）气腹系统设为非依赖状态，因为 AirSeal 管路中的血液会使系统停止并导致气腹丢失，问题在于 AirSeal 置于中线位较为常见，应考虑设为侧向放置。

决定是否中转开放非常重要，普遍认为肋下或延长的侧腹切口在机器人肾切除术中转开放时对血管的处理较为困难，特别是在肾脏肿瘤较大或有血栓的情况下。右侧卧位，当血管大出血需要紧急开腹时，最佳暴露切口可能是改良胸腹切口、第 8 或第 9 肋开胸、连接中线或腹旁剖腹术并进行环膈分割。通过这种方法可以进入大多数肾旁和肝后静脉，但主动脉入路并非最佳。对于非紧急的中转开放，最好重新摆为仰卧位。如果发生需要进行紧急体外循环和栓子切除术的情况，应讨论如何中止手术并将患者改为仰卧位以进行开胸术。

手术操作

对于熟悉开放手术的医师，机器人下腔静脉癌栓切除术的技术易于操作，术中超声有助于确定癌栓的位置。

机器人下血管夹的选择很有限，通常使用可滑动的 Weck Hem-O-Lok 夹（Teleflex）代替 Rummel 止血带。尽管 Foley 导管可作为 Rummel 止血带使用，但通常是不需要的。腹腔镜下的哈巴狗夹通常不够大，不足以夹闭下腔静脉，但有助于夹闭同侧或对侧肾静脉。腹腔镜 Satinsky 钳也应该可用，但效果有限，因为它会占用辅助孔，无法由控制台的主刀医师操作。

"Tip-up" 抓钳具有较长的钳口，可使血管吊带在下腔静脉后方通过，并确认肾旁分支已分离。

0 级下腔静脉癌栓切除术的手术方法包括夹闭或吻合癌栓远端的肾静脉。头端易碎或远端范围不清楚的 0 级癌栓应作为 I 级癌栓处理，以防栓塞或血管壁切缘阳性。

由于处理移位夹子很棘手，I 级癌栓切除时夹闭部分下腔静脉和修补应谨慎处理。在夹子移位或失败的情况下，只有完全控制肾旁段后，部分夹闭才是合理的。首先通过夹闭肾下下腔静脉、对侧肾静脉和肾上下腔静脉段进行 I～II 级癌栓切除术；接着进行下腔静脉切开和癌栓切除术；最后完成下腔静脉修复（图 8.5）。III～IV 级癌栓切除术的手术方法超出了本综述的范围，已在他处进行详细描述[79]。

考虑到气腹的影响，应采取额外措施预防空气栓塞。除了如前所述在闭合下腔静脉前对下腔静脉进行充分冲洗，也可以在闭合下腔静脉前进行 Valsalva 动作，使下腔静脉处于灌注液包围中形成水密封状态。

新辅助化疗

对于无转移性患者，下腔静脉癌栓切除术前的新

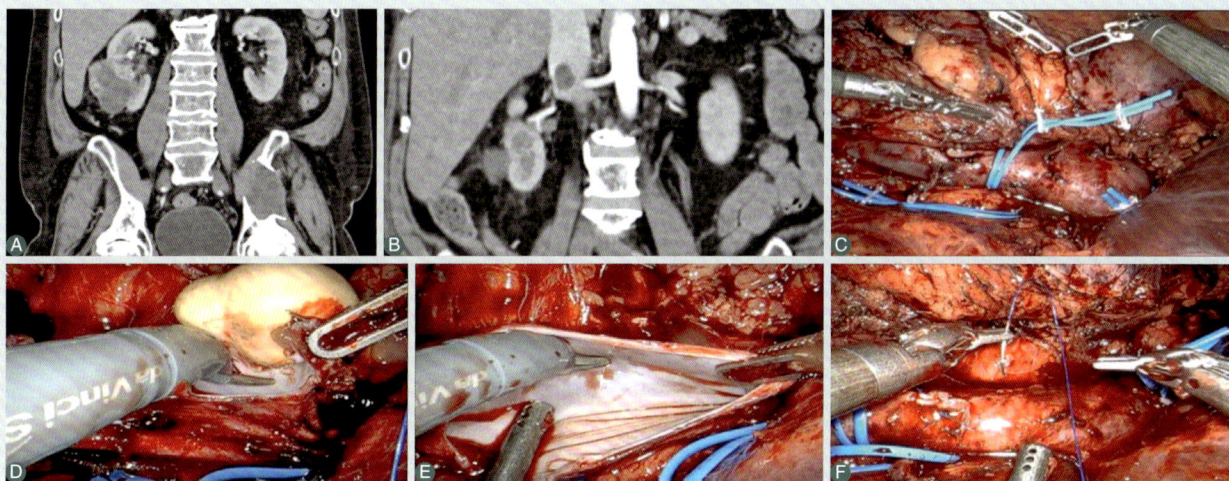

A.CT 扫描冠状面显示右肾肿瘤和左侧髂骨单发转移灶，随后患者接受放疗。B. 术前 CT 冠状面显示下腔静脉 Ⅱ 级血栓。C. 下腔静脉（图像右侧为头侧），蓝色血管吊带环绕肾下下腔静脉、左肾静脉和肾上下腔静脉（从左到右）。D. 下腔静脉癌栓切除后下腔静脉壁边缘正常。E. 术中图像显示癌栓清除后下腔静脉内腔。F. 下腔静脉已缝合，无明显狭窄。

图 8.5　在全身治疗缓解后对 1 例寡转移肾细胞癌患者进行机器人 Ⅱ 级下腔静脉癌栓切除术

辅助化疗并不是标准治疗，其主要适应证仍是因死亡风险过高而无法切除肿瘤的极少数病例。

由于转移性透明细胞肾细胞癌的全身治疗有重大进展，这种模式最终可能会改变。一线双联治疗的客观有效率为 42% ~ 73%[80-82]。尽管有病例报告表明有完全消除显著癌栓的可能[83]，但原发性肿瘤完全消退的可能性极小[84]。

在 TKI 单药治疗时代，已有几项研究评估了下腔静脉癌栓切除术前的新辅助化疗疗效[85]。在这些研究中癌栓进展并不常见，一些患者被降期，为新辅助治疗提供了理论依据。需进行前瞻性研究，以证明新辅助治疗能改善围手术期和肿瘤预后。

术后全身治疗

对于具有高危特征的非转移性透明细胞肾细胞癌患者，使用帕博利珠单抗（抗 PD-1 单抗）辅助免疫治疗 1 年可减少 37% 的肾切除术后患者的复发[86-87]。无远处转移和下腔静脉血栓的患者通常满足帕博利珠单抗辅助治疗的适应证。某些患者可能选择不接受辅助治疗，因为帕博利珠单抗的总体生存获益尚未得到证实，其他关于阿替利珠单抗、伊匹木单抗和纳武利尤单抗辅助免疫治疗的研究结果均为阴性[88-89]。正在进行的辅助治疗临床试验无疑将影响未来辅助治疗的选择[90]。

※ 总结

尽管手术适应证和方法随着时间的推移而改变，但泌尿肿瘤医师将始终致力于处理伴有下腔静脉癌栓

的肾细胞癌。本章所述的外科技术和围手术期管理的多学科方法使大多数患者能够安全地完成这些复杂的手术。

※ 临床关注要点

· 下腔静脉取栓前的基本考虑包括：分期、下腔静脉癌栓评估、静脉影响评估、抗凝决策、术前风险评估和多学科评估。

· 下腔静脉癌栓切除术的技术因癌栓级别、术前微小血栓的存在及术中发现而存在显著差异。

· 下腔静脉癌栓切除术有许多独特的并发症，有必要熟悉。

· 机器人手术被越来越多地用于下腔静脉癌栓切除术中，患者筛选和熟悉下腔静脉切开取栓的原则是成功的关键。

参考文献

扫码观看

（译者：吴开杰、陈少豪、孙雄林）

第九章

肾癌新辅助治疗和辅助治疗的前景

Jeffrey J. Leow，Shagnik Ray，Shawn Dason，Eric A. Singer 和 Steven L. Chang

由于 20% ~ 40% 接受手术治疗的局限性肾细胞癌患者会发生异时性转移，对于新辅助治疗和辅助治疗的研究，有助于改善患者的无病生存期和总生存期。新辅助治疗包括抗血管内皮生长因子（vascular endothelial growth factor，VEGF）受体酪氨酸激酶抑制剂（tyrosine kinase inhibitor，TKI）药物或联合治疗（TKI 联合免疫治疗），目的是提高非转移性肾癌的可切除率。肾癌辅助疗法包括细胞因子、抗 VEGF、TKI 药物或免疫疗法。总之，新辅助治疗可以提高原发灶的可切除率，术后辅助治疗则能够提高患者的无病生存率。

关键词

◆ 肾癌；肾脏肿瘤；根治性肾切除术；系统治疗；新辅助治疗；辅助治疗；免疫治疗；靶向治疗

要点

◆ 20% ~ 40% 接受手术切除的疑似局限性肾细胞癌的患者将会发展成转移癌。

◆ 对于合适的患者，新辅助治疗可能有助于提高肿瘤可切除率，减少并发症的发生，提高通过保肾手术来避免肾脏替代治疗的可能性。目前尚无强有力的一级证据支持，因此尚未得到相关指南的推荐。未来应该招募或转诊适合的患者到提供随机对照试验的医疗中心。

◆ 对于合适的高危局限性或局部晚期肾细胞癌患者，辅助治疗可能会延长无病生存期（特别是在 KEYNOTE-564 试验中使用帕博利珠单抗的情况下），但总生存获益尚未明确。

※ 引言

在许多癌症中，手术切除是局限性或局部晚期肿瘤患者治疗的基石。然而，其中一部分患者，特别是局部晚期的患者，在手术后的某个阶段将会复发。许多情况下，癌症的复发是由于手术时存在难以在术前分期评估中检测到的微小转移病灶。为了解决这个问题，目前通常采用多模态治疗策略来治疗患者，消除原发性肿瘤及微小转移病灶。

Shapiro 和 Fugmann[1] 最初于 1957 年根据乳腺癌小鼠模型提出了序贯应用多肿瘤治疗方法以优化疾病根治效果的想法，该模型同时在小鼠体内植入较大和较小的肿瘤。研究人员称，在切除较大肿瘤后，化疗的效果有所提高，因此提出手术后辅助化疗的假设，认为它"为治愈微小转移提供了希望"。然而，直到

20 年后，才出现关于术后辅助化疗应用的一级证据。Bonadonna 等[2] 在患有乳腺癌且腋窝淋巴结为阳性的妇女中，证实辅助化疗改善了初始疾病的无病复发率，并有提高总生存率的趋势，从而为高危可手术切除癌症的治疗模式转变奠定了基础——从单一手术治疗转向多学科综合治疗模式。

恶性肿瘤的围手术期治疗包括手术前的新辅助治疗和手术后的辅助治疗，两种治疗方式各有优缺点（表 9.1）。新辅助治疗是指手术前为减少肿瘤负荷并提高手术根治效果而进行的治疗。既往新辅助治疗的目的是将不可手术切除的肿瘤转化为可手术切除的肿瘤。现在，新辅助治疗的目的还包括在手术切除原发性肿瘤之前消除微小转移灶。此外，新辅助治疗还可以减轻肿瘤负荷，从而缩小手术范围（保留器官手术）和减少手术并发症。辅助治疗是在原发性肿瘤治疗后并在没有已知疾病的情况下进行的治疗，其目的是降低疾病复发率。

新辅助治疗和辅助治疗已经在许多不同的癌症中进行研究并被推荐使用，包括胃癌、肉瘤、黑色素瘤、胰腺癌、乳腺癌、非小细胞肺癌、结肠癌、膀胱癌和子宫内膜癌等。但是对于局限性肾癌，目前没有高级别证据支持且被广泛接受的标准新辅助或辅助治疗方案。当前指南建议在手术切除后考虑参与临床试验或仅进行积极监测[3-4]。

2022 年，美国约有 7.9 万名新发肾细胞癌患者，其中 13 920 名死于肾细胞癌[5]。局限性肾细胞癌有许多治疗选择，但首选手术切除或消融治疗。这些患者在接受确切的外科治疗后拥有良好的总体生存期和无病生存期[6]。不幸的是，在接受外科切除的所有肾细胞癌患者中，有 20% ~ 40% 的患者将会发展成转

表 9.1　术前新辅助治疗和术后辅助治疗的优点和缺点

	术后辅助治疗	术前新辅助治疗
优点	迅速切除肿瘤，从而使潜在的转移癌细胞数量和演化成耐药克隆的可能性最小化	可能将手术无法切除的疾病转变为可以手术治愈的状态
	提供了大量组织以进行组织病理学评估，随后可以为选择理想的术后治疗策略提供信息	通过减少手术范围并增加保器官率来降低手术的并发症率
		早期控制微转移性疾病
缺点	手术后的康复，尤其是因并发症的发生而延长恢复期，可能会推迟必要地处理微小转移性疾病的辅助治疗	新辅助治疗期间大量疾病的持续存在可能增加产生耐药克隆的可能性
	可能会增加手术并发症的发病率和死亡率	对于没有微转移病灶且仅需手术治疗的患者，可能会导致不必要的治疗和潜在增加的并发症率
		新辅助治疗的并发症可能会使手术更难以耐受

移癌[7-8]。因此，对于高危患者及患有同时性和异时性转移癌的患者，手术治疗后预防疾病进展仍然有很大的改进空间。这就是新辅助治疗和辅助治疗可能在肾细胞癌患者的临床管理中发挥作用的地方。

※ 抗血管内皮生长因子酪氨酸激酶抑制剂的新辅助治疗试验

有多项前瞻性临床试验研究了抗 VEGF TKI 靶向药物（包括阿昔替尼、卡博替尼、培唑帕尼、索拉非尼和舒尼替尼等）在新辅助治疗中的作用（表 9.2）。尽管近年来有多项研究进行探索，但由于证据质量较低，多数研究样本量较小，所有研究样本量均不足50 名，新辅助靶向治疗在主流指南中几乎没被提及和推荐。有些研究纳入了具有多发远处转移灶的原发性肾癌患者，因此并未完全在局限性或局部晚期肾癌患者上进行真正的新辅助治疗研究。

一些研究纳入了没有肾切除术适应证的患者，新辅助治疗前，中位肿瘤直径为 5.4 ~ 11.0 cm。同时，还有研究纳入小肾癌患者（< 4 cm），但由于较大的肿瘤往往更容易产生反应，缩小更多，并根据 RECIST 标准表现出更好的部分缓解率，因此平均部分缓解率仅为 24%（5% ~ 46%）。部分缓解率最高的 3 个研究分别是 Rini 2015（帕博利珠单抗，36%）、Hatiboglu 2017（索拉非尼，44%）和 Karam 2014（阿昔替尼，46%）[9-11]。部分缓解率最低的是 Hellenthal 2010（舒尼替尼，5%）和 Cowey 2010（索拉非尼，7%）[12-13]。

虽然不清楚在大多数患者中，肿瘤大小的适度减小是否能够带来整体临床获益，但这些发现与被认为"不能切除"的患者具有相关性。尽管"不能切除"的局部晚期肿瘤在三级中心很罕见，但新辅助治疗有

表 9.2　肾细胞癌血管内皮生长因子靶向新辅助疗法

作者，年份（试验名称，如果存在）（研究类型）	治疗药物	剂量和持续时间	入组数（名）	手术前停药期	在新辅助治疗前中位肿瘤大小（范围）（cm）	肿瘤直径减小（范围）	根据RECIST标准，部分缓解率	原发性肿瘤缩小（大小或肿瘤体积）	RENAL 分数下降；促进 NSS（部分肾脏切除而非根治性肾切除）	将肿瘤状态从不可切除改为可切除
Karam，2014（前瞻性Ⅱ期临床试验）[11]	阿昔替尼	剂量：5 mg bid；持续时间：12 周	24	36 小时	10（4.2 ~ 16.6）	28.3%（5.3% ~ 42.9%）	46%			
Lebacle，2019（AXIPAN 试验，前瞻性Ⅱ期临床试验）[19]	阿昔替尼	剂量：5 mg bid；持续时间：8 ~ 32 周	18	6 天	7.65（7.0 ~ 9.8）	17%（4.8% ~ 29.4%）	22%			
de Velasco，2022（CABOPRE 试验，前瞻性Ⅱ期临床试验）[67]	卡博替尼	剂量：60 mg qd；持续时间：12 周	18	未见报道	未见报道	NA	27%			
Rini，2015（前瞻性Ⅱ期临床试验）[9]	培唑帕尼	剂量：800 mg qd；持续时间：8 ~ 16 周	25	≥ 7 天	7.3（2.3 ~ 10.0）	26%（2% ~ 43%）	36%		中位 RENAL 评分为 11 分。71% 的患者 RENAL 评分降低。在 13 名最初无法接受部分肾切除手术（PN）的患者中，有 6 名在治疗后得以进行 PN	
Cowey，2010（前瞻性Ⅱ期临床试验）[13]	索拉非尼	剂量：400 mg bid；持续时间：39 天（8 ~ 59天）	30	3 天（2 ~ 14 天）	8.7（4.2 ~ 17.0）	9.6%（-16% ~ 40%）	7%			

续表

作者，年份（试验名称，如果存在）（研究类型）	治疗药物	剂量和持续时间	入组数（名）	手术前停药期	在新辅助治疗前中位肿瘤大小（范围）（cm）	肿瘤直径减小（范围）	根据RECIST标准，部分缓解率	原发性肿瘤缩小（大小或肿瘤体积）	RENAL分数下降；促进NSS（部分肾脏切除而非根治性肾切除）	将肿瘤状态从不可切除改为可切除
Zhang，2015（回顾性）[68]	索拉非尼	剂量：400 mg bid；持续时间：96天（30～278天）	18	12天（7～30天）	7.8（3.6～19.2）	NA	22%			
Hatiboglu，2017（前瞻性双盲随机临床试验）[10]	索拉非尼	剂量：400 mg bid；持续时间：4周	12	24小时	5.4（4.3～7.3）	29%（4.9～61）	44%			
van der Veldt，2008（回顾性）[14]	舒尼替尼	剂量：50 mg qd；持续时间：1.2～3.9月	17	未见报道	未见报道	0～33%	24%			
Thomas，2009（回顾性）[69]	舒尼替尼	剂量：50 mg qd；持续时间：4个周期	19	≥28天	平均10.5（3～20）	24%	16%			
Bex，2009（回顾性）[70]	舒尼替尼	剂量：50 mg qd；持续时间：NA	10	未见报道	11.0（8～15）	NA	20%			
Silberstein，2010（回顾性）[71]	舒尼替尼	剂量：50 mg qd；持续时间：12周	12	2周	7.1	21.1%（3.2～45）	16%			
Hellenthal，2010（前瞻性Ⅱ期临床试验）[12]	舒尼替尼	剂量：37.5 mg bid；持续时间：3个月	20	5 d（n 5 5）24 h（n 5 15）	平均8.1（4.7～11.0）	11.8%（11%～27%）	5%			
Rini，2012（前瞻性Ⅱ期临床试验）[15]	舒尼替尼	剂量：50 mg bid；持续时间：3～120周（4个周期）	28	≥7天	7.2（1.7～20.6）	22%（13%～100%）	25%			
Kroon，2013（选定的回顾性和前瞻性研究的汇总数据）[72]	索拉非尼（n=21）舒尼替尼（n=68）		89			肿瘤<5 cm：32%（-46%～11%）；肿瘤为5～7 cm：11%（-55%～16%）；肿瘤为7～10 cm：18%（-39%～2%）；肿瘤>10 cm 10%（-31%～0）				
Lane，2015（回顾性）[73]	舒尼替尼		72		7.2（5.3～8.7）	32%				

注：bid，每日两次；qd，每日一次；NA，数据缺失；NSS，保留肾单位手术；PDGF，血小板衍生生长因子；RENAL，用于评估肾肿瘤复杂性的肾测量评分，包括肿瘤半径、外生/内生性、与集合系统的接近程度、前/后位置、肿瘤相对于极线的位置等5个方面[74]。

引自：Westerman ME, Shapiro DD, Wood CG, Karam JA. Neoadjuvant Therapy for Locally Advanced Renal Cell Carcinoma. Urol Clin North Am. 2020 Aug;47（3）:329-343. https://doi.org/10.1016/j.ucl.2020.04. PMID: 32600535.

助于这部分患者接受手术并减少术后并发症。Van der Veldt 等通过回顾性研究发现，经过 4 周舒尼替尼新辅助治疗后，在 10 名新辅助治疗前不适合手术切除的转移性肾细胞癌患者中，共有 3 名在新辅助治疗后能够进行肾切除术[14]。Rini 等进行了一项舒尼替尼新辅助治疗的前瞻性 II 期临床试验，共纳入 28 名不能手术切除的转移性肾细胞癌患者（66% 的患者初诊即为转移性肾癌），其中 13 名（45%；9 名行肾部分切除术，4 名行根治性肾切除术）患者在舒尼替尼新辅助治疗后能够接受手术治疗[15]。无法手术切除的肿瘤判断标准包括：巨大肿瘤、巨大淋巴结肿大、高级别静脉癌栓、侵犯毗邻结构。研究人员称，在考虑肿瘤特征和解剖结构的基础上，适当减小肿瘤体积将有助于手术，例如，在与肾门紧邻的肿瘤中，可采取肾部分切除而不是根治性肾切除，但是对于巨大肿瘤或是存在巨大淋巴结肿大的患者，手术治疗可能还不能进行。在某些特定情况下，允许采用肾部分切除术而非根治性肾切除术可能至关重要，例如对于功能性孤立肾且拒绝肾切除术后肾脏替代治疗的患者。不管怎样，目前有很多病例报道和病例系列显示，被认为不能手术切除的肿瘤在接受了当前系统的新辅助治疗（如使用卡博替尼、帕博利珠单抗/伊匹木单抗、序贯纳武利尤单抗/伊匹木单抗和帕博利珠单抗）后能够被成功切除[16-18]。

Lebacle 等开展了一项 II 期研究，纳入 18 名经专科医师评估不适合接受肾部分切除术的 cT2 期透明细胞肾细胞癌患者，所有患者均接受阿昔替尼新辅助治疗[19]。研究目标是评估阿昔替尼新辅助治疗能否使肿瘤缩小至 7 cm 以下，从而使根治性肾切除术转为肾部分切除术。他们发现最终有 12 名患者因肿瘤缩小至 < 7 cm 而接受了肾部分切除术，值得注意的是，另外有 4 名患者无论肿瘤大小都接受了肾部分切除术。肿瘤平均缩小 17%，共 16 个肿瘤出现缩小。在 6 年的随访过程中，共 6 名患者出现肿瘤转移，2 名患者肿瘤复发。该研究得出结论，对于 cT2 期肾细胞癌患者，阿昔替尼新辅助治疗可以使肿瘤缩小至 7 cm 以下，使以前可能无法进行的肾部分切除术成为可能。但要注意的是，这部分患者手术并发症风险明显更高，5 名患者出现 Clavien-Dindo 3 级及以上的并发症。总之，对于有肾脏保留绝对适应证（如孤立肾）或新辅助治疗可能有助于肾部分切除的患者，可以考虑新辅助治疗，但仍需要进一步研究评估新辅助

治疗的适用性及哪些患者最有可能从中获益。在现实世界中，没有转移但被认为不能进行手术切除的局部晚期肿瘤是罕见的。这还取决于是否进行了传统分期检查（如 CT 或 MRI）或 FDG PET/CT 扫描（使用 FDG PET/CT 寻找隐匿性转移灶有可能改变治疗方式）。尽管新辅助治疗可能会缩小原发性肿瘤的直径甚至缩小肿瘤的体积，但不太可能是决定巨大肿瘤手术方案的首选治疗方法。

不幸的是，表 9.2 中列出的所有安慰剂对照、双盲试验都没有证明新辅助治疗在肾细胞癌中的总生存或无进展生存的益处。自 2017 年以来，KEYNOTE-564、IMmotion010、Checkmate-914 和 PROSPER 等辅助治疗试验已开始招募患者，设计和进行新辅助治疗试验的兴趣逐渐减弱。免疫治疗药物的大量涌现、在有远处转移患者中所表现出的疗效，以及强有力的业界支持，为前瞻性研究靶免联合新辅助治疗创造了一个"黄金时期"。

※ 靶免联合新辅助治疗

近年来，PD-1 和 PD-L1 免疫检查点抑制剂与抗 VEGF 抑制剂联合治疗已成为转移性肾细胞癌的一线治疗方案。有学者对这种联合新辅助治疗是否可以降低分期并减少复发风险进行探索。目前，已有一些研究结果支持这种联合新辅助治疗，特别是对于局部晚期患者。人肾细胞癌预处理后的肿瘤内免疫成分表明，TKI 与抗 PD-L1 治疗可能存在协同作用。阿昔替尼在"预处理阶段"比舒尼替尼更有效地使肿瘤缩小，因此将阿昔替尼与抗 PD-L1 治疗联合使用是有道理的[11, 20]。一项两阶段设计的 Ib 期剂量探索性研究，评估了阿维鲁单抗（一种抗 PD-L1 单克隆抗体）或帕博利珠单抗（一种抗 PD-1 单克隆抗体）与阿昔替尼联合使用的安全性、药代动力学和药效动力学。这些研究报道了客观缓解率（67% ~ 70%），并且毒副反应与血管内皮生长因子受体（vascular endothelial growth factor receptor，VEGFR）治疗相似。这为 Neo AvAx 试验（NCT03341845）铺平了道路，该试验于 2017 年开始招募患者。研究人员在 2022 年 ASCO-GU 会议上报告，在入组的 40 名患者中，有 12 名患者（30%）出现部分缓解，原发性肿瘤平均缩小幅度为 20%（13.8% ~ 43.5%）。在 12 名部分缓解的患者中，有 11 名（92%）在研究截止时无病生存。在中位 23.5 个月的随访期内，没有患者出现疾病进展[20]。

更进一步的结论还需要更长期的随访，但这可能预示着未来将进行与中高风险非转移性肾细胞癌患者标准治疗比较的Ⅲ期多中心临床试验。

尽管 CheckMate 214 研究并非针对新辅助治疗设计，但该研究中接受伊匹木单抗 / 纳武利尤单抗联合治疗且保留原发性肿瘤患者的原发灶缓解率数据，仍可为新辅助治疗模式的建立提供重要参考依据[21]。该研究存在固有偏倚，患者很可能在入组前接受了减瘤性肾切除术，因此没有可评估的原发性肿瘤（82% 接受伊匹木单抗 / 纳武利尤单抗治疗的患者在入组前接受了减瘤性肾切除术）。尽管如此，伊匹单抗 / 纳武利尤单抗治疗组有 35% 的患者原发性肿瘤缩小超过 30%，而舒尼替尼对照组仅有 20%。但有 4.1% 的伊匹木单抗 / 纳武利尤单抗治疗组患者原发性肿瘤增大超过 20%。这表明，免疫治疗药物联用或靶免联合治疗可能比靶向药物单药治疗更有效。PROSPER 肾细胞癌试验虽然不是严格意义上的新辅助免疫治疗试验，但是它评估了 766 名计划接受肾切除术（部分切除或根治性切除）临床分期 ≥ 2 期或 TanyN+ 及选择性寡转移术后达到无疾病状态的患者[22]。纳入研究的患者被随机分成接受纳武利尤单抗 1 个疗程新辅助治疗和 9 个疗程辅助治疗的治疗组和观察组。值得注意的是，这并没有证明实验组和安慰剂组之间在无复发生存上存在差异。

※ 新辅助治疗的其他优势

新辅助治疗的潜在优势之一是可以通过降低癌栓等级来减少下腔静脉癌栓相关的手术风险。Field 等进行了一项多中心的回顾性研究，纳入了 53 名患者，其中 19 名接受舒尼替尼新辅助治疗，34 名患者直接接受手术治疗[23]。下腔静脉癌栓大小的中位数减少了 1.3 cm，其中 8 名患者（42.1%）的癌栓等级降低，10 名患者（52.6%）的肿瘤水平癌栓等级不变。接受舒尼替尼新辅助治疗的患者出血明显减少，但除此之外，两组之间的手术结果没有明显差异。值得注意的是，虽然多因素回归分析显示舒尼替尼新辅助治疗与癌症特异性生存提高相关（OR, 3.28；P =0.021）、中位癌症特异性生存时间明显更长（72 $vs.$ 38 个月，P =0.023），但在无转移患者的亚组分析中，这种生存获益并不存在。需要注意这项研究为回顾性设计，尽管癌栓大小有所改善，但两组之间的手术方式和结果基本相似，没有明确的生存获益。关于

免疫治疗，迄今为止，已发表的数据有限，但已有病例报告详细报道了此类治疗的疗效[24]。

※ 新辅助治疗的愿景

为了填补这一领域前瞻性文献的不足，NAXIVA Ⅱ期临床试验纳入了 20 名接受 8 周阿昔替尼新辅助治疗的透明细胞肾癌合并癌栓的患者，结果发现，20 名患者中有 7 名（35%）癌栓等级下降（其中 16 名患有下腔静脉癌栓，4 名患有肾静脉癌栓）[25]。总之，20 名患者中有 15 名患者的癌栓长度减少，17 名手术患者中有 7 名患者接受的手术比最初计划的手术侵入性更小。

肾细胞癌既往被认为对放射线不敏感，但这一观点目前正受到挑战。目前，有多项肾切除术和下腔静脉癌栓切除术之前进行立体定向消融性放疗的临床研究，这有可能为这一特定临床背景下提供另一种潜在的新辅助治疗方法[26-27]。仍需要进一步的研究探索不同情况下的下腔静脉癌栓新辅助治疗的安全性和有效性[28]。

※ 高危肾细胞癌的辅助治疗

既往分期特异性数据报告了高危肾细胞癌患者术后的复发率：T_1 期肿瘤的复发率为 7%，T_2 期肿瘤的复发率为 26%，T_3 期肿瘤的复发率为 39%[29]。在肾切除术后，高达 40% 的局限性肾癌患者会出现复发或转移[7, 30]。泌尿肿瘤科医师特别适合向他们的患者提供关于是否可以在术后从此类治疗中获益的建议，因此需要了解辅助治疗在当前全身治疗时代的作用、目前进展及未来的展望。

※ 细胞因子时代的辅助治疗

在抗 VEGF 受体 TKI 问世之前，系统治疗的主要方法是基于细胞因子的治疗。有研究发现，IL-2 和干扰素 -α 能够延长无进展生存时间并改善转移性肾细胞癌患者的总生存期，为细胞因子药物在高危肾细胞癌患者术后辅助治疗中的应用提供了理论依据[31-32]。

随后，有多项随机对照研究旨在探索高危局限性肾癌患者在根治性肾切除术或局限性肾癌患者在肾切除术后接受细胞因子辅助治疗的潜在益处（表 9.3）。但是，这些试验均没有发现细胞因子辅助治疗可改善无病生存期或总生存期。Porzsolt、Trump、Pizzocaro 及 Messing 等研究均表明，用干扰素治疗后，无病生

存期或总生存期并没有改善[33-36]。这些研究所使用的干扰素类型 [L- 干扰素（淋巴母细胞型）、干扰素 -α-2a、干扰素 -α-2b]、剂量和治疗持续时间（6 ~ 12 个月）各不相同[37]。一项临床试验评估了 IL-2 辅助治疗的益处，结果发现，与对照组相比，IL-2 辅助治疗未显示出明显获益[38]。这项研究的主要终点是 2 年无病生存率能从观察组的 40% 提高到治疗组的 70%。尽管已经完成招募，但中期分析时未观察到 2 年无病生存率的获益，研究因此提前终止。此外，化疗（5- 氟尿嘧啶）、激素治疗联合细胞因子辅助治疗，也未能在高危肾细胞癌术后的患者身上观察到益处[39-41]。

※ 抗血管内皮生长因子酪氨酸激酶抑制剂药物的辅助治疗

自 2005 年起，美国 FDA 批准了多种用于治疗转移性肾细胞癌的新型药物。这些获得批准的药物可以分成两大类：①抗 VEGF 抑制剂；②哺乳动物西罗莫司靶点抑制剂。更重要的是，这些药物带来了前所未有的结果：转移性肾细胞癌患者的总体缓解率为 20% ~ 40%，中位生存期超过 24 个月[42]。这些药物通常耐受性良好，因此立即在Ⅲ期随机双盲辅助治疗临床试验中进行了研究。

迄今为止，第一个也是最大的评估靶向治疗药物的辅助治疗临床试验是 ASSURE（高危非转移性肾细胞癌的舒尼替尼或索拉非尼辅助治疗）试验，该试验以安慰剂为对照，评估了舒尼替尼或索拉非尼作为高危肾细胞癌患者（1943 名）术后辅助治疗药物的疗效（表 9.4）。该试验未达到其主要研究终点，因为无论是舒尼替尼与安慰剂相比（5.8 年 vs. 6.6 年；HR，1.02；97.5% CI，0.85 ~ 1.23；P =0.8038），还是索拉非尼与安慰剂相比（分别为 6.1 年 vs. 6.6 年；HR，0.97；97.5% CI，0.80 ~ 1.17；P =0.7184），中位无疾病进展生存期都没有差异。此外，在总生存期方面，两组之间也没有显著差异：舒尼替尼与安慰剂的 HR 为 1.17（97.5% CI，0.90 ~ 1.52；P =0.1762）；索拉非尼与安慰剂的 HR 为 0.98（97.5% CI，0.75 ~ 1.28；P =0.8577）。5 年随访结果也证实在无疾病进展生存期和总生存期方面没有获益[43]。

在 ASSURE 试验得出阴性试验结果后，人们对辅助治疗的热情在 S-TRAC（舒尼替尼辅助治疗肾癌）的Ⅲ期双盲临床试验中重新升温。该试验招募了 615 名诊断为高危可切除肾细胞癌的患者，比较舒尼替尼辅助治疗与安慰剂之间的疗效差异。S-TRAC 试验达到了主要研究终点：在 5.4 年的随访中，与安慰剂组相比，舒尼替尼组的无疾病生存期略有改善

表 9.3 肾细胞癌细胞因子时代的辅助治疗研究

试验	纳入人数	研究人群	比较方案	结局指标	获益?
Porzsolt，1992[33]	270	pT$_{3-4}$N$_0$ 或 pT$_x$N$_{1-3}$ 期	干扰素 -α vs. 安慰剂	治疗失败时间（TTF）/ 生存	否
Trump 等，1996[34]	294	pT$_{3-4a}$N$_0$ 或 pT$_x$N$_{1-3}$ 期	L- 干扰素 -α vs. 安慰剂	复发	否
Pizzocaro 等，2001[35]	247	pT$_{3-4a}$N$_0$ 或 pT$_x$N$_{1-3}$ 期	干扰素 -α vs. 安慰剂	5 年无病生存期	否
Messing 等，2003[36, 38]	283	pT$_{3-4a}$N$_0$ 或 pT$_x$N$_{1-3}$ 期	干扰素 -α vs. 安慰剂	5 年总生存期	否
Clark 等，2003	138	pT$_{3b-4}$N$_x$ 或 pT$_x$N$_{1-3}$ 期	IL-2 vs. 安慰剂	2 年无病生存期	否
Atzpodien 等，2005[37]	203	pT$_{3b-4}$N$_x$ 或 pT$_x$N$_{1-3}$ 期	IL-2/ 干扰素 -α/5- 氟尿嘧啶 vs. 安慰剂	2 年无病生存期	否
Aitchison 等，2014[39]	309	pT$_{3b-4}$N$_x$ 或 pT$_x$N$_{a-2}$ 期 或有边缘 / 血管侵犯	IL-2/ 干扰素 -α/5- 氟尿嘧啶 vs. 安慰剂	3 年无病生存期	否

表 9.4 肾细胞癌靶向治疗时代的辅助治疗研究

试验	纳入人数	比较	研究人群	病理	结局指标	获益?
ASSURE[43]	1943	舒尼替尼 vs. 索拉非尼 vs. 安慰剂	至少 T$_{1b}$N$_x$M$_0$ 期	任何	无病生存期	否
SORCE[49]	1656	索拉非尼 vs. 安慰剂	Leibovich 评分：3 ~ 11 分	任何	无病生存期	否
S-TRAC[44]	674	舒尼替尼 vs. 安慰剂	UISS 系统评估高风险	透明细胞癌	无病生存期	是
PROTECT[47]	1538	培唑帕尼 vs. 安慰剂	pT$_2$、pT$_{3,4}$N$_0$ 期，或是任何 N$_+$ 期	透明细胞癌	无病生存期	否
ATLAS[48]	592	阿昔替尼 vs. 安慰剂	pT$_2$、pT$_{3,4}$N$_0$ 期，或是任何 N$_+$ 期	透明细胞癌	无病生存期	否
EVEREST[75]	1545	依维莫司 vs. 安慰剂	中风险（pT$_{2-3a}$N$_0$ 期）或高风险（pT$_{3a-4}$N$_{0-1}$ 期）	任何	无病生存期	否

（6.8 年 *vs.* 5.6 年；*HR*，0.76；95% *CI*，0.59 ～ 0.98；*P* =0.03）[44]。对于复发风险较高的患者（定义：T_3 N_0/N_x 期、Fuhrman 分级 ≥ 2 级、ECOG 评分 ≥ 2 分，或是 T_4 期、局部淋巴结受累、或两者都有），其无疾病生存期为 6.2 年，而安慰剂组为 4 年（*HR*，0.74；95% *CI*，0.55 ～ 0.99；*P* =0.04），因此，FDA 批准舒尼替尼可以用于局限性肾癌术后的辅助治疗[45]。

尽管 S-TRAC 试验证实了舒尼替尼辅助治疗在无疾病生存方面获益，但 2017 年更新分析中未观察到总生存期获益[46]。因此，欧洲泌尿学协会不建议肾癌患者在肾切除术后使用舒尼替尼进行辅助治疗。值得注意的是，研究报告显示：与安慰剂组（23.3%）相比，舒尼替尼治疗组约 65% 的患者出现了 3 ～ 4 级不良事件。这可能与该试验中舒尼替尼用药剂量相对较高有关（表 9.4）。最终，舒尼替尼组有 28.1% 的患者因不良事件停止治疗。由于较高剂量的舒尼替尼容易出现大量不良事件，并且该试验结果与更大规模的 ASSURE 试验相矛盾，尽管舒尼替尼辅助治疗获得了 FDA 批准，但在高危肾细胞癌患者中的应用相对有限。

令人失望的是，其他研究抗 VEGF TKI 药物的 Ⅲ 期双盲辅助试验均未达到其主要研究终点（表 9.4）。一个例外是，PROTECT（局限性肾癌患者术后培唑帕尼辅助治疗）试验，该试验招募了 1538 名患者，比较培唑帕尼辅助治疗与安慰剂对照组的疗效差异。由于药物相关的肝毒性，最初的计划剂量由 800 mg/d 减少到 600 mg/d，该试验未观察到无疾病生存获益（*HR*，0.94；95% *CI*，0.77 ～ 1.14；*P* = 0.51）。然而，存在一个继续维持原较高剂量（800 mg/d）的患者亚组，在这些受试者中，培唑帕尼组与安慰剂组相比，在无疾病生存方面存在获益（*HR*，0.66；95% *CI*，0.49 ～ 0.90；*P* = 0.008）。然而，最新的总体生存分析显示，培唑帕尼辅助治疗没有益处（*HR*，1.0；95% *CI*，0.80 ～ 1.26；*P* > 0.9），这与 S-TRAC 试验结果类似[47]。此外，在培唑帕尼 800 mg 治疗亚组中，约 60% 的患者出现了 3 级及以上的不良事件，600 mg 亚组中约一半（51%）的患者因不良事件需要进一步减量。

总之，尽管抗 VEGF TKI 药物的出现对于转移性肾细胞癌治疗具有重要意义，但并没有开启高危患者辅助治疗的新时代，尽管 FDA 基于 S-TRAC 试验的唯一阳性结果批准了舒尼替尼。解释这些阴性结果的一个可能原因是抗 VEGF TKI 疗法在辅助治疗中的耐受性较差，无法在辅助治疗中达到足够的药物剂量，因此，只有在 S-TRAC 试验中接受相对高剂量舒尼替尼的患者和 PROTECT 试验的原高剂量培唑帕尼亚组中才能看到有限的无疾病生存益处。阴性结果的另一个可能原因是肾细胞癌的异质性。只有 S-TRACT、PROTECT 和 ATLAS 试验将入组对象限定为透明细胞肾细胞癌[44, 47-48]。非透明细胞肾细胞癌在病理生理学上可能存在较高的异质性，并且通常不受异常激活的血管生成途径驱动，而这正是抗 -VEGF TKI 治疗的靶点。将非透明细胞肾细胞癌患者纳入可能会对 ASSURE 和 SORCE 试验的结果产生负面影响，其中分别有 21% 和 16% 的入组患者是非透明细胞肾细胞癌[43, 49]。

※ 辅助免疫治疗的临床试验

免疫治疗，无论是单药还是联合治疗，均已显著改变了转移性肾癌的全身治疗格局[50]。有多项研究评估了免疫治疗药物在肾癌辅助治疗中的应用。

KEYNOTE-564

随机对照双盲 Ⅲ 期临床试验 KEYNOTE-564 在 2017 年 6 月 30 日至 2019 年 9 月 20 日招募了 994 名肾切除术后且具有高复发风险的透明肾细胞癌患者，其中 496 名接受了 PD-1 抑制剂帕博利珠单抗治疗，498 名接受了安慰剂治疗[51]。经过 30.1 个月的随访，最新疗效和安全性分析显示，尽管两组患者的中位无疾病生存期都尚未达到，但接受帕博利珠单抗治疗的患者无疾病生存期明显更长（*HR*，0.63；95% *CI*，0.50 ～ 0.80）[52]。此外，对于接受术后治疗的 3 个不同亚组：中等高风险组（*HR*，0.68；95% *CI*，0.52 ～ 0.89）、高风险组（*HR*，0.60；95% *CI*，0.33 ～ 1.10）和 M_1 期术后无疾病证据组（*HR*，0.28；95% *CI*，0.12 ～ 0.66），帕博利珠单抗治疗的无疾病生存期获益保持一致。最新分析还显示，帕博利珠单抗治疗可能在总生存期方面具有优势，但未达到统计学显著性差异。最新分析中，预期的 200 个结局事件目前仅观察到 66 个，因此仍需要更长的随访时间来确定帕博利珠单抗辅助治疗是否存在总生存期获益[52]。

帕博利珠单抗治疗组有 157 名（32%）患者出现 3 级及以上不良事件，安慰剂组有 88 名（18%）患者出现相同级别的不良事件。由于帕博利珠单抗的治疗毒性，127 名（26%）患者需要暂停治疗，103 名（21%）患者需要终止治疗。与帕博利珠单抗相关的最常见的 3 级及以上不良事件包括高血压和丙氨酸氨基转移酶升高。与 S-TRAC 试验（57.2%）相比，KEYNOTE-564 试验中与治疗相关的不良事件发生率为 18.6%。因此，总体而言，这种治疗方案具有良好的耐受性。

尽管总体生存分析尚不成熟，帕博利珠单抗在 KEYNOTE-564 试验中展现出的显著无疾病生存及耐受性优势已使其成为高危透明细胞肾细胞癌患者术后重要的辅助治疗用药，并于 2021 年 11 月 17 日被 FDA 批准、于 2022 年 1 月 27 日被欧盟委员会批准。

IMmotion 010、CheckMate 914 和 PROSPER

尽管 KEYNOTE-564 试验取得了积极的结果，但在 2022 年欧洲肿瘤内科学会大会上，有 3 个Ⅲ期临床试验结果却令人失望。这些试验均显示，对于手术切除后的高危肾细胞癌患者，辅助治疗无法使患者获益（表 9.5）。

Ⅲ期 IMmotion 010 试验比较了高危透明细胞肾细胞癌接受阿替利珠单抗单药辅助治疗（n =390）与安慰剂治疗（n =388）的疗效差异[53]。尽管患者对该药物耐受良好，但在中位随访 44.7 个月后，未能观察到与阿替利珠单抗相关的无疾病生存获益。这项研究强调 PD-L1 抑制剂可能对肾细胞癌的治疗效果有限。多项研究发现 PD-L1 抑制剂（如阿替利珠单抗和阿维鲁单抗）与 PD-1 抑制剂（如纳武利尤单抗和帕博利珠单抗）相比，始终表现不佳，因此其未能

获得在肾细胞癌中使用的批准[54]。此外，阴性结果还可能受到 M_1 分期术后无疾病证据（no evidence of disease，NED）分类独特定义的影响：尽管纳入了患有同时性转移性癌的患者，但患有异时性转移性癌的患者只有在手术后旧病复发时间超过 1 年的情况下才会被纳入。这可能会排除高风险的 M_1 期患者，而这些患者可能会在辅助治疗中受益最多，这一点可以从 KEYNOTE-564 试验中看出。

CheckMate 914 试验纳入了手术切除后具有高复发风险的透明细胞肾细胞癌患者，比较纳武利尤单抗联合伊匹木单抗辅助治疗与安慰剂的疗效差异（A 队列），以及纳武利尤单抗单药辅助治疗与安慰剂的疗效差异（B 队列）。这项研究是 CheckMate 214 试验的延伸，CheckMate 214 试验表明，纳武利尤单抗和伊匹木单抗联合用于转移性透明细胞肾细胞癌的一线治疗具有显著的总体生存获益[55]。令人惊讶的是，在 A 队列的主要分析中，纳入了 816 名患者，其中接受纳武利尤单抗联合伊匹木单抗组（n =405）或安慰剂组（n =411），未观察到无疾病生存获益。在 37 个月的中位随访期内（HR, 0.92; 95% CI, 0.71 ~ 1.19），无疾病生存在 24 个月时间内基本相同，治疗组为 76.4%，对照组为 74%。CheckMate 914 的阴性结果可能是因为，与 KEYNOTE-564 试验中的 12 个月帕博利珠单抗辅助治疗相比，6 个月辅助治疗用药时间

表 9.5　肾细胞癌免疫治疗时代的辅助治疗研究

试验	N	比较	研究人群	病理	结局指标	获益?
KEYNOTE-564[52]	994	帕博利珠单抗 vs. 安慰剂	pT2（G4）, pT3a（G3-4）, pT3b-T4（Gx）, pTxN1, pTxNxM1（切除后 1 年内无疾病证据）	透明细胞癌	无疾病生存期	是
IMmotion010[53]	778	阿替利珠单抗 vs. 安慰剂	pT2（G4）, PT3a（G3-4）, pT3b-T4（Gx）, pTxN1, pTxNxM1（切除后无疾病证据）	透明细胞癌	无疾病生存期	否
CheckMate-914[54]	1600	纳武利尤单抗 + 伊匹木单抗 vs. 纳武利尤单抗 + 安慰剂 vs. 安慰剂	pT2aN0（G3-4）, pT2b-T4N0	透明细胞癌	无疾病生存期	否（A 部分 / 组合）, B 部分待定
PROSPER	766	纳武利尤单抗 vs. 积极监测	T2Nx, TxN1, TxNxM1（切除后无疾病证据）	任何肾细胞癌	无疾病生存期	否
RAMPART	1750	度伐利尤单抗 + 曲美木单抗 vs. 度伐利尤单抗 vs. 积极监测	Leibovich 评分 3 ~ 11 分	任何肾细胞癌	无疾病生存期, 总生存期	招募
LITESPARK-022	1600	贝组替凡 + 帕博利珠单抗 vs. 帕博利珠单抗	pT2（G4/sarcomatoid）, pT3, pT4, pTxN1, pTxNxM1（切除后无疾病证据）	透明细胞癌	无疾病生存期	招募

较短。另一个因素可能是，纳武利尤单抗和伊匹木单抗联合用药方案毒副作用较大。该方案中，与治疗相关的不良事件发生率高达88%，治疗组中有43%的患者停止治疗。此外，CheckMate 914未纳入M_1 NED患者，而根据KEYNOTE-564试验，这个患者群体很可能会在手术后的辅助治疗中获益。目前B队列研究正在进行中，该部分评估纳武利尤单抗单药辅助治疗对比安慰剂的疗效，但由于A队列研究结果为阴性，业界对其达到无病生存期主要终点的信心较低。

在接受肾切除术的肾细胞癌患者中，对比围手术期接受纳武利尤单抗治疗与单纯手术的随机研究（PROSPER，ECOG-ACRIN EA8143）也评估了纳武利尤单抗单药进行辅助治疗。这是一项针对高危肾细胞癌患者围手术期治疗的非盲Ⅲ期随机研究。与其他研究不同，该试验评估了在肾切除术之前使用纳武利尤单抗新辅助治疗启动免疫系统的效果，然后再进行纳武利尤单抗辅助治疗。临床分期T_2或以上的高危肾细胞癌和具有任何组织学证实有区域淋巴结受累的任何T分期的患者将被随机分配到治疗组和对照组。治疗组患者将在肾切除术前7~28天接受纳武利尤单抗1个周期的治疗，术后再接受9个周期的治疗。而对照组患者则不服用安慰剂直接进行手术。共计819名患者被随机分配到治疗组（$n=404$）或对照组（$n=415$）。在中位随访16个月时，主要研究终点影响无复发生存期未达到（HR，0.97；95% CI，0.74~1.28），试验因无效而提前停止。该试验的特点是人员流失率很高，实际上仅有约75%（404名中的314名）接受了纳武利尤单抗辅助治疗。此外，该试验可能因纳入太多不太可能对免疫治疗产生反应的患者而受到限制，其中包括34%的pT_1/T_2期患者、22%的非透明细胞肾细胞癌患者和5%的良性肾肿瘤患者。

※ 进行中的免疫辅助治疗试验

研究人员可能会关注正在进行的试验来阐明辅助治疗的作用。

RAMPART（肾癌辅助治疗多臂随机试验；NCT03288532）是一项由英国主导的多组、多阶段临床试验，旨在能在随着时间的推移需要解决新的研究问题时容纳更多的试验分组。符合资格的患者包括经组织学证明已手术切除的局部晚期肾细胞癌（透明细胞癌和非透明细胞癌）且根据Leibovich评分为3~11分处于高度或中度复发风险的患者。目前，有3个组：

A组为主动监测组（为期1年）；B组为德瓦鲁单抗治疗组（每4周1次，持续1年）；C组为德瓦鲁单抗和曲美木单抗联合治疗组（1年内每4周接受1次德瓦鲁单抗治疗，并在前2个周期的第1天接受曲美木单抗治疗）。本研究的重点是无病生存期和总生存期。这项研究于2018年启动，目前正在积极招募中，目标招募人数为1750名。

LITESPARK-022（NCT05239728）是一项Ⅲ期研究，纳入肾切除术后的透明细胞肾细胞癌患者，旨在比较帕博利珠单抗/贝组替凡联合辅助治疗和帕博利珠单抗/安慰剂联合辅助治疗的疗效和安全性。这项研究基于KEYNOTE-564的阳性结果及有研究表明贝组替凡（一种HIF2α抑制剂）对转移性透明细胞肾细胞癌及VHL相关肾细胞癌患者具有良好的疗效和耐受性。因此，贝组替凡与帕博利珠单抗联合使用可能是透明细胞肾细胞癌的辅助治疗选择。该研究自2022年开始，正在积极招募中，目标招募人数为1600名。

※ 辅助治疗的未来方向

使用预后工具更好地选择

早在上述任何试验开始之前，如何选择合适的患者进行辅助治疗就已经成为学者研究的重点。结合临床信息的组合预后工具有助于预测复发风险，可用于更好地选择患者进行辅助治疗。UISS评分系统[56-57]，Leibovich评分系统[58]，分期、大小、等级、坏死评分[59]等目前均已被指南推荐使用。

选择患者进行辅助全身治疗的另一种方法可能是简单地遵循现有临床试验的纳入标准。这些标准是由这些临床试验的研究人员确定的，目的是最大限度地招募他们认为将从试验药物中获益最多的患者，向监管机构证明疗效。免疫辅助治疗试验（PROSPER、CheckMate 914、KEYNOTE-564、IMmotion010、RAMPART）的纳入/排除标准已根据现有回顾性队列进行了审查，例如，SEER数据库（2001—2015年，$n=116\ 750$）及多中心欧洲数据库——RECUR（2006—2011年，$n=3024$）[60]。RECUR数据库记录了患者和肿瘤特征、复发模式及未经任何辅助治疗而已经治愈的非转移性肾细胞癌患者的生存情况[61]。这可能有助于临床医师推荐合适的治疗方案。Palumbo等根据SEER数据库分析得出："应主要鼓励高级别T_3、T_4和N_1期患者及具有肉瘤样病理特征的任何分期的患者参与免疫辅助治疗临床试验[61]。"

部分医师可能只想使用在临床试验中表现出阳性或证明生存获益的试验的纳入标准来指导他们向患者推荐辅助治疗。作为唯一一个在辅助治疗中显示出生存益处的肾细胞癌随机对照试验（表 9.5），KEYNOTE-564 参与者的入组标准非常重要[51]。他们被分为以下几类：

1. M_0 期旧病复发中高风险 [病理肿瘤分期 2（pT_2），具有核分级 4 级或肉瘤样分化，无淋巴结侵犯（N_0），无转移（M_0）；pT_3 期，任何核分级，N_0，M_0]。

2. M_0 期旧病复发高风险（pT_4 期，任何核分级，N_0，M_0；任何 pT 期，任何核分级，N_+，M_0）。

3. 完全切除肿瘤转移灶或在肾切除术后 1 年内完全切除肿瘤转移灶且无旧病复发的 M_1 期（M_1 期术后并无旧病复发）。

尽管亚组分析只能用于提出假设，但有趣的是只有 M_0 中高风险组（HR，0.68；95% CI，0.52 ~ 0.89）和 M_1 NED 组（HR，0.28；95% CI，0.12 ~ 0.66）有无病生存获益。M_0 高风险组没有无病生存获益（HR，0.60；95% CI，0.33 ~ 1.10）。

除了 TNM 分期和组织学信息等临床参数，还可使用分子遗传学工具[62]。一个基于 34 个基因表达（ClearCode34）的工具已被用来将非转移性透明细胞肾细胞癌患者分为 2 个预后不同的亚组（ccA 与 ccB）[63]，并在另一队列中进行外部验证。一种基于 16 个基因的工具（复发评分）被用于发现可以从辅助治疗中受益的患者，并已在 S-TRAC 人群中验证，以选择可从辅助舒尼替尼中获益的患者[64-65]。不幸的是，可能由于成本问题，这 2 个基因工具尚未在常规临床实践中广泛使用。

最近，人们对 ctDNA 的热情日益高涨，有 19 项研究探索了其在肾细胞癌中的应用[66]。尽管无细胞 DNA 甲基化免疫沉淀和高通量测序可能是 ctDNA 检测的一种非常灵敏的方法，但是在肾细胞癌中，ctDNA 水平仍然较低[66]。由于肾细胞癌不是细胞脱落的癌症，到目前为止，ctDNA 的临床实用性似乎有限。因此，ctDNA 尚未被常规纳入组合评分 / 预测工具中。这是未来值得关注的领域。

联合辅助治疗及接受辅助治疗后疾病进展的患者

对于转移性肾细胞癌，靶免联合治疗被推荐作为治疗转移性肾癌患者的一线治疗（例如，KEYNOTE-426 中的帕博利珠单抗 / 阿昔替尼）[21]。

虽然这些治疗可能在未来的肾细胞癌辅助治疗试验中显示出疗效，但它们的毒副作用可能比单一全身用药更大，因此不太适合在辅助治疗中使用。

此外，对于已经接受辅助治疗并随后发生疾病进展的患者，目前尚不清楚哪种全身治疗方案为最佳。很可能会由临床医师根据现有的疾病负担、ECOG 评分、医学并发症和对进一步治疗的耐受性来做出决定。未来的试验将需要确定此类患者的首选治疗方式。

※ 总结

手术仍然是局限性肾癌治疗的基石。肾癌新辅助治疗和辅助治疗的发展历程可谓跌宕起伏。新辅助全身治疗对于肾癌可能具有一定作用，特别是对于局部晚期患者，否则，他们将无法接受手术切除，只能按照转移性癌进行治疗。抗 VEGF TKI 药物的总体表现不佳，无法提高生存率。免疫治疗药物在未来的持续评估中仍然存在希望，因为其有效性已在转移性患者中得到证实。在相关行业支持下，新辅助免疫治疗和联合治疗是一个充满希望的选择，可以进行前瞻性研究，并且值得密切关注。

至于辅助治疗，从细胞因子时代到抗 VEGF TKI 药物，再到当前的免疫治疗，都为医学家和泌尿肿瘤学家及临床试验者提供了大量的历史经验教训。帕博利珠单抗辅助治疗可能会成为高危肾细胞癌患者标准治疗中的重要选择。通过临床列线图和 ctDNA 等生物标志物更好地选择适合帕博利珠单抗辅助治疗的患者，并将其应用到常规临床治疗中，未来将有望帮助患者获得最佳治疗。高危肾细胞癌多模态治疗的未来将取决于手术与快速变化的肾细胞癌全身治疗和非手术治疗方案之间的密切协调。

※ 临床关注要点

• 尽管晚期肾细胞癌的系统治疗取得了显著进展，但近年来许多临床研究未能证明局限性肾细胞癌的新辅助治疗和辅助治疗具有明确的临床获益。

• 尽管有限的数据报告新辅助全身治疗可能有助于手术切除，且辅助治疗（如帕博利珠单抗和高剂量的舒尼替尼）可以改善无病生存期，但目前的证据尚未证明其能够改善这一患者群体的总生存期。

• 随着系统治疗的持续进展和肾细胞癌生物标志物的研究推进，人们仍然对新辅助治疗和辅助治疗可能带来的获益持乐观态度。

※ 利益声明

J. J Leow，S. Ray，S.L. Chang：无声明。S. Dason：Bristol Myers Squibb、Roche，顾问委员会；Intuitive Surgical Education，资助。E.A. Singer：Astellas/Medivation，临床试验研究支持；默克（Merck），顾问委员会；强生（Johnson & Johnson），顾问委员会；Vyriad，顾问委员会；Aura Biosciences，数据安全监测委员会。

参考文献

扫码观看

（译者：董文、陈少豪、瞿根义）

第十章

现代伪装大师的新装：肾癌副肿瘤综合征

Kevin R. Loughlin

8%～20% 的恶性肿瘤患者可出现副肿瘤综合征，副肿瘤综合征可发生在各种癌症中，包括乳腺癌、胃癌、白血病、肺癌、卵巢癌、胰腺癌、前列腺癌、睾丸癌和肾癌典型的三联症表现（肿块、血尿和腰痛）在肾癌患者中的发生率不足 15%。由于肾细胞癌的多种表现形式，它被称为"内科医师的肿瘤"或"强大的伪装者"，本章将综述这些症状的原因。

关键词

◆ 肾癌；伪装大师；副肿瘤综合征

要点

◆ 典型的三联征：可触及的肿块、血尿和腰痛仅发生在不足 15% 的肾细胞癌患者中。

◆ 肾癌副肿瘤综合征的表现可出现在 10% ~ 40% 的患者中。

◆ 常见的副肿瘤综合征包括发热、贫血、红细胞增多症、肝功能异常、高钙血症和高血压。

◆ 神经肌肉病、内分泌疾病和皮肤的异常是较少见的肾癌副肿瘤综合征表现。

◆ 当非转移性肾细胞癌的原发灶被切除后，一些副瘤症状可能会消失，并可作为疾病随访的指标。

※ 引言

据估计，2022 年新诊断的肾癌患者将达 79 000 名，其中男性 50 290 名，女性 28 710 名，大约有 13 920 名（男性 8960 名，女性 4960 名）将死于肾癌[1]。导致肾癌的风险因素包括吸烟、肥胖、高血压、家族史、职业暴露、性别、种族（在非裔美国人中更常见）及某些药物，如对乙酰氨基酚[1]。

副肿瘤综合征可能发生在 8% ~ 20% 的恶性肿瘤患者中[2]。它们可以出现在各类癌症中，包括乳腺癌、胃癌、白血病、肺癌、卵巢癌、胰腺癌、前列腺癌、睾丸癌及肾癌[2]。经典的三联征——可触及的肿块、血尿和腰痛，仅在不足 15% 的肾癌患者中出现[3]。然而，10% ~ 40% 的肾癌患者会有某些副肿瘤综合征的表现。

由于肾细胞癌的临床表现多变，因此它被称为"内科医师的肿瘤"或"强大的伪装者"[4]。在现代，人们对导致肾癌副瘤表现的一些潜在机制有了更深入的了解，本章将回顾总结导致这些症状的原因。

※ 全身和血液表现

在多达 1/3 的病例中，发热、体重下降和疲劳症状是肾癌的首发症状[5]。20% ~ 30% 的肾细胞癌患者会出现发热，其中约 2% 的患者唯一的主诉是发热[6]。其他全身症状可能包括疲乏、食欲不振、夜间盗汗和寒战[7]。部分研究发现出现全身症状会影响肿瘤预后[7]，但该发现并未被其他研究所证实[3]。

目前，越来越多的证据表明，部分肾癌副肿瘤综合征的表现是通过细胞因子介导的。部分肾癌患者的

血清肿瘤坏死因子 -α 水平升高，这是一种能改变脂肪细胞代谢并影响食欲控制的细胞因子。此外，IL-6 被认为是肾癌中的潜在致热因子。一篇文献曾报道 71 名肾癌患者中有 18 名发现 IL-6 水平升高，而 78% 的 IL-6 水平升高的患者出现发热[8]。还有证据表明，IL-1、干扰素和前列腺素也可能介导与肾癌相关的某些全身症状。此外，在一些表面上看似局限于器官的肾癌中，发热表现可能在根治性肾切除术后减轻，再次出现发热可能预示旧病复发[9]。

部分肾癌患者会出现各类血液系统异常，包括贫血、红细胞增多症、纤维蛋白溶解异常、血小板增多和白细胞增多等。肾癌相关贫血的发生率为 20% ~ 52%[7, 10-11]。

肾癌患者的贫血通常与肉眼血尿的程度不成比例，大多数情况下与低血清铁有关[12-13]。Loughlin 与其同事[12] 报道了血清铁作为肾切除术后肿瘤标志物的作用，Yu 等[13] 也证实了这一点。Loughlin[14] 等进一步研究发现，在一些患者中，乳铁蛋白是低血清铁和贫血的介导因素。乳铁蛋白是一种中性粒细胞中的糖蛋白，它结合游离铁并将富含铁的乳铁蛋白引入网状内皮系统，其正常生理作用似乎与抗菌作用相关[15]。

与部分肾癌患者的血清铁含量低不同，部分肾癌患者的血清铁蛋白水平升高。Essen 和其同事[16] 发现了这一现象，并得到了 Partin 和其同事[17] 的证实。Partin[17] 的研究报告指出，血清铁蛋白水平与肿瘤分期无关，但与肿瘤体积相关。其他研究也确认了铁蛋白与一些肾癌病例的相关性[18-19]。

据报道，1% ~ 8% 的肾癌患者出现了红细胞增多症[20-21]。Sufrin 等研究纳入 57 名肾癌患者，发现 63% 的患者红细胞生成素水平升高[22]。然而，Gross 等在 14 种肾细胞癌细胞系体外贴壁培养的上清液中并未检测到红细胞生成素[23]，因此对血清红细胞生成素的临床实用性存在质疑。

与肾癌相关的副肿瘤表现还包括血小板和白细胞计数的异常。Men 和同事[24] 发表了一项关于 8735 名肾癌患者的荟萃分析，发现 1059 名患者（12.1%）出现血小板增多。出现血小板增多的患者在 5 年内死亡的风险比血小板计数正常的患者高 1.61 倍。与正常对照组相比，5 年内的癌症特异性死亡率高出 2.56 倍。

Mandel 等[25] 报道了一例表现为白细胞增多的肾细胞癌患者。这种表现其他恶性肿瘤也有出现，被认

为是肿瘤细胞产生的粒细胞刺激因子、粒细胞巨噬细胞集落刺激因子、IL-6 和其他细胞因子增加所导致的。

Dawson 等[26]发表了一名肾癌患者的病例报告，该患者表现出血浆中凝血酶时间和蛇毒凝血酶时间延长及纯化的纤维蛋白原中唾液酸含量增加，这被称为纤维蛋白异常症。肾切除术后，凝血酶时间和蛇毒凝血酶时间恢复至正常值，但当肿瘤出现非肝脏转移时，指标再次出现异常。因此，他们得出结论，获得性纤维蛋白异常症可能是副肿瘤综合征的一部分，并且是提示肿瘤进展的敏感血浆标志物。

※ Stauffer 综合征

Stauffer 综合征是 1961 年首次由 Herbert Maurice Stauffer 提出的，是与肾细胞癌相关的一种副肿瘤综合征，其特点是在无转移的情况下出现肝功能障碍，并伴有碱性磷酸酶升高、转氨酶升高及凝血酶原时间延长[27]。具体包括可逆性无症状肝酶升高、红细胞沉降率升高、血小板增多、凝血酶原时间延长和肝脾肿大，且无肝胆管梗阻[28]。近期也有文献描述了胆汁淤积性黄疸作为肾细胞癌的副肿瘤表现[28-29]。肿瘤原发灶的大小似乎与这些临床表现无关[30]，典型的副肿瘤性肝病表现为不明原因的肝酶升高，但无解剖性梗阻、感染或肝胆道受累的证据[28]。

虽然 Stauffer 综合征最常伴随肾细胞癌，但它还与前列腺癌、软组织肉瘤[31]、胰腺癌、膀胱癌[32]、恶性淋巴增生性疾病[33]、支气管肺癌[34]、胃肠癌[35]、血小板减少症[36]等疾病相关。

在没有转移性疾病的情况下，根治性肾切除似乎可以缓解症状[30]。IL-6 被认为介导了该综合征的主要表现[30]。

※ 白细胞介素 -6 和细胞因子的作用

Tsukamoto 等探讨了 IL-6 与肾癌之间的关系。他们发现在 4 个肾癌细胞系中，有 3 个产生 IL-6；71 名患者中有 25% 的患者 IL-6 水平升高，但其升高水平与肿瘤体积或分级无关[36]。当 IL-6 升高时，患者出现不明原因发热的概率更高。

Blay 等进一步研究了 119 名转移性肾癌患者的血清 IL-6 表达相关性[37]。血清学可检测到 IL-6 的患者（n =90，76%）具有明显更高的血清 C- 反应蛋白、结合珠蛋白、碱性磷酸酶和 γ- 谷氨酰基转移酶水平。此外，还表现出血红蛋白水平降低、血小板、多核粒细胞和单核细胞计数升高的特点。

有趣的是，在进行抗 IL-6 治疗的 3 名患者中，观察到在治疗期间，C- 反应蛋白、结合珠蛋白和血清碱性磷酸酶的水平下降。这些研究进一步证实了 IL-6 在肾癌副肿瘤综合征中的作用。

※ 高钙血症

高钙血症已被报道在多达 30% 的恶性肿瘤患者中出现[38]。恶性高钙血症可分为 4 种类型：恶性体液性高钙血症（80%）、局部骨溶解性高钙血症（20%）、1, 25- 二羟维生素 D 分泌（＜ 0.1%）和异位甲状旁腺功能亢进症（＜ 0.1%）[39-40]。

Albright 于 1941 年首次描述了高钙血症与肾细胞癌的关系[41]。高钙血症是与肾癌相关的最常见的副肿瘤综合征表现之一，影响 13% ~ 20% 的患者[42-44]。对于伴有高钙血症的肾癌患者，约 75% 会出现更高的临床分期，但高钙血症的存在程度与肿瘤分级或生存率无关[45-46]。约 50% 的伴有高钙血症的肾癌患者存在骨转移[47]。肾细胞癌骨转移病灶可能通过刺激破骨细胞，从骨骼中释放钙[3]。

与高钙血症相关的体液细胞因子包括 IL-1、IL-3、IL-6、肿瘤坏死因子 -α、转化生长因子 -α、转化生长因子 -β、淋巴毒素及前列腺素 E[48-50]。

然而，在局限性肿瘤患者中，也可能出现非转移性高钙血症，可能由肾癌细胞分泌激素肽所介导。一些肾癌细胞已被证明可分泌甲状旁腺激素或甲状旁腺激素相关肽[3]。

※ 神经系统表现

肾癌相关的副肿瘤综合征可表现出多种神经症状，包括边缘系统脑炎[51-54]、眼球震颤肌阵挛[55-57]、重症肌无力[58]、肌萎缩侧索硬化[59]和双侧横膈肌麻痹[60]。尽管有文献描述在治疗肿瘤原发性病变后神经症状有所缓解，但这些均源于个案报告，须根据患者的具体情况进行鉴别[55, 61]。

※ 皮肤表现

与肾癌相关的副肿瘤综合征的皮肤表现虽罕见，但确实存在。Corven 等报告了一名年长的男性患者，他的首发症状为皮肤水疱，考虑是中性粒细胞性表皮下大疱，进一步诊断为纤维蛋白样坏死性血管炎。影像学检查发现患者右肾存在 6 cm×7 cm 的肿瘤，对其行右侧根治性肾切除术。术后随访 12 个月，水疱性皮肤病未复发[62]。

黑棘皮病是多发性、对称性、天鹅绒质的过度角化病变，伴有褐色色素沉着。成年人出现黑棘皮病通常与癌症有关[63]，并且是不良预后的指标[64]。

※ 葡萄糖代谢表现

葡萄糖代谢异常也可以是肾癌副肿瘤综合征表现的一部分。Palgon 等报告了一名患者，在手术切除透明细胞肾细胞癌后，高血糖症状完全缓解[54]。Jobe 等也报告了类似的病例[65]。以上两个病例高血糖的发病机制仍不清楚。

相反，低血糖也被报道与肾癌相关[66]。这可能是由于肿瘤产生了胰岛素样生长因子-Ⅱ的前体蛋白，该蛋白因其结构类似胰岛素而发挥降糖作用[67-68]。

※ 其他多种表现

肾细胞癌确实是"伪装大师"，因为它能以多种不同的方式呈现，其中潜在原因可能是难以发现的。肌炎[69-70]、甲状腺炎[71]、高血压[72]、库欣综合征[73]和血清淀粉样蛋白[74]等都与肾癌相关。所以往往当患者有这些症候群时，通过进一步检查发现肾细胞癌才是关键。

※ 副肿瘤综合征作为标志物

将副肿瘤综合征作为生物标志物的观察研究被反复报道。在局限性肾细胞癌中，症状通常在切除原发灶后缓解，而当旧病复发时，这些症状通常会再次出现。这些观察结果在随访肾细胞癌患者亚群时具有重要价值。

※ 总结

肾细胞癌可表现为多种临床症状。机警的临床医师应该熟悉这个"伪装大师"的各类表现，并在纷繁复杂的临床现象中将其作为鉴别诊断加以考虑。

※ 临床关注要点

• 对于不明原因的发热患者，肾细胞癌往往应被视为鉴别诊断的一部分。

• 无血尿时，应考虑将肾细胞癌本身作为难以解释的贫血原因。

• 在某些情况下，肾癌副肿瘤综合征的表现可以作为肿瘤标志物。

参考文献

扫码观看

（译者：陈旭、林菲、印胡滨）

第十一章

进展期肾细胞癌多学科治疗中的外科治疗整合

Shagnik Ray，Shawn Dason 和 Eric A. Singer

在当前全身性治疗时代，局部晚期和转移性肾细胞癌患者手术治疗的作用和地位尚未明确，该领域的研究重点集中于区域淋巴结清扫术的作用、减瘤性肾切除术和转移瘤切除术的适应证和手术时机。随着我们对肾癌分子和免疫学基础的理解不断深入，以及新的系统性治疗方法的不断出现，需要进一步结合前瞻性临床试验来确定手术治疗在晚期肾癌治疗中的地位。

关键词

◆ 肾细胞癌；新辅助治疗；辅助治疗；淋巴结清扫术；减瘤性肾切除术；转移瘤切除术

要点

◆ 20% ~ 30% 的肾细胞癌患者在诊断时存在远处转移。在接受手术切除的局限性肾细胞癌患者中，术后有 20% ~ 40% 发生转移。

◆ 对于局部进展期肾细胞癌，尚没有大量前瞻性研究证据表明行区域淋巴结清扫术能够使患者生存获益。尽管如此，一些回顾性研究已经显示出区域淋巴结清扫术的生存获益及判断患者最佳分期的作用。因为越来越多证据表明，淋巴结受累的Ⅲ期患者的疾病特征与Ⅳ期更接近。

◆ 减瘤性肾切除术在现有的系统性治疗中的作用和时机尚不明确。目前，有多个随机对照试验正在进行，以确定减瘤性肾切除术在系统性治疗中的作用。

◆ 在充分考虑部位特异性并发症后，可在适合的患者中行转移瘤切除术。并且需要更多的前瞻性试验来明确在现有系统治疗中，哪些患者会从转移瘤切除术中获益。

※ 前言

2022 年，美国诊断出约 79 000 名肾细胞癌患者，其中 13 920 名死亡归因于肾细胞癌[1]。局限性肾细胞癌有多种治疗选择，但多数可通过手术切除或消融来治疗。其中约 50% 的 cT_1 期患者和 11% 的 cT_2 期患者最终在手术治疗后具有良好的总生存期和无病生存期[2]。不幸的是，在接受手术切除的所有肾细胞癌患者中，仍有 20% ~ 40% 的患者会发生转移[3]。此外，20% ~ 30% 的患者被确诊为肾细胞癌的同时存在远处转移[4]。因此，在高危患者手术治疗后预防进展为转移性疾病，以及在转移性肾细胞癌治疗方面仍有很大的提升空间。

在过去 20 年里，晚期肾细胞癌的治疗进展使我们对透明细胞肾细胞癌的癌变机制有了更深入的了解。我们对透明细胞肾细胞癌的理解集中在 VHL 信号通路上，该通路在 91% 的透明细胞肾细胞癌患者中发生突变[5]。VHL 是一种肿瘤抑制基因，其功能是作为一个更大的复合体的组成部分，负责靶向作用于 HIF1α，以标记其蛋白酶体降解[6]。随着 VHL 的缺失，

HIF1α 的激活导致下游靶点 [包括 VEGF、葡萄糖转运蛋白 1（GLUT-1）、血小板衍生生长因子（PDGF）] 的转录，这些下游靶点促进生长、血管生成并避免细胞死亡[5]。了解这一途径有助于从系统性治疗的细胞因子时代（干扰素 -α，IL-2）过渡到 21 世纪中叶晚期透明细胞肾细胞癌治疗的靶向 VEGF TKI 时代。2005 年，FDA 批准索拉非尼作为首个抗 VEGF 的 TKI 药物，随后的多种 TKI 和哺乳动物西罗莫司靶点（mTOR）途径抑制剂将在未来几年获得批准[7-8]。新一代 TKI 药物的重点是提高耐受性（阿昔替尼、培唑帕尼）和整体靶向疗效（卡博替尼、仑伐替尼）。随着免疫检查点抑制剂（ICI）的发展取得质的飞跃，这些抑制剂与 PD-1 及其配体 PD-L1 和 CTLA-4 等靶点相互作用。上述抗原是肿瘤相关免疫逃逸的核心，可以用 ICI 进行对抗。FDA 于 2015 年首次批准纳武利尤单抗（一种阻断 PD-1 受体的单克隆抗体）用于二线治疗[9]。ICI（广泛的免疫肿瘤学疗法的一个子集）和 TKI 疗法随后被协同使用[10]。截至 2022 年，联合疗法已经成为标准疗法，许多双免或靶免联合治疗方案使患者获得生存获益。透明细胞肾细胞癌首选方案包括伊匹木单抗 / 纳武利尤单抗、阿昔替尼 / 帕博利珠单抗、仑伐替尼 / 帕博利珠单抗和卡博替尼 / 纳武利尤单抗[11]。

尽管在肾细胞癌的系统性治疗方面取得了重大进展，但在局限性、局部进展性和转移性肾细胞癌相关治疗的各个方面，手术可能在经过精心选择的患者中发挥一定作用。值得注意的是，包括细胞因子、VEGF 和 ICI 相关的治疗，其完全缓解率仍然较低[12-16]。在转移性肾癌中，减瘤性肾切除术是指手术切除原发性肾肿瘤，而转移瘤切除术是指切除远处转移部位，这两种相互关联的干预措施可能在某些患者中发挥作用。我们提出了一项描述性综述的结果，即如何将手术整合到当前晚期肾细胞癌的治疗范式中。

※ 腹膜后淋巴结清扫术针对淋巴结阳性病变

从疾病分期和治疗角度来看，淋巴结清扫术对其他多种泌尿系统恶性肿瘤都是有用的。尽管在局部进展期和转移性疾病中存在淋巴结转移与较差的预后相关，但在根治性肾切除术或肾部分切除术，淋巴结清扫在肾细胞癌中的作用尚不清楚[17-20]。值得注意的是，Capitanio 等[19] 在一项多中心的回顾性研究中发现，在 cT_1、cT_2 和 cT_3 期患者中，分别有 1.1%、4.5%

和 12.3% 的患者合并病理性淋巴结转移。临床淋巴结分期的准确性已经在许多不同模式的研究中进行了评估[21]。CT 仍然是肾细胞癌临床分期最常用的影像学检查方法，在各种研究中显示敏感性为 60% ~ 100%，特异性为 75% ~ 82%[22-28]。在对美国国家癌症数据库（national cancer database，NCDB）进行回顾性分析中，Radadia 等[29] 发现术前临床淋巴结分期检测病理淋巴结受累的敏感性和特异性分别为 95% 和 67%，相关阳性预测值为 74%，阴性预测值为 94%。尽管如此，美国泌尿外科协会指南根据专家意见建议对临床阳性的淋巴结进行手术切除。Capitanio 等[30] 进行了一项系统回顾，指出 cT_3-T_4 期病变、高级别肿瘤、肉瘤样特征和肿瘤坏死与淋巴结阳性发生率增加相关。其中具有 2 个或 2 个以上上述因素的患者发生淋巴阳性的风险增加了 40% 以上。这些因素与淋巴结转移的影像学证据一起，可能在确定哪些患者能从淋巴结清扫中获益方面发挥作用。此外，淋巴结清扫的最佳范式仍不确定，部分原因是肾脏的淋巴引流不可预测。尽管已知右肾引流至腔静脉旁淋巴结、腔静脉前淋巴结、腔静脉后淋巴结和主动脉 - 腔静脉间淋巴结。左肾引流至主动脉旁淋巴结、主动脉前淋巴结和主动脉后淋巴结。但腹膜后淋巴系统不同部分之间存在连接，它们可以汇入胸导管，从而在无区域淋巴结转移证据的情况下导致远处转移[31-33]。

EORTC 30881 是唯一一项评估肾切除术中淋巴结清扫对肾癌预后影响的Ⅲ期前瞻性随机对照研究。在无进展生存期和总生存期方面，淋巴结清扫合并肾切除术组与单独肾切除术组之间没有任何差异。值得注意的是，本研究中的患者代表了临床分期为 N_0M_0 期的可切除低风险组[34]。已有多项回顾性研究评估了淋巴结清扫和淋巴结清扫率对高危人群的影响，并提示生存获益[35-37]。Faber 等[38] 对美国国家癌症数据库的一项研究发现，在因肾细胞癌而行肾切除术时，接受淋巴结清扫的患者生存率无显著差异。并且发现，在接受淋巴结清扫的患者中，cT_1 期和 cT_2 期患者分别占 5% 和 23%，这表明淋巴结清扫可能在低风险患者中被过度使用。除此之外，Gershman 等[39] 对 1990—2010 年接受治疗的 1797 名 M_0 期肾细胞癌患者进行了回顾性队列分析，其中 606 名（34%）患者接受了淋巴结清扫，但未发现淋巴结清扫在整个队列或淋巴结转移的高危患者（包括术前影像学淋巴结肿大的患者）中的任何益处。同一组研究人员

回顾性评估了淋巴结清扫在转移性肾细胞癌行减瘤性肾切除术患者中的实用性，同样未发现总体上甚至在高危亚组（包括术前淋巴结病变）中存在肿瘤学获益[40]。最终，有必要针对淋巴结清扫术对高风险队列患者的影响进行前瞻性数据分析，以确定淋巴结清扫术在未来是否会对这些患者产生任何生存获益。此外，最近的数据提出将淋巴结转移患者纳入Ⅲ期肾细胞癌的问题。Yu 等[18] 回顾性分析了 pT_{1-3} N_1 M_0、pT_3 N_0 M_0 和 pT_{1-3} $N_{0/x}$ M_1 期患者，发现 pT_{1-3} N_1 M_0 期患者的生存期显著低于 pT_3 N_0 M_0 期患者，而 pT_{1-3} N_1 M_0 期患者和 pT_{1-3} $N_{0/x}$ M_1 期患者（Ⅳ期）的总生存期和癌症特异性生存期相似。这些发现进一步得到来自 Srivast 美国泌尿外科协会等对美国国家癌症数据库的一项综述的支持[41]，其中淋巴结阴性Ⅲ期患者的总生存率（5 年总生存率为 61.9%）较淋巴结阳性的Ⅲ期患者（5 年总生存率为 22.7%）有所改善，Ⅲ期淋巴结阳性患者的总生存率与Ⅳ期肾细胞癌患者相似（5 年总生存率为 15.6%），5 年总生存率分别为 61.9%（95% CI，60.3% ~ 63.4%）、22.7%（95% CI，20.6% ~ 24.9%） 和 15.6%（95% CI，11.1% ~ 23.8%）。这种淋巴结是否受累，可能为淋巴结清扫术分期选择高复发风险患者进行辅助全身治疗提供证据。

※ 减瘤性肾切除术

随着转移性肾细胞癌治疗的发展，减瘤性肾切除术在原发性肾肿瘤切除中的作用随着时间的推移而不断变化。减瘤性肾切除术用于转移性肾细胞癌及各种其他肿瘤，如卵巢癌和乳腺癌等。目的是缩小和理想地切除原发性病变，以缓解局部症状、治疗副肿瘤综合征，并通过可能增强患者自身免疫系统和全身性治疗的应答来改善无进展生存期和总生存期[42-45]。值得注意的是，有少数病例报道了减瘤性肾切除术后转移性肾细胞癌完全消退，这提示原发性肿瘤可能在患者免疫系统与转移性疾病之间的相互作用中发挥关键作用[46-47]。在考虑减瘤性肾切除术益处的同时，也必须考虑到减瘤性肾切除术的显著风险[48]。对转移性肾细胞癌登记系统的一项综述发现，术中并发症的发生率为 10.9%，其中 29.5% 的患者发生并发症，6.1% 的患者发生高级别并发症[49]。重要的是，较低的高级别并发症与减瘤性肾切除术的病例数相关，这可能表明，如果要进行减瘤性肾切除术，应该在高水平的

手术中心进行。

两项具有里程碑意义的研究表明，在早期细胞因子时代选择转移性肾细胞癌患者进行减瘤性肾切除术是有利的。SWOG-8949 随机对照试验评估了接受根治性肾切除术后接受干扰素 -α-2b 治疗与单独接受干扰素 -α-2b 治疗的转移性肾细胞癌患者[50]。该研究发现与干扰素 -α-2b 单药治疗相比，接受减瘤性肾切除术治疗可显著获益，中位总生存期分别为 11.1 个月（95% CI，5.4 ~ 9.5 个月）和 8.1 个月（95% CI，9.2 ~ 16.5 个月）。EORTC 30947 随机对照试验同样比较了行根治性肾切除术并随后进行干扰素免疫治疗和单独接受干扰素免疫治疗的转移性肾细胞癌患者[51]。该研究发现，与单独干扰素治疗相比，接受减瘤性肾切除治疗组的中位生存期（17 个月 vs. 7 个月；HR，0.54；95% CI，0.31 ~ 0.94）和疾病进展时间（5 个月 vs. 3 个月；HR，0.60；95% CI，0.36 ~ 0.97）显著延长。一项荟萃分析进一步证实了上述结果，发现肾切除术联合干扰素治疗的中位生存期为 13.6 个月，而单独使用干扰素的中位生存期为 7.8 个月[52]。虽然这些结果不能直接应用于以 VEGFR 和以免疫检查点为中心的现代治疗方法，但它们确实表明，有一定亚组的患者可能从减瘤性肾切除中受益。

大量的回顾性研究表明，在特定的透明细胞型和非透明细胞组织类型的肾癌患者中，减瘤性肾切除术使得接受 VEGFR 和 mTOR 的靶向治疗的患者生存获益[53-56]。Heng 等[57]通过对源于 IMDC 的 1658 名接受靶向治疗的转移性肾细胞癌患者进行大型回顾性研究，其中有 982 名接受减瘤性肾切除术，其余 676 名未接受减瘤性肾切除术。研究发现接受减瘤性肾切除术患者的预后 IMDC 评分较未接受减瘤性肾切除术的患者更好（预后良好、中等或差的患者分别是 9%、63% 和 28%，1%、45% 和 54%）。在控制 IMDC 评分时，接受减瘤性肾切除术患者的死亡风险为 0.60（95% CI，0.52 ~ 0.69；P < 0.0001）。值得注意的是，研究提示预计存活期少于 12 个月的患者可在减瘤性肾切除术中获得微弱的益处，而评分为 4 分或 4 分以上的患者无法从减瘤性肾切除术中获益。系统评估和荟萃分析表明，与单独靶向治疗相比，适当选择转移负荷小、体能状态良好、IMDC/MSKCC 中低危患者可能从减瘤性肾切除术联合靶向治疗中获得最大益处[58-59]。

为了进一步评估减瘤性肾切除术在靶向治疗当

中的作用，进行了 2 项前瞻性Ⅲ期随机对照研究，即 CARMENA 和 SURTIME 研究[60-61]。CARMENA 研究是一项比较单药舒尼替尼与舒尼替尼联合减瘤性肾切除术的非劣效性试验。研究结果发现舒尼替尼单药治疗组（18.4 个月）的总生存期不劣于舒尼替尼联合减瘤性肾切除术组（13.9 个月；HR，0.89；95% CI，0.71 ~ 1.10）。但 CARMENA 研究的影响至今仍有争议。由于既往的回顾性研究表明减瘤性肾切除术最有可能使风险状况较好的患者（低危组患者）获益，但该研究因纳入肿瘤负荷相对较高的中高危（57%）患者而受到质疑[62]。值得注意的是，这项研究患者入组速度较慢，在 8 年的时间里，79 个中心原计划入组 576 名患者但最终只入组了 450 名。结果因明显的交叉而进一步复杂化，接受减瘤性肾切除术的患者中 15% 未接受舒尼替尼治疗，而 17% 拟定接受单独舒尼替尼治疗的患者又接受了减瘤性肾切除术。上述局限性最终限制了研究结果的可推广性。SURTIME 研究以不同的方式探讨了减瘤性肾切除术在 VEGR 和 mTOR 靶向治疗中先后顺序的作用。患者被随机分组，在无病情进展的情况下接受舒尼替尼治疗后进行减瘤性肾切除术，与直接行减瘤性肾切除术后接受舒尼替尼治疗进行比较，主要终点为无进展生存期。为此，需要 458 个样本，但由于获益较差，最终报告了 28 周意向治疗人群的无进展生存期数据 [即刻减瘤性肾切除术组（n =50）为 42%，延期减瘤性肾切除术组（n =49）为 43%（P =5.61）]，累计 99 名患者。当评估总生存期时，延迟和即时减瘤性肾切除术的总生存期风险比（HR，0.57；95% CI，0.34 ~ 0.95，P =5.03）和中位总生存期分别为 32.4 个月（95% CI，14.5 ~ 65.3 个月）和 15.0 个月（95% CI，9.3 ~ 29.5 个月）。作者得出结论，舒尼替尼预处理可能会识别出那些对全身治疗有耐药性的患者，这些患者可能无法从计划的减瘤性肾切除术中获益。对实验的事后研究发现，接受即刻减瘤性肾切除术治疗的患者舒尼替尼给药率下降 [80%（95% CI，66.9% ~ 88.7% n =40）与 97.7%（95% CI，89.3% ~ 99.6%；n =48）]，舒尼替尼给药时间延长（39.5 天 vs. 4.5 天），且给药持续时间缩短（172.5 天 vs. 248 天），这可能导致了两组患者的生存差异，综合考虑，这两项研究强调了选择合适的减瘤性肾切除术患者的重要性[63]。

随着新型 ICI 的出现及 ICI 联合治疗相关数据的揭示，联合治疗成为转移性肾细胞癌的一线治疗，减瘤性肾切除术在免疫治疗中的作用正在被积极评估。Singla 等通过检索美国国家癌症数据库，并分析 2015—2016 年 391 名接受 ICI 联合或不联合减瘤性肾切除术（未接受其他全身性治疗）治疗的转移性透明细胞肾细胞癌患者的数据。其中 221 名患者接受减瘤性肾切除术联合 ICI 治疗，而 170 名患者仅接受 ICI 治疗。在 14.7 个月的中位随访时间里，接受减瘤性肾切除术的患者生存率显著提高(中位 NR，11.6 个月；HR，0.23，P < 0.001)。进一步分析显示，在减瘤性肾切除术前先接受 ICI 治疗的患者与先行减瘤性肾切除术的患者相比，具有较低的 pT 分期、分级、肿瘤大小和淋巴血管侵犯率。值得注意的是，在 ICI 治疗后接受延迟减瘤性肾切除术的 20 名患者中，有 2 名在原发性肿瘤中达到完全病理缓解。重要的是，接受延迟减瘤性肾切除术的患者未出现手术切缘阳性，无 30 天内再入院或住院时间延长的情况。这表明在合适的患者中，延迟减瘤性肾切除术是一种安全的干预措施。当然，这种回顾性设计的研究具有显著的选择偏倚，接受减瘤性肾切除术的患者可能本身疾病危险分层较低或具有较好的肿瘤特征。

作为对这些结果的补充，一项针对 367 例转移性肾细胞癌患者的多中心回顾性分析显示 [其中 232 名接受肾切除术联合免疫治疗（含 30 例延迟肾切除术病例），135 名单纯接受免疫治疗]，这些患者在 2000—2020 年间分别于西雅图癌症治疗联盟（Seattle Cancer Care Alliance）和俄亥俄州立大学（The Ohio State University）接受治疗，与单纯免疫治疗组（19.1 个月，IQR：12.8 ~ 23.8）相比，联合治疗组的中位生存时间更长（56.3 个月，IQR：50.2 ~ 79.8）[64]。多变量分析显示，与单纯免疫治疗组相比，减瘤性肾切除术联合免疫治疗组患者的全因死亡风险降低了 67%（P < 0.0001）。值得注意的是，尽管接受免疫治疗的患者存在异质性（28.1% 的患者接受一线免疫治疗，17.4% 的患者接受二线免疫治疗，54.5% 的患者接受三线或后续治疗），但对接受一线免疫治疗的患者进行亚组分析时，发现了类似的结果。此外，考虑到接受延期减瘤性肾切除术的患者相对较少，即刻和延期减瘤性肾切除术在总体生存期方面没有显著差异。这些回顾性结果表明，减瘤性肾切除术联合免疫

治疗可能适用于特定的转移性肾细胞癌患者。IMDC 最近的一项分析表明，4639 名转移性肾癌患者中，4202 名接受靶向治疗，437 名接受免疫治疗，其中分别有 2326 名（55%）和 234 名（54%）患者接受了预先减瘤性肾切除术。多变量分析显示，减瘤性肾切除术联合免疫治疗（HR，0.61；95% CI，0.41 ~ 0.90；P =0.013）和靶向治疗（HR，0.72; 95% CI，0.67 ~ 0.78；P < 0.001）均能显著改善患者生存情况，但上述组间生存率无差异（P =0.6）[65]。这些回顾性文章的分析结果强调了前瞻性临床研究可进一步探索哪些患者、在哪些情况下可能从减瘤性肾切除术中获益。

迄今为止，还没有 3 期试验评估减瘤性肾切除术对接受 ICI 联合治疗的转移性肾癌患者的影响，但多个随机对照试验正在积极评估（表 11.1）。NORDIC-SUN 研究将评估患者接受纳武利尤单抗联合伊匹木单抗的标准治疗方案 [66]。这些患者随后将由一个多学科肿瘤委员会进行评估，具有 ≤ 3 个 IMDC 危险因素且符合减瘤性肾切除术条件的患者将被随机分为接受减瘤性肾切除术联合纳武利尤单抗维持治疗或单独接受纳武利尤单抗维持治疗。值得注意的是，那些有超过 3 个 IMDC 危险因素或不符合减瘤性肾切除术条件的患者将接受额外的 3 个月纳武利尤单抗治疗，如果有良好的反应（≤ 3 个 IMDC 危险因素，符合减瘤性肾切除术的条件），则将按上述方案随机分组，但如果仍然不符合条件或超过 3 个 IMDC 危险因素，则将接受纳武利尤单抗维持治疗。PROBE 研究中对使用 ICI 治疗的患者在用药 12 周后进行评估，如果经泌尿科医师评估后疾病稳定或有手术可能性的部分应答，患者将被分为减瘤性肾切除术联合随后的持续全身治疗或单独持续全身治疗 [67]。Cyto-KIK 试验对这个问题采取了另一种办法，研究者评估了接受新辅助纳武利尤单抗联合卡博替尼治疗，然后接受减瘤性肾切除术和随后全身治疗患者的完全缓解率，患者在开始治疗前进行了肾脏肿块活检 [68]。

※ 转移瘤切除术的作用

迄今为止，还没有随机对照试验分析转移性肾细胞癌患者行转移灶切除术的获益情况。目前对该领域的大部分认识是基于正在进行的多项回顾性研究（表 11.2）。一般来说，这些研究将患者分为接受完全转移灶切除术、不完全转移灶切除术和未接受转移灶切除术三组。

表 11.1　部分正在进行的评估减瘤性肾切除术在转移性肾细胞癌免疫治疗中作用的研究

试验名称	临床试验编号	干预措施	研究终点	状态
NORDIC-SUN（延迟减瘤性肾切除术治疗转移性肾细胞癌）	NCT03977571	纳武利尤单抗、伊匹木单抗、减瘤性肾切除术	总生存期	招募中
PROBE（转移性肾癌免疫治疗联合 / 不联合手术切除肾脏的疗效比较）	NCT04510597	减瘤性肾切除术、活性对照	总生存期	招募中
CYTO-KIK（减瘤性肾切除术联合免疫治疗和靶向治疗）	NCT04322955	卡博替尼、纳武利尤单抗、减瘤性肾切除术	完全缓解率	招募中
术前纳武利尤单抗联合 / 不联合贝伐珠单抗或伊匹木单抗治疗可手术切除的转移性肾癌患者	NCT02210117	贝伐珠单抗、伊匹木单抗、纳武利尤单抗、转移瘤切除术、治疗性常规手术、实验室生物标志物分析、活检	不良反应	主动，不招募
帕博利珠单抗联合 / 不联合阿昔替尼治疗局部晚期或转移性透明细胞肾细胞癌的手术患者	NCT04370509	帕博利珠单抗、阿昔替尼、转移瘤切除术、减瘤性肾切除术	参与者的肿瘤浸润性免疫细胞比例增加超过 2 倍	招募

引自：Lichtbroun BJ，Srivast ava A，Doppalapudi SK，Chua K，Singer EA. New Paradigms for Cytoreductive Nephrec- tomy. Cancers（Basel）. 2022 May 27；1（11）：2660. PMID: 35681638; PMCID: PMC9179532.

表 11.2　正在进行的包括转移性肾细胞癌患者接受转移瘤切除术的临床试验

试验名称	临床试验编号	干预措施	研究终点	状态
肾癌转移瘤切除术后患者的随访	NCT00918775	转移瘤切除术中和术后每 6 个月进行一次评估，持续 5 年（仅转移瘤切除术）	无进展 / 无复发生存期	主动，不招募
帕博利珠单抗联合 / 不联合阿昔替尼治疗局部晚期或转移性肾透明细胞癌的手术患者	NCT04370509	帕博利珠单抗单药治疗 vs. 帕博利珠单抗联合阿昔替尼治疗，后续进行肾切除术或转移瘤切除术（新辅助治疗 + 肾切除术或转移瘤切除术）	参与者的肿瘤浸润性免疫细胞数量增加 ≥ 2 倍的比例	招募
术前纳武利尤单抗联合 / 不联合贝伐珠单抗或伊匹木单抗治疗可手术切除的转移性肾癌患者	NCT02210117	纳武利尤单抗单药治疗 vs. 纳武利尤单抗联合贝伐珠单抗或伊匹单抗，随后进行肾切除术、转移瘤切除术或活检（新辅助治疗 + 肾切除术、转移瘤切除术或活检）	不良反应	主动，不招募
达雷妥尤单抗治疗肌层浸润性膀胱癌或转移性肾癌	NCT03473730	达雷妥尤单抗给药后行活检、肾切除术或转移瘤切除术。术后重新开始达雷妥尤单抗治疗（新辅助治疗 + 肾切除术，转移瘤切除术或活检 + 辅助治疗）	无瘤生存期	主动，不招募
PROSPER RCC（尼鲁单抗治疗局部肾癌患者接受肾切除术）	NCT03055013	新辅助和辅助纳武利尤单抗和肾切除术 ± 转移瘤切除术与单独手术治疗的比较（新辅助 + 肾切除术、转移瘤切除术或活检 + 辅助治疗）	无瘤生存期	主动，不招募
RESORT（评估索拉非尼对转移性肾癌根治术后患者的疗效）	NCT01444807	索拉非尼辅助治疗 vs. 支持性治疗（转移瘤切除术 ± 辅助治疗）	无复发生存率	主动，不招募
SMAT（肾透明细胞癌肺转移瘤切除术 ± 舒尼替尼辅助治疗）	NCT01216371	舒尼替尼辅助治疗 vs. 安慰剂（转移灶切除术 ± 辅助治疗）	2 年无复发生存率	招募
培唑帕尼治疗术后无瘤证据的转移性肾癌患者	NCT01575548	培唑帕尼辅助治疗 vs. 安慰剂（转移灶切除术 ± 辅助治疗）	无瘤生存率	主动，不招募
KEYNOTE-564［帕博利珠单抗（MK-3475）单药辅助治疗肾癌术后安全性和有效性的研究］	NCT03142334	肾切除术 ± 帕博利珠单抗辅助治疗的转移灶切除术的 vs. 安慰剂（转移灶切除术 ± 辅助治疗）	无瘤生存率	主动，不招募

引自：Mikhail M，Chua KJ，Khizir L，Tabakin A，Singer EA. Role of metastasectomy in the management of renal cell carcinoma. Front Surg. 2022 Jul 29;9:943604. PMID: 35965871; PMCID: PMC9372304.

Alt 等[69]回顾性分析了 1976—2006 年 887 名因肾癌行肾切除术后出现多发性转移的患者，其中 125 名接受了全部转移灶的完整手术切除。完全转移灶切除与肿瘤特异性生存显著改善相关（4.8 年 vs. 1.3 年；$P < 0.001$）。多因素分析发现，转移灶完全切除、ECOG 评分体能状态较好、单纯肺转移和非同步转移与预后显著相关。Dragomir 等[70]对加拿大肾癌信息系统（canadian kidney cancer information system，CKCis）进行了一项回顾性研究，比较了接受完全转移灶切除术的患者（$n =229$）和多达 4 项倾向匹配的未接受转移灶切除术的患者（$n =803$），发现 5 年生存期分别为 63.2% 和 51.4%，多因素分析显示接受转移灶切除术患者的死亡风险显著低于未接受转移灶切除术的患者（HR，0.41；95% CI，0.27 ～ 0.63）。当然，即使采用倾向性匹配，这种回顾性研究也存在显著的选择偏倚，选择患者接受转移灶切除术可能是基于转移灶切除的可行性、总体健康状况及是否适合手术，这可能提示疾病范围本身比较有限。为了更好地预测哪些患者可能从转移灶切除术中获益，Wu 等[71]基于对 SEER 数据库中 2911 名接受减瘤性肾切除术患者的回顾性研究，开发了一个尚未验证的列线图，发现接受转移灶切除术患者的总生存有所改善（HR，0.875；95% CI，0.773 ～ 0.991；$P =0.015$）。研究者根据 T 分期、N 分期、不同类型的转移（骨转移、脑转移、肝转移、肺转移）和肿瘤分级将这些患者分成低、中、高风险组，并发现低风险组中接受完全转移灶切除术的患者 3 年癌症特异性死亡率降低了 12.8%，而中、高风险组中未观察到生存获益。确定哪些患者可能从转移灶切除术中获益的确切危险因素和最佳危险分层工具仍有待观察。不出所料，转移瘤切除术的生存获益和并发症情况因转移部位和转移个数的不同而有所不同。尽管文献中没有关于寡转移和多发转移的定义，但多项研究表明，转移灶较少时，转移灶切除术更可行，生存率更高[69, 72-73]。因此，必须仔细权衡转移瘤切除术的潜在获益和与部位相关的并发症。例如，转移灶切除术中最常见的转移部位是肺。Sun 等[74]对美国癌症数据库的 6994 名 mRCC 患者进行了一项大型回顾性研究，其中 1976 名患者因肺转移接受了转移灶切除术，结果发现，与未接受转移灶切除术的患者相比，接受转移灶切除术患者的生存率有所改善（HR，0.83；95% CI，0.77 ～ 0.90；$P < 0.001$）。虽然在经过精心选择的患者中有潜在获益，但已报道的并发症包括肺炎、乳糜胸、支气管残端瘘、神经损伤和心律失常[75]。文献中有大量数据也描述了骨转移、肝转移、肾上腺转移、脑转移和胰腺转移的情况[76]，但如何规范管理转移瘤切除术后的患者仍不明朗。Keynote 564 试验评估了帕博利珠单抗辅助治疗高危肾癌的有效性，在对手术切除后无疾病证据的 M_1 期患者进行的亚组分析中，帕博利珠单抗辅助治疗显示无病生存期获益（HR，0.28；95% CI，0.12 ～ 0.66）[77]。与此相反，E2810 Ⅲ期随机对照研究评估了培唑帕尼在转移灶切除术后患者中的作用[78]。研究中评估了 129 名随机接受 52 周培唑帕尼或安慰剂治疗的患者。随机分组后的中位随访时间为 30 个月（0.4 ～ 66.5 个月），结果发现培唑帕尼并没有改善无疾病进展生存，甚至发现总生存的 HR 为 2.65（95% CI，1.02 ～ 6.9；$P =0.05$），安慰剂组优于培唑帕尼组。转移灶切除术后哪些患者可以从全身治疗中获益，还需要进一步研究。最终，在仔细考虑特定并发症后，可以对适当选择的患者进行转移灶切除术，并且需要更多的前瞻性试验来明确在全身治疗时，哪些患者可以从转移灶切除术中获益。

※ 总结

外科手术仍然是晚期肾癌治疗的基石。全身性治疗的快速发展已经超过了我们对如何将手术治疗最好地整合到晚期肾细胞癌治疗中的认知。虽然这为进一步研究提供了重要的机会，但它使当前的治疗决策变得复杂。鉴于目前这一领域的证据匮乏，如何最好地整合外科和内科治疗的共同决策至关重要。需要前瞻性临床试验来确定区域淋巴结清扫、减瘤性肾切除术和转移灶切除术的最佳作用。随着新型全身性治疗方案的出现，我们对肾细胞癌分子和免疫学基础的理解也在不断深入，因此，需要设计良好的随机对照试验来确定每个个体化患者所需的手术和全身性治疗的理想组合。肾细胞癌治疗的未来可能建立在多学科模式的基础上，这一模式涉及泌尿外科肿瘤学家、肿瘤内科医师、其他相关医务人员及参与这些患者复杂治疗协调的人员。

※ 临床关注要点

• 虽然区域淋巴结清扫术在肾切除术时不是常规要求，也没有固定范式，但对于术前影像学或术中发现异常淋巴结的患者及具有高风险特征（如肿瘤分期 / 大小和组织学）的患者，可以考虑进行区域淋巴结清扫术。

• 对于转移肿瘤负荷较小且术后能接受积极监测或靶向治疗、有 1 个 IMDC 危险因素且肿瘤负荷主要来自肾脏本身和（或）有明显局部症状的患者，可以考虑行减瘤性肾切除术。相比之下，对于有大量肾外病灶、与手术相关并发症的发生率高、有 2 项或 2 项以上 IMDC 危险因素或体能状态较差的患者，可首选全身性治疗。

• 转移灶切除术适用于切除术后很可能达到无病生存（在肾切除术后或联合肾切除术后），此外，对于部分需要缓解症状的患者，可以考虑转移灶切除术。

※ 利益声明

E.A. Singer：Astellas/Medivation，临床试验研究支持；Merck，美国，顾问委员会；Johnson & Johnson，顾问委员会；Vyriad，顾问委员会；Aura Bio- sciences，数据安全监察委员会。本研究由美国国家癌症研究所（2P30CA016058）资助。

参考文献

扫码观看

（译者：郑霁、郑捷、陈少豪）

第十二章

放射治疗在局部晚期和转移性肾癌中的应用

Kendrick Yim 和 Jonathan E. Leeman

肾细胞癌历来被认为对放射治疗有抵抗性。然而，放射肿瘤学领域的进展使立体定向放射治疗（SBRT）可以安全地提供较高的辐射剂量，从而对肾细胞癌具有治疗作用。对于无法进行手术治疗的局限性肾细胞癌患者，SBRT 已被证明是一种非常有效的治疗方法。越来越多的证据表明，对于寡转移肾细胞癌患者，SBRT 不仅可以缓解局部症状，而且可以延长其疾病进展时间和生存期。

要点

◆ 新兴研究数据表明，SBRT 在不能手术治疗的局限性肾细胞癌患者中展现出安全且耐受性良好的特点，长期观察的肿瘤学、肾功能及安全性结果令人鼓舞。

◆ 使用 SBRT 治疗寡转移性肾细胞癌的初步经验表明，该疗法具有极佳的局部肿瘤控制效果和可接受的毒副反应。

◆ 正在进行的临床试验结果将确定在转移性肾细胞癌的多学科治疗中，针对转移病灶的 SBRT 是否能够带来肿瘤学获益。

※ 肾细胞癌的治疗模式

仅在美国，预计 2022 年将新增 79 000 名肾癌患者，其中约有 14 000 名死于肾癌[1]。肾细胞癌起源于肾皮质，占原发性肾肿瘤的 80% ~ 85%。肾实质上皮肿瘤（肾嗜酸细胞瘤病）和间质肿瘤（血管平滑肌脂肪瘤）等良性肿瘤约占 7 cm 以下肾肿瘤的 15% ~ 20%[2]。肾盂尿路上皮癌、肾肉瘤、淋巴瘤和集合管肿瘤罕见。本章将主要讨论肾细胞癌，而不是其他罕见的病理类型。传统上，肾细胞癌患者通常表现为腰痛、肿块和肉眼血尿三联征。然而，随着 CT 技术的普及，当前肾细胞癌往往是通过影像学检查偶然发现的。确诊时，66% 的肿瘤局限在肾脏，16% 已扩散到区域淋巴结、血管或肾周组织（局部晚期），15% 已转移到远处[3]。

局限性肾细胞癌的标准治疗方案是手术切除，无论是部分肾切除术还是根治性肾切除术。对于非手术治疗的患者，冷冻消融和射频消融是替代疗法。然而，这些疗法受到肿瘤的大小、位置和凝血功能的限制。SBRT 是治疗局限性肾细胞癌的新兴方式，作为一种非侵入性选择，它克服了上述许多限制，可在非手术治疗中发挥作用。对于转移性肾细胞癌患者，通常采用免疫疗法和（或）针对 VEGF 的靶向药物进行全身治疗。SBRT 最初用于寡转移性疾病，取得了令人鼓舞的效果。越来越多的人将 SBRT 作为局限性和转移性肾细胞癌患者的非侵入性治疗方案进行研究。

肾细胞癌的放射生物学

传统意义上，根据体外试验和传统放疗的经验，

肾细胞癌一直被认为是一种对放射抵抗的肿瘤。在 Desch ava nne 等的一项研究中[4]，作者比较了约 700 种细胞系的放射敏感性，发现肾细胞癌的细胞是对常规分割放射治疗（定义为分割剂量为 2 Gy/ 次）抵抗性最高的细胞系之一。这些发现在几项早期人体研究中得到证实。van der Werf-Messing 等[5] 在一项研究中将仅行肾根治术患者的生存率与新辅助常规放射治疗后行肾根治术患者的生存率进行比较，发现二者 5 年总生存率无统计学差异。同样，多项研究发现，辅助常规放疗并不能提高总生存率，反而使患者易患放疗引起的胃肠道并发症（胃、十二指肠、肝脏），甚至死亡[6-7]。一项对 7 项研究进行的荟萃分析发现，1975—1999 年对肾细胞癌进行的术后放射治疗，通常以辅助剂量（50 ~ 60 Gy）进行，采用平行相对照射等简单技术，结果显示局部复发率有所改善，但对无病生存期或总生存期没有显著影响[8]。

随着精准放疗技术的进步，尤其是 SBRT，放射剂量的传递有所改善。传统的常规分割放射治疗通常每天以较低剂量（1 ~ 2 Gy）分割治疗数周，而 SBRT 使用更高的剂量（每次 6 Gy 以上），以更少的分割次数（5 次或更少）提供，精确度更高，治疗范围更确切。最近的研究表明，肾细胞癌的特点可能是对 SBRT 中使用的高剂量 / 分割放疗敏感[9]。在人类异种移植肾细胞癌的小鼠模型中，Walsh 等[10] 发现，使用一种消融的 48 Gy 低分割辐射剂量超过 3 个分割，肿瘤的大小减小到小于初始体积的 30%。在这些较高的剂量下，神经酰胺通过鞘磷脂酶途径诱导的细胞凋亡可能会导致肿瘤细胞死亡，这在体内和人体研究中都得到了证实[11-12]。在高剂量 / 分割放射中，血管损伤和内皮细胞的反应及死亡可能发挥积极作用[13]，这可能与典型的富血管的肾细胞癌尤为相关。这些研究结果提出了一个假设，即历史上观察到的肾细胞癌"放射治疗不敏感"可能会被大剂量低分割放射克服，而 SBRT 就能做到这一点。

此外，断层成像、治疗规划、靶点定位和器官制动（如真空稳定系统和腹部加压装置）的发展，使 SBRT 治疗得以安全进行。由于可能对肾脏、小肠、肝脏、胰脏、脾脏和胃产生脱靶效应，必须进行精确的放射治疗。定位标记可植入肾周脂肪囊，以提高靶向的精准性。然而，肾脏的位置在呼吸周期中会有很大的变化，这需要在治疗计划和实施中加以考虑。在 Sonier 等的一项研究中[14]，作者评估了在对肾脏或肾

上腺进行 SBRT 时，固定患者的肾脏运动情况。他们发现，在吸气和呼气之间，左右、上下和前后方向的位移变化分别为 1.51 mm、8.10 mm 和 3.08 mm。通过使用器官制动、潮气量控制和腹部压力带，可以提高靶向放疗的精准性，缩小放疗区域[15]。由于 SBRT 等新技术的改进，更大的剂量能够更精确地聚焦到靶向病灶上。

放射治疗的作用机制及与免疫治疗的协同作用

ICI 已经彻底改变了转移性肾细胞癌的治疗方式。全身药物如纳武利尤单抗、帕博利珠单抗、伊匹木单抗通过抑制免疫检查点受体 / 配体结合来恢复对肿瘤细胞的免疫应答。包括 CheckMate-025、CheckMate-214 和 Keynote-426 在内的几项随机临床试验显示，与之前的一线 VEGFR 抑制剂相比，ICI 治疗转移性肾细胞癌患者的生存率有所提高[16-18]。

尽管传统认为放射治疗通过不可逆的 DNA 损伤对肿瘤细胞发挥作用，但越来越多的证据表明，SBRT 也会刺激免疫系统。多项研究表明，SBRT 介导的细胞死亡会上调 MHC-I 类分子的表达，提高树突状细胞呈递肿瘤抗原的能力，并促进 CD8+ 淋巴细胞向肿瘤组织浸润[19-21]。这些机制可能会导致"远隔效应"，即放疗部位外的转移病灶出现缩小或消退的现象[22]。

鉴于这些免疫调节特性，研究者对免疫治疗和放疗之间的相互作用产生了极大的兴趣，尤其是在应用于转移性肾细胞癌日益增多的情况下。在小鼠模型中，Deng 等研究人员[23]发现放射治疗和免疫疗法可能具有协同效应。在照射每个肿瘤后，研究人员发现 PD-L1 水平升高，这可能促进肿瘤复发。此外，联合应用抗 PD-L1 疗法能够改变肿瘤免疫微环境，并通过 T 细胞依赖机制增强放射治疗的效果。此外，Park 等研究人员[24]的一项研究发现，在小鼠模型中，PD-1 阻断与 SBRT 联合应用导致照射部位的原发性肿瘤几乎完全消退，并使非照射的继发性肿瘤的体积减小了 66%。

基于这些强有力的临床前研究结果，目前有几项临床试验正在探讨 SBRT 和免疫疗法的联合应用。在一项转移性非小细胞肺癌的 II 期试验中，将放射疗法与帕博利珠单抗联合应用显著提高了患者的响应率，延长了无进展生存期和总生存期。在一项针对 69 名转移性肾细胞癌患者的 II 期试验中，这些患者在抗血管生成抑制剂疗法治疗后出现进展，研究人员发现对转移病灶进行 SBRT 可以提高放疗病灶的客观响应率，

达到 29%，而非照射病灶的客观响应率为 12%。尽管总体结果不如之前单独评估纳武利尤单抗的试验结果理想，但这项研究中包括了相当比例的非明确组织学类型患者，这些患者预后较差。令人欣慰的是，SBRT 的耐受性良好，并没有增加不良事件或导致治疗延误[25]。此外，还有一项关于透明细胞肾细胞癌的 I / II 期试验，研究者发现，在接受 SBRT 和短期帕博利珠单抗联合治疗的 30 名患者中（中位随访 28 个月），2 年内局部无进展生存率为 92%，客观有效率为 63%，2 年疾病控制率为 83%。这种联合治疗的耐受性良好，仅 13% 的患者发生了 3 级不良事件，可能与帕博利珠单抗有关[26]。此外，还有一些正在进行的试验，包括 NCT03065179（SBRT 联用纳武利尤单抗和伊匹木单抗治疗转移性肾细胞癌患者）、NCT02599779（SBRT 联用帕博利珠单抗治疗酪氨酸激酶抑制剂耐药的转移性肾细胞癌患者）、NCT05327686（NRG-GU0012，接受免疫治疗的转移性未切除肾细胞癌的立体定向消融放疗随机 II 期试验，即免疫治疗联用或不联用放疗对肾原发性肿瘤的治疗研究）。尽管临床前研究和病例报告已经描述了在 SBRT 加入免疫疗法后发生的远隔效应，但其他随机临床试验结果均为阴性[27]，并且远隔效应尚未在对照研究中得到充分证实。

局限性肾细胞癌的立体定向放射治疗

对于局限性肾细胞癌，标准治疗是手术切除，无论是肾部分切除术还是根治性肾切除术[28-29]。肾部分切除术也被称为保留肾单位的手术，包括在完全切除肿瘤的同时保留正常的肾实质。肾部分切除术是 cT$_{1a}$ 期（< 4 cm）肾肿瘤和经过选择的 T$_{1b}$（< 7 cm）及 cT$_2$ 期肾肿瘤（≥ 7 cm，局限于肾脏）的主要治疗策略，它具有与根治性肾切除相当的肿瘤治疗效果，更有利于肾脏功能的保存[30-33]。对于孤立性肾、双侧肾肿瘤、已存在 CKD 或已知的家族性肾细胞癌的患者，应优先考虑肾部分切除术。此外，对于较大的局限性肾肿瘤或肾部分切除术在技术上不可行的情况，根治性肾切除是标准治疗。尽管对淋巴结清扫未显示出对肿瘤学或总体生存率的改善，但它可以提供更准确的分期信息[34-35]。

对于不适合手术或更倾向于保守治疗的小型肾肿瘤（直径 < 4 cm），可选择射频消融或冷冻消融。然而，这类治疗需要严格筛选，包括肿瘤的大小、肿瘤位置和抗凝治疗状态。虽然没有随机临床试验将射频消融

或冷冻消融与其他方式进行比较，但多项研究表明，接受这些方案的患者耐受性良好，但与手术切除相比，可能有更高的肿瘤复发率[36-40]。

对于局部晚期肾细胞癌，包括肿瘤扩散到区域淋巴结、肾静脉/下腔静脉或肾周组织，根治性肾切除术是首选治疗方法。约有10%的肾细胞癌患者会有静脉瘤栓，需要从肾静脉或下腔静脉取出瘤栓[41]。一些临床试验已经研究了高危局限性肾细胞癌的辅助治疗，包括使用VEGF/mTOR抑制剂（ASSURE试验中的索拉非尼，S-TRAC试验中的舒尼替尼，PROTECT试验中的培唑帕尼），但对无病生存期没有或只有极小的改善[42-44]。最近的研究表明，与接受安慰剂的患者相比，接受辅助ICI（KEYNOTE-564试验中的帕博利珠单抗）治疗的患者的无病生存期显著延长[45]。

虽然手术治疗和消融治疗在主要的诊疗指南中有明确的推荐，但SBRT已经受到越来越多的研究，并且具备一些优势[28-29, 46]。首先，SBRT是一种非侵入性的治疗方法，适用于那些不能承受手术或消融治疗的患者。其次，对于接受射频消融或冷冻消融治疗的患者，肿瘤必须＜4 cm，否则会有肿瘤残留风险。再次，位于完全肾内型的肿瘤有两个主要问题：①附近的肾血管会成为消融技术的散热器，降低治疗效果；②存在较高的并发症风险，如大出血、肾血管损伤、输尿管损伤/尿液渗漏、肠梗阻等[47-49]。尽管关于SBRT的不良反应的长期数据有限，但发生严重毒性的风险似乎非常低[50]。此外，与手术和消融治疗不同，接受SBRT治疗的患者不需要停止抗凝治疗。对于那些存在多发性肿瘤或慢性肾脏疾病的患者，手术切除可能会增加术后透析的风险。尽管很难进行直接比较，但短期内SBRT似乎有助于保护正常肾脏组织，而且对肾功能的影响较小[51]。最后，从经济效益的角度来看，与射频消融相比，SBRT似乎更具优势。Donovan等的研究结果表明，SBRT花费16 097加元获得4.1年生存期，而射频消融花费18 324加元获得3.6年生存期。此外，对于＞4 cm的肿瘤，每年的SBRT比射频消融节省22 094加元。然而，SBRT的一个缺点是没有病理学诊断，不同于肾脏切除标本可以提供肿瘤的组织类型和分级信息，或者在消融治疗之前/期间进行肿瘤活检，因此接受SBRT治疗的患者在治疗前通常无法获得组织学诊断。

初步的经验表明，对于局限性肾细胞癌，SBRT在一些回顾性和前瞻性研究中取得了令人鼓舞的结果

（表12.1）[50, 52-58]。在一项多国前瞻性研究（国际放射外科肿瘤协会）中，对223名原发性肾细胞癌患者进行了SBRT，平均肿瘤大小为2.64 cm，中位随访时间为2.6年。局部控制率、癌症特异性生存期和无进展生存率分别为98.8%、95.7%和77.74%，并且在随访4年时仍然相似。重要的是，在这个队列中，无论是采用单分割或多分割SBRT，患者的耐受性均良好，35.6%的患者出现1～2级毒性，而只有1.3%的患者出现3～4级毒性。有趣的是，与接受单分割SBRT治疗的患者相比，接受多分割SBRT治疗的肿瘤患者无进展生存和肿瘤特异性生存较差（HR分别为1.13和1.33，P值分别为0.02和0.01）[54]。这可能是因为单次分割SBRT提供的生物学有效剂量较高，或者在采用单次分割治疗时细胞死亡的机制不同。由于这项研究没有进行随机分组，因此可能存在一定程度的选择偏倚，即预后较好的患者接受了单次分割SBRT治疗。在上述研究队列中，作者对95名T$_{1b}$期肿瘤（＞4 cm）患者进行了另一项分析，平均肿瘤大小为4.9 cm，中位随访时间为2.7年。患者2年肿瘤特异性生存率、总生存率和无进展生存率分别为96.1%、83.7%和81%，4年局部进展、远处进展和总体进展的发生率分别为2.9%、11.1%和12.1%。对SRM而言，患者对放射治疗的耐受性良好，40%的患者有1～2级不良反应，没有出现3～5级不良反应[59]。最后，有研究对190名接受SBRT治疗的局限性肾细胞癌患者进行了5年的随访，发现在中位肿瘤大小为4 cm的情况下，局部治疗的失败率仍低于5.5%，中位eGFR降低了14.2 mL/（min·1.73 m^2），只有1名患者因十二指肠溃疡和胃炎而发生4级不良事件[50]。综上所述，这些结果是令人振奋的，随着数据的持续更新，SBRT的长期肿瘤控制、肾功能保存和安全性将会得到进一步阐明。有趣的是，研究还发现，采用单次分割高剂量方案与采用多次分割方案相比，局部失败率较低。

鉴于这些研究，目前有几项正在进行的Ⅱ期临床试验，评估SBRT用于原发性肾细胞癌，正在等待数据公布：[NCT02141919：SBRT治疗原发性肾细胞癌患者，NCT01890590：一项研究射波刀放射外科治疗肾细胞癌的Ⅱ期临床试验，NCT02613819：肾细胞癌的局部消融SBRT（FASTRACK Ⅱ）]。

局部治疗对肾功能的影响

无论是手术、消融还是放疗，治疗肾细胞癌的主

表 12.1　已发表的关于立体定向放射治疗原发性肾肿瘤的研究报道

研究	类型	患者数量（名）	肿瘤直径或体积（平均值）	剂量/分割	中位随访时间	肿瘤控制	不良事件	肾功能变化 [mL/(min·1.73m²)]
Ponsky 等[68]，2015	前瞻性（I期）	19	57.9 cm³	24 ~ 48 Gy/4	13.7 个月	PR 占 20% SD 占 80%	2 级占 11%，3 ~ 4 级占 22%	NR
Staehler 等[72]，2015	前瞻性（病例对照）	40	33.7 ~ 42 cm³	25 Gy/1	28.1 个月	9 个月时 LC 占 98%	1 级占 15%	-6.5
Chang 等[73]，2016	回顾性	16	4 cm	30 ~ 40 Gy/5	19 个月	LC 占 100%	1 级占 6%，4 级占 12%	-14.4%
Siva 等[54]，2017	前瞻性（I期）	37	4.92 cm	26 Gy/1，14 Gy/3	24 个月	24 个月时 LC 占 100%	1 ~ 2 级占 78%，3 级占 3%	-11
Correa 等[74]，2018	回顾性	11	9.5 cm	25 ~ 40 Gy/5	46.8 个月	SD 占 71%，PR 占 14%，PD 占 14%	1 级占 45%，2 ~ 3 级占 20%	-2.4
Kasuya 等[75]，2018	回顾性	19	3.6 cm	66 ~ 80 Gy/12 ~ 16	79.2 个月	60 个月时 LC 占 92.3%	2 级占 16%，4 级占 5%	-6.1
Kasuya 等[76]，2019	前瞻性	8	4.3 cm	66 ~ 72 Gy/12	43.1 个月	LC 占 100%	没有 2 ~ 4 级	-10.8
Senger 等[77]，2019	回顾性	10	2.8 cm	24 ~ 51 Gy/3		LC 占 92.3%	1 级占 20%，没有 2 ~ 4 级	-0.3
Tetar 等[58]，2020	前瞻性	51（36 名肾细胞癌患者）	5.6 cm	40 Gy/5	16.4 个月	LC 占 95.2%	2 级占 2%，没有 3 ~ 4 级	-6.0
Yamamoto 等[15]，2021	回顾性	29	2.6 cm	50 ~ 70 Gy/10	57 个月	LC 占 94%	没有 3 ~ 4 级	-5.4
Siva 等[50]，2022	荟萃分析（前瞻性/回顾性）	190	4 cm	22 ~ 26 Gy/1，35 ~ 48 Gy/2 · 10	60 个月	LC 占 94.5%	没有 3 级，4 级占 1%	-14.2

注：LC，局部控制；NR，未报告；PD，疾病进展；PR，部分反应；SD，疾病稳定。

要问题之一是对邻近肾组织的影响。患有多发性肿瘤、孤立肾、功能性孤立肾或慢性肾脏病的患者因肾功能损伤进行长期透析的风险较大，这会带来显著的死亡风险和生活质量的下降。

在一项研究肾部分切除术后肾功能下降的综述中，Mir 等[52] 发现肾部分切除术导致 eGFR 下降 20%，可能继发于手术中缺血性损伤或肾单位丢失。此外，在一项多中心研究中，纳入了 665 名接受肾部分切除术（肿瘤中位大小为 3 cm）的患者和 715 名接受根治性肾切除术（肿瘤中位大小为 7.5 cm）的患者，Mason 等[53] 发现在术后 3 个月、12 个月和 24 个月时，接受根治性肾切除术的患者 eGFR 较低 [分别为（35.8 mL/(min·1.73 m²) vs. 42.8 mL/(min·1.73 m²)，

$P < 0.001$；（34.9 mL/(min·1.73 m²) vs. 51.7 mL/(min·1.73 m²)，$P < 0.001$ 和（42.6 mL/(min·1.73 m²) vs. 63.2 mL/(min·1.73 m²)，$P < 0.001$]。此外，接受根治性肾切除术的患者中有 76% 的患者 CKD 分期增加，而接受肾部分切除术的患者仅为 41%。

对于因 cT_{1a} 期肾肿瘤（< 4 cm）而接受射频消融的患者，Lucas 等[55] 发现在 86 名患者中，术后 22 个月 eGFR 平均下降 1.7 mL/(min·1.73 m²)。在另一项涉及 200 名患者，中位肿瘤大小为 2.9 cm 的研究中，接受射频消融的患者平均 eGFR 下降了 2.0 mL/(min·1.73 m²)，仅有 4 名患者出现显著的肾功能恶化（eGFR 下降超过 25%）[55-56]。在一项对 102 名肾细胞癌（中位大小为 2.6 cm）患者的研

究中，Sriprasand 等[57]报告了 3 个月时 eGFR 平均下降 3.1 mL/（min·1.73 m²），平均基线 eGFR 为 55 mL/（min·1.73 m²）。在另一项研究中，41 名患者针对 T_1 期肾肿瘤（平均肿瘤大小为 2.5 cm）接受了冷冻消融治疗，Klatte 等[40]发现前者的 eGFR 平均减少 9.8 mL/（min·1.73 m²），而接受肾部分切除术的患者的 eGFR 平均减少了 7.8 mL/（min·1.73 m²）。

与手术和消融治疗相比，SBRT 对肾功能的影响相似。在一项涵盖 223 名接受单分割或多分割 SBRT 治疗患者的大型研究中，Siva 等[59]发现，在平均肿瘤大小为 4.36 cm 的情况下，eGFR 在末次随访中平均降低了 5.5 mL/（min·1.73 m²），平均基线为 55 mL/（min·1.73 m²）。同一研究小组还研究了 95 名 T_{1b} 期肾肿瘤患者，平均肿瘤大小为 4.9 cm，发现在单分割 SBRT 后，eGFR 平均下降 7.9 mL/（min·1.73 m²），平均基线为 57.2 mL/（min·1.73 m²）[54]。值得注意的是，这些接受放射治疗的肿瘤平均大小相对于接受射频消融或冷冻消融治疗的患者要大 1.5 ~ 2 倍。在一项研究 MRI 引导 SBRT 队列中，Tetar 等[58]报道了 36 名患者中的平均肿瘤直径为 5.6 cm，初始 eGFR 平均值为 55.8 mL/（min·1.73 m²），在中位随访时间为 16.4 个月的情况下，eGFR 平均下降了 6.0 mL/（min·1.73 m²），这些结果令人鼓舞，作者认为 MR-Linac 技术有可能在减少肾脏毒性和更好地保护肾实质方面发挥作用，用于进行肾脏 SBRT 治疗。

MR-Linac 平台结合了 MRI 扫描仪和放疗输送系统，在某些方面最适合输送高剂量肾脏 SBRT，具有 3 个优势：优越的机载成像能力；基于实时 MRI 的目标跟踪，以控制和适应呼吸运动；在线自适应计划，包括实时改变辐射计划，以适应肿瘤或邻近器官的日常解剖变化。Tetar 等[58]报告了其使用 0.35 T MR-linac 治疗 36 名肾肿瘤患者的经验，总剂量为 40 Gy，共分为 5 次。局部控制率达到了 95%，毒性较低。丹娜法伯癌症研究院的 I 期临床研究同样发现，在 20 名患者中，采用该方法的局部控制率高（100%）且毒性非常低，对肾功能几乎没有影响[60]。

患有下腔静脉癌栓的肾细胞癌患者通常采用手术进行治疗。许多患者不适合接受手术治疗，或由于预后不佳而拒绝手术治疗。因此，寻找替代方案至关重要，而 SBRT 可能会被越来越多地使用。在一项回顾性研究中，15 名患有腔静脉癌栓的肾细胞癌患者（50% 为 Ⅲ 级或 Ⅳ 级）均接受了 SBRT 治疗，Freifeld 等发

现[61]58% 的患者肿瘤有缩小趋势，25% 的患者疾病稳定，16% 的患者肿瘤有增大趋势。总生存期的中位数达到了良好的 34 个月，与历史数据报告的 5 个月相比要好。患者对 SBRT 的耐受性良好，只有 1 ~ 2 级不良事件。

评估肾 SBRT 术后的肿瘤退缩机制是未来研究的一个重要领域。放疗后的细胞死亡机制包括有丝分裂中止，因此，细胞死亡可能不会立即发生[62]。这与射频消融术和冷冻治疗不同，后者在治疗时发生细胞死亡，不应该存在活性肿瘤细胞。因此，不建议在 SBRT 后进行常规活检以评估肿瘤控制情况。此外，评估影像学反应也有其局限性。对于射频消融和冷冻治疗，CT 或 MRI 发现治疗区域内的残余强化很可能表示治疗失败，存在活性肿瘤[63-65]。此外，由于消融术引起的水肿、出血和炎症，其体积可能会导致立即增大的情况，随后才出现体积明显缩小，一些研究报告显示，在后续随访影像检查中，高达 20% 的肿瘤缩小到无法检出[66-67]。对于 SBRT，先前的研究表明，CT 或 MRI 的对比增强可能在治疗后持续很长时间，并且肿瘤的减小可能不如先前提到的消融技术那么明显[68]。因此，通常使用基于影像学肿瘤大小的"无进展"来评估疗效，而不是传统的治疗反应定义。根据 SBRT 后的反应和临床情况，建议在 SBRT 后的 6 个月内进行影像学检查，然后每 6 ~ 12 个月进行一次影像学检查。胸部也应定期检查。

立体定向体放射治疗转移性肾细胞癌

近年来，支持 SBRT 在寡转移性疾病（通常被定义为 1 ~ 5 处转移性病变）中有效的证据越来越多。在 Franzese 等[69]的一项研究中，在 58 名转移性肾细胞癌患者中，作者发现在 12 个月和 18 个月时的局部控制率均达到了 90.2%，表明 SBRT 对寡转移性肾细胞癌的局部控制有效。前瞻性研究已经开始验证这些初步研究结果。在一项前瞻性随机临床试验中，纳入了 99 名患有转移性实体肿瘤的患者，包括多种组织学类型（1 ~ 5 个转移病灶），比较标准治疗和标准治疗联用 SBRT 治疗转移性病灶的治疗效果，研究发现 SBRT 组的 5 年总生存率更高（42.3% vs. 17.7%，$P = 0.006$），而生活质量或 2 级以上的不良事件均无任何差异[70]。令人欣慰的是，即便有新的转移性病灶出现，患者也能够接受重复 SBRT 的挽救性治疗。事实上，在初始治疗后生存超过 5 年的患者中，有 30% 的患者接受了重复 SBRT。这表明，虽然 SBRT

可能不能消除所有的微小转移性病灶，但它可能被用于提供局部控制和延长总生存期。

对于转移性肾细胞癌患者，其中一部分疾病呈缓慢进展，SBRT 可能在治疗转移病灶方面发挥作用。此外，尽管系统治疗和免疫治疗有效，但患者可能会出现寡复发或寡进展。与全身治疗方案不同，SBRT 可以有针对性地应用于进展性部位。Tang 等进行了一项单臂 II 期研究，对转移性肾细胞癌患者进行了 SBRT 治疗，其转移病灶限于 1 ~ 5 个部位，发现中位无进展生存期为 22.7 个月，10% 的患者出现了 3 级或更高级别的毒性事件[71]。

腹腔内脏器转移的治疗相对困难，如胰腺病变和腹部淋巴结，由于毗邻肠道，受呼吸运动和器官活动的影响。MRI 引导的放疗在使用 SBRT 治疗这些病变中可能存在优势，它可以降低器官活动的不确定性，最大限度地提高局部控制率并使毒性风险最小化。

※ 未来方向

未来正在进行的研究有几个重要的方向，这将有助于更好地提升 SBRT 在肾细胞癌患者的多学科管理中的作用，并改善临床结果。特别是，与目前的治疗标准相比，在局限性和寡转移性或多转移性肾细胞癌中，需要更多的证据，以明确当前治疗标准与肾脏 SBRT 或在转移部位增加 SBRT 相比的疗效差异。这类研究的一个重要例子是新启动的 NRG-GU 012 SAMURAI 试验，该试验将转移性肾细胞癌患者随机分为姑息性免疫治疗组和免疫治疗联用 SBRT 治疗原发性肾肿瘤组，主要终点为肾切除率和影像学无进展生存期。类似这样的新型研究将有助于阐明在现代多学科肾细胞癌管理中，SBRT 如何最有效地融入。

※ 临床关注要点

• SBRT 对于不适合手术的局限性肾细胞癌患者是一种很有前景的治疗方式，能较好地控制肿瘤，保存肾功能，并且安全性良好。

• 新的研究数据显示，使用 SBRT 治疗寡转移性肾细胞癌的转移灶有良好的治疗效果。

• 放射技术的进步（如 MRI 引导 SBRT），以及免疫治疗组合治疗模式目前正在研究中，需要进一步进行前瞻性临床试验，以更好地提升临床获益。

※ 利益声明

K. Yim 声明无相关利益冲突。J. Leeman 受到 Viewray 和 NH TherAguix 研究基金的支持。

参考文献

扫码观看

（译者：周峰、许宁、李励献）

第十三章

晚期肾癌免疫治疗的变化前景

Soki Kashima 和 David A. Braun

在过去的 10 年中，晚期肾细胞癌的治疗取得了巨大进展，但大多数患者仍然没有从当前的治疗中获得持久的临床获益。肾细胞癌是一种免疫原性肿瘤，历史上采用传统的细胞因子疗法（如 IL-2 和干扰素 -α），如今的疗法中也引入了 ICI。目前，包括 ICI 在内的联合治疗是肾癌的主要治疗策略。本章将回顾晚期肾癌系统治疗的历史变迁，并重点讨论该领域的最新进展和前景。

关键词

◆ 肾细胞癌，肾癌，免疫治疗，免疫检查点抑制剂，分子靶向治疗，联合治疗

要点

◆ 透明细胞肾细胞癌是一种免疫原性肿瘤，曾经处于细胞因子治疗时代，包括 IL-2 和干扰素 -α 的使用，而当前正处于 ICI 治疗时代。

◆ ICI 药物，特别是靶向 PD-1/PD-L1 通路抗体，构成了晚期肾细胞癌系统治疗的基础。自 2018 年纳武利尤单抗联合伊匹木单抗获批以来，基于 ICI 的联合疗法已成为大多数晚期肾细胞癌患者的一线治疗方案。

◆ 帕博利珠单抗是 FDA 批准的首个用于肾细胞癌术后辅助免疫治疗的药物，尽管其他辅助 ICI 疗法尚未显示出明显的获益。是否采用辅助治疗应根据每位患者的个体情况进行决策。

◆ 尽管其他实体瘤中的生物标志物无法准确预测 ICI 在肾细胞癌中的疗效（如总突变负荷、T 细胞浸润），但肉瘤样分化与 ICI 的应答改善相关。

※ 引言

传统的免疫疗法，如 IL-2 和干扰素 -α 一直在转移性透明细胞肾细胞癌的治疗中发挥着关键作用[1-2]。自 2005 年以来，分子靶向治疗，如抗血管生成治疗和哺乳动物西罗莫司靶蛋白抑制剂（mTORi）已成为晚期肾细胞癌治疗的核心[3-7]。近年来，ICI 使包括肾细胞癌在内的多种实体瘤的治疗效果得到了显著改善[8-9]。目前，包含 ICI 的联合治疗构成了肾细胞癌治疗的基石[10]。在这篇综述中，我们将回顾晚期肾细胞癌系统治疗的演变，并通过研究肾细胞癌肿瘤微环境中免疫细胞的相互作用，着重探讨 ICI 疗效的特征机制。最后，我们将探讨开发针对该疾病的 ICI 疗效生物标志物和新型免疫治疗策略的可能性。

※ 历史

细胞因子治疗时代

1976 年，有报道指出肾细胞癌是人类癌症中自发消退最常见的类型[11]。这为肾细胞癌被认为是免疫原性实体瘤提供了早期的支持。经典的免疫疗法已被用于肾细胞癌治疗，例如将 IL-2 和干扰素 -α 的全身给药作为标准疗法（图 13.1）[12-13]。除了这些标准

疗法，临床研究人员还研究了早期的细胞免疫疗法，包括自体淋巴因子活化杀伤细胞疗法[14-16]，或非髓系同种异体干细胞移植[17-18]。

※ 背景

免疫检查点抑制剂的原理和机制

要了解 ICI 的机制，首先必须回顾人体免疫耐受的正常机制。免疫系统具有天然机制来抑制对自身靶点的过度反应，即广义上的自我耐受[19]。T 细胞的自我耐受有 2 种主要机制：在胸腺通过阴性选择进行的中枢免疫耐受和外周免疫耐受[19-20]。外周免疫耐受包括 3 种主要机制：免疫豁免、调节性 T 细胞（Treg）和免疫检查点系统[20-21]。在癌症中，肿瘤细胞通过多种机制逃避 T 细胞的免疫攻击，包括调节性 T 细胞的招募和免疫检查点系统的利用[22]。

一般来说，T 细胞激活需要由 T 细胞受体（T-cell receptor，TCR）和 CD3 发出的抗原特异性信号（信号 1），以及通过多种共刺激分子，包括作为主要分子的 CD28 发出的共刺激信号（信号 2）相结合[23-25]。细胞毒性 T 淋巴细胞抗原 4（CTLA-4）分子与树突状细胞上的 CD80/86（CD28 的配体）的结合比 T 细胞上的共刺激分子 CD28 的结合更紧密，从而阻止信号 2 并抑制 T 细胞的激活[26-28]。

激活的 T 细胞表达抑制性受体，如 PD-1[29-30]。当 T 细胞上的 PD-1 与髓样细胞或肿瘤细胞上的 PD-1 配体结合时，TCR 的下游信号，如 CD3ζ 亚基和 ZAP70，以及 CD28 信号就会被抑制[30-32]，诱导一种称为"衰竭"的 T 细胞功能失调状态。癌细胞利用这些外周免疫耐受机制，如 CTLA-4/CD80/86 或 PD-1/PD-1 配体轴，来逃避 T 细胞的细胞毒作用[31, 33-34]。

※ 现代免疫疗法

CTLA-4 是由 Golstein 等于 1987 年克隆的一种新的活化 T 细胞分子[26]。大约 10 年后，Allison 及 Bluestone 等研究人员发现 CTLA-4 具有一种抑制机制[35-36]。随后不久，Allison 等证实抗 CTLA-4 抗体治疗能够在小鼠模型中抑制肿瘤生长[33]。这标志着 ICI 首次展示出对癌症的疗效。在人体治疗研究的首次报道中，抗 CTLA-4 抗体伊匹木单抗被证实能够提高转移性黑色素瘤患者的生存率[37]。基于这一临床试验结果，伊匹木单抗于 2011 年在美国被批准用于晚期黑色素瘤的治疗。

1992 年，Honjo 等成功克隆了 PD-1[38]，并发现

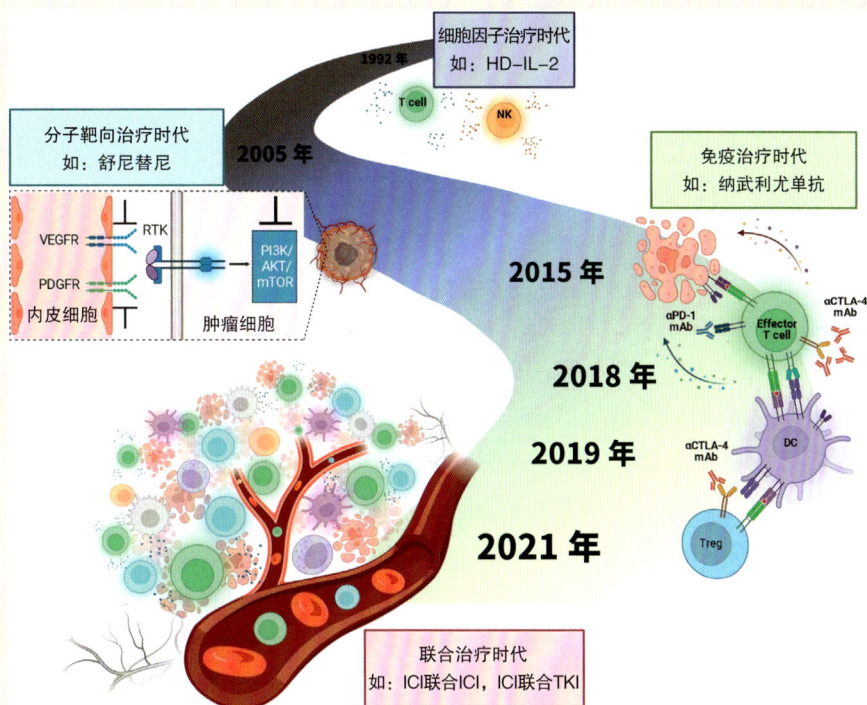

图中显示了肾细胞癌治疗的历史演变，自 1992 年开始使用 IL-2 和干扰素 -α 等传统细胞因子治疗，到 2005 年开始使用抗血管生成治疗和 mTORi 等分子靶向治疗，再到 2015 年开始使用 ICI 治疗。目前，包括 ICI 和分子靶向治疗在内的联合治疗是肾细胞癌治疗的主流。αCTLA-4 mAb，抗细胞毒性 T 淋巴细胞抗原 -4 单克隆抗体；αPD-1 mAb，抗程序性细胞死亡蛋白 1 单克隆抗体；AKT，蛋白激酶 B；DC，树突状细胞；HD-IL-2，高剂量白细胞介素 -2；PDGFR，血小板衍生生长因子受体；PI3K，磷脂酰肌醇 3- 激酶；RTK，受体酪氨酸激酶；TKI，酪氨酸激酶抑制剂；Treg，调节性 T 细胞；VEGFR，血管内皮生长因子受体。

图 13.1　肾细胞癌全身治疗的发展

PD-1 通过抑制 T 细胞来调节免疫系统[39]。随后的研究报道表明，抗 PD-L1 抗体和抗 PD-1 抗体治疗在小鼠模型中具有抗癌疗效[31, 40-41]。进一步研究指出，在慢性感染淋巴细胞脉络丛脑膜炎病毒的小鼠中，衰竭的 T 细胞会选择性上调 PD-1，而抗 PD-L1 抗体能够恢复其杀死感染细胞的能力[42]。2012 年，纳武利尤单抗作为抗 PD-1 抗体被证明对多种癌症类型有疗效，包括黑色素瘤和肾细胞癌[43]。

2013 年，一种抗 PD-1 抗体首次在日本获批用于治疗转移性黑色素瘤，次年，在美国也获批用于治疗该疾病。

免疫相关不良事件

由 ICI 引起的毒性通常被称为"免疫相关不良事件（immune-related adverse events，irAEs）"，因其与其他疗法引起的不良事件有所不同。由于免疫检查点的阻断干扰外周免疫耐受系统，自身反应性 T 细胞可能攻击身体的各个器官，从而引发针对皮肤、消化系统、内分泌系统或神经系统的自身免疫性疾病[44]。这些疾病通常急性发作，可能在停药后发生，并可能导致终生甚至危及生命的并发症。常见的 irAEs 包括皮疹、结肠炎、内分泌疾病（包括甲状腺功能减退症，以及不常见的垂体炎或自身免疫性糖尿病）和肺炎。罕见但潜在致命的 irAEs 也可能发生，包括心肌炎、脑炎、与结肠炎相关的胃肠道穿孔和急性 1 型糖尿病[9, 45-47]。值得注意的是，内分泌失调通常是永久性的，因此在这些情况下需要终生激素替代治疗。在处理 irAEs 时，最重要的是早期发现，包括自我监测、家庭合作和医师警惕[48]。如果怀疑存在 irAEs，一般应停用 ICI，如果不良反应级别较高，应进行对症治疗。在初始症状严重（高级别 irAEs）或在停用 ICI 和对症处理后症状没有改善的情况下，常规使用类固醇。在激素抵抗型病例中，可以使用额外的免疫抑制剂，对不同的不良反应选择不同药物（例如，结肠炎使用英夫利昔单抗、肝功能异常使用吗替麦考酚酯或硫唑嘌呤）[48]，并通常建议将患者转诊给相关专科医师进行进一步会诊。总体而言，鉴于 ICI 在治疗晚期肾细胞癌中的作用，医师应注意常见和潜在的严重 irAEs。

酪氨酸激酶抑制剂难治性肾细胞癌的免疫检查点抑制剂治疗

在超过80%的透明细胞肾细胞癌中，存在Von Hippel-Lindau（VHL）肿瘤抑制蛋白的异常，通常是由于染色体3p区域的缺失和 *VHL* 基因的体细胞突变（或不太常见的是通过 *VHL* 的胚系突变或其启动子区域的甲基化）所致[49-52]。在正常氧含量下，VHL通过泛素化和靶向降解来抑制HIF（包括HIF2α）的转录活性。然而，当VHL无活性时（如在肾细胞癌中），HIF2α不被泛素化，因此即使在缺氧状态下，HIF复合物也会被激活[53]。HIF2α可激活促血管生成因子（如VEGF）、促生存和增殖因子（如细胞周期蛋白D1）及代谢因子（如GLUT1）的表达[54-55]。此外，与VHL相关的透明细胞肾细胞癌通常存在mTOR通路相关分子编码基因（如 *TSC1*、*PTEN* 和 *PIK3CA*）的功能缺失、突变[52]。mTOR激酶由mTORC1和mTORC2复合物组成，其中mTORC2信号传导具有稳定HIF2α的功能[56-57]。因此，为了抑制肾细胞癌中的VEGF信号通路和mTOR信号通路，已经采用了VEGFR TKIs、抗VEGF-A抗体或mTOR抑制剂等分子靶向疗法（图13.1）。10年来，这些分子靶向疗法一直是肾细胞癌治疗的核心，然而，基本上所有的肿瘤最终都会对这些疗法产生耐药性[58]。2015年，CheckMate 025试验是首个证明了在既往接受过VEGFR TKIs治疗的晚期肾细胞癌患者中，与依维莫司（mTORi）相比，纳武利尤单抗（抗PD-1抗体）在III期临床试验中表现出更好的临床获益（图13.1）[9]。

长期随访（最短64个月；中位数为72个月）的结果显示，纳武利尤单抗组的总生存期为25.8个月，而对照组为19.7个月；纳武利尤单抗组的客观有效率为23%，对照组为4%（ *P* < 0.001）；纳武利尤单抗组的无进展生存期 *HR* 为0.84， *P* 值为0.0331。此外，患者的生活质量也有显著改善[45]。

一线治疗（免疫检查点抑制剂联合免疫检查点抑制剂）

纳武利尤单抗在难治性肾细胞癌治疗中的初步批准为研究基于ICI的晚期肾细胞癌一线治疗策略奠定了基础。2018年，CheckMate 214试验表明，与舒尼替尼（VEGFR TKI）相比，伊匹木单抗（抗CTLA-4抗体）与纳武利尤单抗联合治疗可显著改善先前未经治疗的透明细胞肾细胞癌和IMDC中低危患者的客观有效率、无进展生存期和总生存期（图13.1）[46]。长期随访（至少60个月，中位数为67.7个月）的结果显示，中低危患者的无进展生存期（中位数为11.6 *vs.* 8.3个月； *HR*，0.73）和总生存期（中位数为47.0 *vs.* 26.6个月； *HR*，0.68）均得到显著改善[47]。此外，无进展生存期曲线在25%~30%呈现明显的平台期，表示存在长期应答。引入基于ICI的疗法作为肾细胞癌的一线治疗，显著延长了该疾病的生存期。

一线治疗（免疫检查点抑制剂联合酪氨酸激酶抑制剂）

随着ICI + ICI联合疗法的发展，研究人员也寻求将ICI与其他具有不同作用机制的治疗药物联合使用，并在晚期肾细胞癌中取得疗效。癌症中免疫逃逸

表13.1 回顾针对ICI治疗晚期RCC患者疗效的III期随机试验获批方案

PDA批准	研究	干预组	对照组	患者数（ *n* ）	主要终点	结果（干预组 *vs.* 对照组）（月）	*P* 值	参考文献
2015	CheckMate 025	纳武利尤单抗	依维莫司	821	OS	25.8 *vs.* 19.7	< 0.0001	[9，45]
2018	CheckMate 214	伊匹木单抗加纳武利尤单抗	舒尼替尼	1096	在中低风险组的OS、PFS、ORR	OS，47.0 *vs.* 26.6 PFS，11.6 *vs.* 8.3 DOR，NR *vs.* 19.7	< 0.0001 0.0004 < 0.0001	[46-47]
2019	KEYNOTE-426	帕博利珠单抗加阿昔替尼	舒尼替尼	861	OS、PFS	OS，NR *vs.* 35.7 PFS，15.4 *vs.* 11.1	< 0.0003 0.0001	[69-70]
2019	JAVELIN Renal 101	阿维鲁单抗加阿昔替尼	舒尼替尼	886	PD-L1+（TICs）的OS、PFS	OS，NR *vs.* 28.6 PFS，13.8 *vs.* 7.0	< 0.1301 0.0001	[71-72]
2021	CLEAR	帕博利珠单抗加仑伐替尼	舒尼替尼	1069	PFS	23.9 *vs.* 9.2	< 0.001	[73]
2021	CheckMate 9ER	纳武利尤单抗加卡博替尼	舒尼替尼	651	PFS	16.6 *vs.* 8.3	< 0.001	[74-75]

注：DOR，响应持续时间；NR，未达到；ORR，客观有效率；OS，总体生存期；PFS，无进展生存期；RCC，肾细胞癌；TICs，肿瘤浸润免疫细胞。

的一个潜在机制是树突状细胞区域功能失调，导致树突状细胞成熟和抗原呈递被抑制[59-62]。此外，肿瘤中的 VEGF 活化可能阻止功能性免疫细胞浸润到微环境中[63-64]。因此，阻断 VEGF 可能会影响未成熟的树突状细胞前体细胞的成熟[62, 65]，使肿瘤血管正常化，并促进免疫细胞浸润到肿瘤内[64, 66-67]。此外，VEGF 阻断还抑制骨髓源性抑制细胞的活化，从而增强抗肿瘤免疫[63, 68]。这些证据支持抗血管生成药物在改善免疫抑制性肿瘤微环境中的作用，并为 ICI 与 VEGF/VEGFR 靶向药物的联合治疗提供了理论基础。

ICI 联合 TKI 在晚期肾细胞癌领域最早的临床试验包括 KEYNOTE-426 和 JAVELIN Renal 101 试验。KEYNOTE-426 试验证明，帕博利珠单抗（抗 PD-1 抗体）和阿昔替尼（VEGFR TKI）在总生存期（中位数未达到 vs. 35.7 个月；HR，0.68；P < 0.0003）、无进展生存期（中位数，15.1 个月 vs. 11.1 个月；HR，0.71；P < 0.0001）和客观有效率（59.3% vs. 35.7%；P < 0.0001）方面均优于舒尼替尼（VEGFR TKI）[69-70]。然而，JAVELIN Renal 101 试验证明，在 PD-L1 阳性肿瘤患者中，阿维鲁单抗（抗 PD-L1 抗体）联合阿昔替尼在无进展生存期（中位数，13.8 个月 vs. 7.0 个月；HR，0.62；P < 0.0001）方面优于舒尼替尼（作为共同主要终点的总生存期数据尚不成熟）[71-72]。这些新方案于 2019 年获得 FDA 批准。两年后，CLEAR 试验和 Check-Mate 9ER 试验也公布了结果。CLEAR 试验证明，帕博利珠单抗（抗 PD-1 抗体）联合仑伐替尼（VEGFR TKI）在无进展生存期（中位数，23.9 个月 vs. 9.2 个月；HR，0.39；P < 0.001）、总生存期（HR，0.66；P =0.005）和 ORR（67.3% vs. 35.0%）方面优于舒尼替尼[73]。CheckMate 9ER 试验证明，纳武利尤单抗（抗 PD-1 抗体）联合卡博替尼（多靶点激酶抑制剂）在无进展生存期（中位数，16.6 个月 vs. 8.3 个月；HR，0.51；P < 0.001）、总生存期（HR，0.60；P =0.001）和客观有效率（55.7% vs. 27.1%；P < 0.001）方面优于舒尼替尼[74-75]。这两种治疗方案（帕博利珠单抗联合仑伐替尼和纳武利尤单抗联合卡博替尼）于 2021 年获得批准。因此，自 2019 年以来，已有 4 种创新的 ICI+TKI 方案可用于晚期肾细胞癌的一线治疗（图 13.1、表 13.1）。相比之下，IMmotion 151 试验表明，在 PD-L1 阳性肿瘤患者中，阿替利珠单抗（抗 PD-L1 抗体）联合贝伐单抗（抗 VEGF 抗体）在无进展生存期（中位数，11.2 个月 vs. 7.7 个月；

HR，0.74；P < 0.0217）方面优于舒尼替尼[76]。但在意向性分析中，未能证明两种用药方案在总生存期这一共同主要终点上具有显著性差异（中位数，36.1 个月 vs. 35.3 个月；HR，0.91；P =0.27）[77]。

虽然由于患者群体的不同，无法直接比较这些疗法，但仍可以看到一些显著的趋势。最新的两种治疗方案（帕博利珠单抗＋仑伐替尼和纳武利尤单抗＋卡博替尼）表现出最低的疾病进展率（分别为 5.4% 和 5.6%）[78]。此外，与其他疗法相比，帕博利珠单抗＋仑伐替尼的完全缓解率（CR）最高（16.1% vs 3.8% ~ 10%），但是与其他疗法相比，3 级或更高级别的不良事件发生率最高（82.4% vs. 65.0% ~ 71.2%）[73]。尽管纳武利尤单抗联合卡博替尼的 3 级及以上不良事件发生率高于舒尼替尼（71.2% vs. 53.8%），但与舒尼替尼组相比，纳武利尤单抗联合卡博替尼组的生活质量改善程度更好（HR，0.63；P =0.0001）[79]。

虽然非透明细胞相关肾癌尚未进行大型随机试验，但已有多种治疗方案在多种组织学类型中显示出有效性，其中包括阿替利珠单抗联合贝伐珠单抗、纳武利尤单抗联合卡博替尼和帕博利珠单抗联合仑伐替尼[80-82]。然而，需要特别注意的是，ICI 治疗方案在治疗肾嫌色细胞癌方面的疗效相对较低[81]，这是当前亟待填补的治疗空白。

术后辅助治疗

目前，尚无被全球公认的用于肾细胞癌患者的术后辅助治疗方案。在辅助治疗方面，VEGF 靶向治疗：阿昔替尼、培唑帕尼和索拉非尼等在随机Ⅲ期试验中均未显示对患者的无病生存期产生改善[83-87]。在 VEGF 靶向药物中，舒尼替尼的临床研究数据存在争议，S-TRAC 试验表明其对无病生存期有改善作用（舒尼替尼 vs. 安慰剂）[88]，但在 ASSURE 试验中未显著影响无病生存期（舒尼替尼或索拉非尼 vs. 安慰剂）[83]，并且在两项试验中都没有总生存期获益。

相较而言，在 KEYNOTE-564 试验中，帕博利珠单抗辅助治疗被证明对部分透明细胞肾细胞癌患者术后具有无病生存期获益。该试验将患有中高风险（T_2，核分级 4 级或肉瘤样分化；T_3 期或更高）、高风险（T_4 期或区域淋巴结转移）或转移性（M_1 期）但术后没有疾病证据的透明细胞肾细胞癌患者随机分配，接受辅助帕博利珠单抗或安慰剂治疗，治疗周期约为 1 年。与安慰剂相比，帕博利珠单抗可显著延长患者的无病生存期，30 个月的无病生存率更高

（75.2% *vs.* 65.5%；*HR*，0.63）。尽管总生存期数据仍不成熟且尚未显著，但在接受帕博利珠单抗辅助治疗的患者中，在 30 个月时预估存活率更高（95.7% *vs.* 91.4%；*HR*，0.52）[89-90]。然而，值得注意的是，其他 ICI 在辅助或围手术期的试验中并未对无病生存期产生显著影响（CheckMate 914[91] 中的伊匹木单抗联合纳武利尤单抗，IMmotion010[92] 中的阿替利珠单抗和 PROSPER 试验[93] 中的围手术期纳武利尤单抗，表 13.2）。这些结果表明，患者的疾病状态、ICI 药物的选择、治疗相关的不良反应和治疗中止率是肾细胞癌患者术后辅助治疗选择的重要考虑因素。

随着帕博利珠单抗成为首个获得批准的辅助疗法，我们必须仔细考虑哪些患者获益最大。在 KEYNOTE-564 试验中，2 年的无病生存期的绝对获益约增加了 10%，尽管总生存期数据呈现出积极态势，但尚未达到统计学上的显著差异[90]。此外，虽然在单药使用时较为罕见，但 ICI 仍可能会引起严重的不良事件，包括危及生命的毒性作用，如 1 型糖尿病或肾上腺功能不全。因此，是否进行这种辅助治疗应在与患者充分讨论风险和获益后，共同做出决策。

未来的联合治疗

随着"双联"疗法（两种药物的组合，其中至少一种是 ICI）的成功，新一代试验正在探索"三联"疗法的潜在益处。COSMIC-313 试验是一项针对既往未接受治疗的透明细胞肾细胞癌患者和 IMDC 中低危患者的Ⅲ期随机试验，采用伊匹木单抗＋纳武利尤单抗＋卡博替尼或安慰剂（NCT03937219）。该试验证明了三联疗法在无进展生存期方面优于双联疗法（中位数，未达到 *vs.* 11.3 个月；*HR*，0.73；*P* =0.013），尽管尚无总生存期数据结果[94]。值得注意的是，三联疗法比双联疗法有更高的 3 ~ 4 级不良

事件发生率（73% *vs.* 41%），因此，可能会出现提前停用伊匹木单抗和更加频繁使用类固醇的情况[95]。另一项三联疗法试验，即 MK-6482-012 试验，正在探索未经治疗的透明细胞肾细胞癌患者采用帕博利珠单抗＋贝组替凡（HIF2α 抑制剂）＋仑伐替尼组合，或帕博利珠单抗＋库瓦芬利单抗（抗 CTLA-4 抗体）＋仑伐替尼组合与标准治疗的双联疗法帕博利珠单抗＋仑伐替尼组合的疗效（NCT04736706，表 13.3）。

这些前沿试验或许预示着"三联疗法时代"即将到来。我们需要在获益和风险之间找到平衡。在 COSMIC-313 研究中，卡博替尼＋伊匹木单抗＋纳武利尤单抗的组合疗法可能会克服双免治疗的一些问题，例如，更高的原发性疾病进展率。尽管伊匹木单抗＋纳武利尤单抗已在联合疗法中展示了最有力的持久性证据，但有 19% 的患者出现原发性疾病进展，这可能限制了在一些疾病快速进展的患者中使用该疗法[47]。因此，三联疗法可能会"降低" ICI 疗法所面临的风险，使临床医师为所有患者开具 ICI 联合治疗处方，而无须担心疾病快速进展的风险。

在这种情况下，还可以考虑何时开始使用附加的药物。PDIGREE 试验是一个针对未经治疗的中、高危转移性肾细胞癌患者的Ⅲ期临床试验。入组的患者均先进行伊匹木单抗＋纳武利尤单抗联合治疗，完全缓解的患者继续接受纳武利尤单抗维持性治疗，而出现疾病进展的患者改用卡博替尼治疗，其余患者被随机分组，其中一组继续单独使用纳武利尤单抗（当前治疗标准），而另一组则使用纳武利尤单抗联合卡博替尼治疗（NCT03793166）。这种为疗效不佳的患者追加一种 TKI 的方案，可以最大限度地减少三联药物的不良反应，并筛选出最有可能从第三种药物中获益的患者。

表 13.2　回顾性分析评估 ICI 在围手术期肾细胞癌患者中疗效的Ⅲ期随机试验方案

研究	干预组	对照组	患者数（*n*）	主要终点	结果（干预组 *vs.* 对照组）	*P* 值	参考文献
围手术期							
PROSPER RCC	纳武利尤单抗	单手术	819	RFS	NA	0.43	[93]
辅助治疗							
KEYNOTE-564	帕博利珠单抗	安慰剂	994	24 个月 DFS	77.3% *vs.* 68.1%	0.002	[89-90]
IMmotion010	阿替利珠单抗	安慰剂	778	DFS	57.2 个 *vs.* 49.5 个月	0.50	[92]
CheckMate 914	1. 伊匹木单抗＋纳武利尤单抗 2. 纳武利尤单抗	安慰剂	NA	DFS	NA	NA（未达到）	[91]

注：DFS，无病生存期；NA，不可用；RCC，肾细胞癌；RFS，无复发生存期。

表 13.3 正在进行中的 ICI 对未经治疗的晚期肾细胞癌患者疗效方案的Ⅲ期随机试验回顾研究

研究	干预组	对照组	主要终点	临床试验 ID
COSMIC-313	卡博替尼、伊匹木单抗，以及纳武利尤单抗	安慰剂、伊匹木单抗、纳武利尤单抗	PFS	NCT03937219
MK-6482-012	1. 帕博利珠单抗、仑伐替尼和贝组替凡 2. 帕博利珠单抗、仑伐替尼和库瓦芬利单抗	帕博利珠单抗和仑伐替尼	PFS、OS	NCT04736706

注：OS，总体生存期；PFS，无复发生存期。

※ 讨论

由于现代免疫疗法的快速发展，过去 5 年，肾细胞癌患者的预后取得了巨大的改善。此外，包括 HIF2α 抑制剂等新作用机制的临床试验无疑充满前景。然而，随着治疗方案的增加，更加重要的是倡导开发基于有效生物标志物的个性化治疗方法。为了解决其中的一些挑战并了解 ICI 疗效的潜在机制，许多针对其他实体瘤的研究都对 ICI 疗效相关的预测性生物标志物进行了探索，包括肿瘤突变负荷、DNA 错配修复机制缺陷引起的微卫星不稳定及肿瘤微环境中的 CD8+T 细胞浸润情况[96-99]。然而，这些生物标志物似乎与肾细胞癌中 ICI 的疗效无关[100]。肾细胞癌具有适度的肿瘤突变负荷，且较高的突变负荷与 ICI 治疗应答的改善无关[101-103]。此外，多个试验表明，CD8+T 细胞的浸润程度与 ICI 反应的改善或生存期无关[101, 104]。尽管这些结果表明，肾细胞癌的免疫生物学可能与其他 ICI 反应性实体瘤不同[105]，但肾细胞癌的特异性抗肿瘤免疫机制仍未完全阐明。一个与其他 ICI 反应性实体瘤一致的组织学生物标志物是肉瘤样分化，与采用 TKI 治疗的肾细胞癌相比，这类患者经免疫治疗，可显著提高客观缓解率和完全缓解率[106-107]。ICI 在肉瘤样肾细胞癌中一个可能的有效机制是 PD-1 配体在肿瘤细胞中的高表达[106]，当然还有其他起作用的机制。同样，据报道在 210 个临床样本的免疫组织化学分析中，肉瘤样肾细胞癌比透明细胞癌具有更高的 PD-L1 表达和更高的 CD8+PD-1+T 细胞浸润程度[108]。这些结果表明，需要进一步剖析透明细胞肾细胞癌的免疫生物学，以充分了解 ICI 在该组织类型中的有效抗肿瘤作用。

未来发展方向

基于 ICI 的治疗改善了晚期肾细胞癌患者的预后，并对一些患者产生了持久的疗效，甚至是治愈的效果。尽管这些病例证明了免疫疗法可以使晚期肾细胞癌患者获得长期生存，但对大多数患者来说，这些疗法的原发性和获得性耐药仍然是一个未解决的根本问题。未来需要新一代的疗法来应对这些挑战。为了合理地设计下一代免疫疗法，深入了解肾细胞癌的特异性生物学变得至关重要，因为这是有效的抗肿瘤免疫的基础[105]。先前的研究已经指出，在晚期肾细胞癌中存在多种免疫抑制机制，包括其他抑制性免疫检查点分子[109-110]、肿瘤相关巨噬细胞[111-112]、调节性 T 细胞[113]及免疫不利的细胞因子环境，包括较高水平的 IL-8[114-115]。

在这些治疗靶点中，许多临床试验正在进行，涉及针对其他抑制性免疫检查点的抗体。这些抑制性免疫检查点包括淋巴细胞活化基因 3（LAG-3）[116]、T 细胞免疫球蛋白和 ITIM 结构域（TIGIT）[117-118]，以及 T 细胞免疫球蛋白和黏蛋白结构域 3（TIM-3）[119]，这些针对检查点的抗体正在肾细胞癌和其他实体瘤中进行临床试验（图 13.2）。例如，纳武利尤单抗和抗 LAG-3 抗体瑞拉利单抗的联合治疗于 2022 年获得 FDA 批准，用于晚期黑色素瘤患者，早期试验目前正在研究这种联合治疗在肾细胞癌中的应用（NCT02996110；FRACTION-RCC、NCT05148546、NCT03849469、NCT02465060）[105]。

除了靶向 T 细胞，髓系细胞也在肾细胞癌中起着关键的免疫抑制作用，因此也应该成为治疗靶点[109]。IL-8（也称为 CXCL8）是 CXCR2 的配体之一，其作用需要肿瘤相关巨噬细胞[120]、髓系来源的抑制细胞[121-122]或中性粒细胞[123]的参与，它们都与肿瘤微环境内的免疫抑制有关。有报道指出，在 IMmotion150 Ⅱ期临床试验中，接受阿替利珠单抗治疗的晚期肾细胞癌患者中，血浆 IL-8 水平升高与 ICI 疗效差相关[114]。目前，一项抗 IL-8 抗体（BMS-986253）的联合试验（NCT03400332）正在进行（图 13.2）。

除了传统的免疫疗法，我们还见证了针对透明细胞肾细胞癌的新型抗原特异性疗法的发展，包括疫苗疗法和过继性细胞疗法。癌症特异性抗原的疫苗是一种经典的治疗方法，将免疫系统引导至肿瘤表位。目前，已经进行了一些共有抗原特异性疫苗接种的临床试验，例如，靶向 CA- Ⅸ [124]、VEGF-R1[125]、HIG2[126]、突变 VHL[127]、MUC1[128]，或 WT-1[129]。尽管这些研究表明抗原特异性 T 细胞和（或）细胞毒性细胞因子的释放有所增加，但客观抗肿瘤效果并未受到显著影响[130-131]。为了增强抗原的引导和疫苗诱导的 T 细胞反应，已经进行了多表位疫苗试验，包括基于多肽的个性化新抗原疫苗（使用或不使用伊匹木单抗；NCT04024878），以及一种基于 mRNA 的个性化新抗原多表位疫苗与抗 PD-L1 抗体联合应用（NCT03289962，图 13.2）。

正在进行的临床试验中，这些是有前景的非抗原特异性免疫疗法，针对在晚期肾细胞癌中发挥作用的免疫抑制机制，包括其他抑制性免疫检查点分子、髓系细胞组分和免疫不利的细胞因子环境，如 IL-8。目前，有许多针对其他 ICI 抗体的临床试验正在进行，包括 LAG-3、TIM-3 和 TIGIT。此外，IL-8 是 CXCR2 的配体之一，能够募集免疫抑制性肿瘤相关巨噬细胞（tumor-associated macrophages，TAM）、髓系来源免疫抑制细胞（myeloid-derived suppressor cells，MDSCs）和中性粒细胞。目前，正在进行针对这些免疫抑制细胞的抗 IL-8 抗体的联合试验。此外，针对透明细胞肾细胞癌还进行了新型抗原特异性疗法的研究，包括癌症疫苗疗法（如个性化新抗原疫苗）和过继性细胞疗法，如 CAR-T 细胞疗法和内源性逆转录病毒（endogenous retro virus，ERV）特异性 TCR-T 细胞疗法。

癌症疫苗疗法通过抗原提呈细胞间接激活抗原特异性 T 细胞，而过继性 T 细胞疗法则直接将抗原特异性效应细胞输入到患者体内[130]。基于最近嵌合抗原受体 T 细胞（CAR-T）疗法在治疗血液恶性肿瘤方面取得的成功，目前正在进行实体瘤的相关临床试验[132]。在晚期肾细胞癌患者中，CAR-T 疗法最有前景的表面靶点是 CD70 抗原，目前有多项研究正在进行（NCT02830724、NCT0443083、NCT04696731，图 13.2）[133-134]。

除了针对表面位点（肿瘤细胞表面的抗原）的定向治疗，还研究了表达抗原特异性 TCR 的基因修饰 T 细胞疗法[135]。CAR 和 TCR 诱导的疗法之间最显著的区别在于治疗是针对表面抗原还是针对人白细胞抗原（human leukocyte antigen，HLA）和肽复合物（可衍生自细胞内蛋白）。因此，基于 TCR 的工程 T 细胞疗法可以靶向内源性抗原，包括相较正常组织过表达的蛋白质、癌睾丸抗原、源于非同义体细胞突变的新抗原，或人类内源性逆转录病毒的异常表达[105]。值得注意的是，肾细胞癌相对于其他肿瘤，更容易发生表观遗传学失调，导致通常静止的内源性逆转录病毒序列的重新表达[130, 136-137]。报道显示，逆转录病毒表位在患者中广泛共存[138]，并且正在进行针对特定内源性逆转录病毒的工程化 TCR 治疗的研究（NCT03354390，图 13.2）。大多数过继性 T 细胞

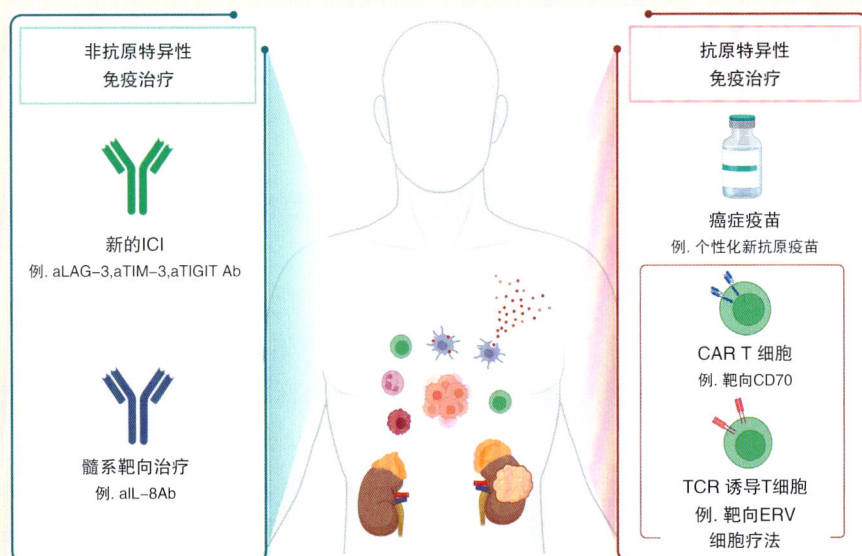

图 13.2　肾细胞癌的新兴免疫疗法

疗法使用自体 T 细胞。然而，这种方法成本高、耗时长，并且依赖患者 T 细胞的质量。为了解决这些问题，最近的试验正在研究同种异体产品，即对"现成的"治疗性 T 细胞进行修饰以防止清除和移植物抗宿主病，或衍生自多能干细胞[139-140]。这些有前景的研究可能预示着面向肾细胞癌的精准免疫治疗的开端。

※　总结

随着 ICI 的引入，肾细胞癌的治疗经历了真正的模式转变。2018—2021 年，5 种联合疗法（一种联合免疫疗法及 4 种靶免疗法）已经被纳入晚期肾细胞癌的一线治疗方案。2021 年，对于术后高复发风险的肾细胞癌患者，FDA 还批准了帕博利珠单抗作为辅助治疗药物。这些治疗方案显著改善了肾细胞癌患者的预后，而下一代免疫疗法有望进一步提升这些患者的生活质量。

※　临床关注要点

• 尽管治疗方法的选择应该是个体化的，但对于所有未曾接受治疗的晚期透明细胞肾细胞癌患者，应该考虑基于 ICI 的联合治疗方案。

• 免疫联合疗法及靶免疗法之间的选择应根据个体情况进行决策，考虑因素包括有效应答的持久性、即时反应的必要性及潜在的治疗毒性。

• 帕博利珠单抗已被批准作为透明细胞肾细胞癌患者和接受肾切除术后高复发风险患者的辅助治疗选择。

• 针对新型免疫检查点、抑制髓系细胞组分及提供特异性抗原免疫靶向的新一代免疫疗法为治疗晚期肾细胞癌提供了希望，这有望继续改善治疗效果。

※　利益声明

D.A.Braun 报告了 Bristol Myers Squibb 的非财务支持；LM 教育 / 交流服务的酬金；Exelixis 和 AVEO 的顾问委员会费用；Charles River Associates，Schlesinger Associates，ImprintSci-ence，Insight Strategy，Trinity Group，Cancer Expert Now，Adnovate Strategies，MDedge，Can-cerNetwork，Catenion，OncLive，Cello Health Bio-Consulting，PWW Consulting，Haymarket Medical Network，Aptitude Health，ASCO Post/Harborside，Targeted Oncology 和 AbbVie 的个人费用；以及 Exelixis 在提交的工作之外提供的研究支持。

参考文献

扫码观看

（译者：陈誉、陈少豪）